**DESSA VEZ VAI
DAR CERTO**

ADAM BORNSTEIN

DESSA VEZ VAI DAR CERTO

Traduzido por Carla Melibeu

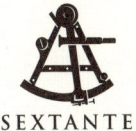

Título original: *You Can't Screw This Up*
Copyright © 2023 por Born Fitness LLC
Copyright da tradução © 2024 por GMT Editores Ltda.
Publicado mediante acordo com a Folio Literary Management, LLC,
e a Agência Literária Riff

Todos os direitos reservados. Nenhuma parte deste livro pode ser utilizada ou reproduzida sob quaisquer meios existentes sem autorização por escrito dos editores.

coordenação editorial: Juliana Souza
produção editorial: Carolina Vaz
preparo de originais: Sheila Louzada
revisão: Priscila Cerqueira
projeto gráfico: Bonni Leon-Berman
diagramação: Guilherme Lima e Natali Nabekura
ilustrações: Kiki Garthwaite
capa: Paul Miele-Herndon
imagens de capa: © Brian Hagiwara/Getty Images
adaptação de capa: Gustavo Cardozo
impressão e acabamento: Bartira Gráfica

CIP-BRASIL. CATALOGAÇÃO NA PUBLICAÇÃO
SINDICATO NACIONAL DOS EDITORES DE LIVROS, RJ

B741d

Bornstein, Adam
  Dessa vez vai dar certo : como emagrecer e manter a saúde eliminando a culpa, não os doces e carboidratos / Adam Bornstein ; [tradução Carla Melibeu]. - 1. ed. - Rio de Janeiro : Sextante, 2024.
  320 p. : il. ; 23 cm.

  Tradução de: You can't screw this up
  ISBN 978-65-5564-916-1

  1. Nutrição. 2. Hábitos alimentares. 3. Hábitos da saúde. 4. Bem-estar. I. Melibeu, Carla. II. Título.

24-92559   CDD: 613.2
                         CDU: 613.2

Gabriela Faray Ferreira Lopes - Bibliotecária - CRB-7/6643

Todos os direitos reservados, no Brasil, por
GMT Editores Ltda.
Rua Voluntários da Pátria, 45 – 14º andar – Botafogo
22270-000 – Rio de Janeiro – RJ
Tel.: (21) 2538-4100
E-mail: atendimento@sextante.com.br
www.sextante.com.br

PAI,
você transformou uma sentença de morte
em uma sentença de vida.
Essa é a força de uma mentalidade diferente.
Obrigado por me mostrar o caminho.
Te amo.

Este livro visa fornecer informações, não substituindo, portanto, a orientação de um profissional. Recomenda-se que o leitor consulte um médico antes de iniciar qualquer dieta e/ou programa de treino e ao cogitar o uso de suplementos alimentares ou outros medicamentos. O autor e a editora não se responsabilizam por possíveis efeitos adversos decorrentes da aplicação não orientada das informações aqui apresentadas.

SUMÁRIO

Prefácio	11
Introdução: Esperança	13
Quebre o vidro	17
Como usar este livro	23
Razão para acreditar	24
PARTE 1 – A BASE INDESTRUTÍVEL	27
Capítulo 1: Tão descomplicado que errar é quase impossível	29
O obstáculo é o caminho	31
A pílula mágica	33
Controle o que é possível controlar	35
Aceite o obstáculo	40
Elimine a distância	42
Capítulo 2: Não tem como vencer o jogo da dieta	44
A falácia do "mexa-se mais, coma menos"	45
O pecado capital da alimentação saudável	48
Hora de mudar o jogo	51

Capítulo 3: A mudança crucial — 63
    Transforme o corpo mudando a mente — 67
    O hábito saudável definitivo — 68

Capítulo 4: O paradoxo do conforto — 75
    Sem dor, sem prazer? — 78
    Encontrando sua zona de conforto — 81

Capítulo 5: Busque soluções, não bodes expiatórios — 87
    O teste do Google — 89
    Facilite o máximo possível — 97
    A terceira porta — 100
    O caminho — 101

PARTE 2 – NO CONTROLE — 103

Capítulo 6: Um bilhete do seu futuro eu — 105
    A arte e a ciência de comer bem — 106
    O teste do estresse — 108

Capítulo 7: As armadilhas — 120
    O cérebro à base de ultraprocessados — 123
    E os fatores genéticos? — 126

PARTE 3 – DESSA VEZ SEU PLANO ALIMENTAR VAI DAR CERTO — 135

Capítulo 8: Aprendendo a se alimentar — 137
    Ferramentas simples > regras restritivas — 138

Capítulo 9: Vamos pedir comida? — 174
    Repensando o delivery — 175
    Como fazer bons (e saborosos) pedidos de delivery — 177
    Como obter bons resultados com delivery — 178

Capítulo 10: Faça suas delícias em casa 182
    Café da manhã 183
    Almoço 190
    Jantar 199
    Saladas 211
    Sobremesas 214

Capítulo 11: O plano que nunca deixa de funcionar 222
    Você não vai acreditar (mas é verdade) 222
    O que fazer se ficar estagnado 227

Capítulo 12: Juntando tudo 235
    O plano alimentar 236

PARTE 4 – DESSA VEZ SEU PLANO DE EXERCÍCIOS VAI DAR CERTO 251

Capítulo 13: Movimento medicinal: O plano de seis semanas 253
    Os treinos 260
    Descrição dos exercícios 291

Epílogo: Enfim confortável 304

Agradecimentos 307

Tabela universal de conversão 311

Notas 312

PREFÁCIO

TEM UMA COISA QUE SEMPRE ME INTRIGOU na indústria de dietas. Não é algo que se discuta com tanta frequência, mas é um motivo forte para tanta gente não alcançar os resultados desejados: a indústria é negativa demais e as orientações, complicadas demais.

Fica aqui meu alerta: essa combinação é mais danosa do que você imagina. Por isso, deixar de segui-la é uma das melhores decisões que você pode tomar para sua saúde.

Não sei dizer quando isso se tornou hegemônico, mas é uma decepção ver tantas estratégias de alimentação e atividade física calcadas no medo e em motivações negativas. Com tanta vergonha e culpa, não surpreende que tanta gente tenha dificuldade para manter uma alimentação equilibrada e praticar exercícios com regularidade. Vejo as pessoas empenhadas em melhorar a saúde e me sinto frustrado por elas, porque muitas querem mudar e estão motivadas. A autodepreciação nunca foi um bom catalisador para a transformação pessoal, de modo que o único caminho possível é se inspirar na visão da pessoa saudável que você quer ser.

Como se isso não bastasse, depois de fazer as pessoas se sentirem péssimas com o próprio corpo e disseminar uma negatividade paralisante, essa mesma indústria ainda muda os termos e lança novas tendências toda semana, a ponto de você se questionar se precisa ter título de doutor para saber como se alimentar.

Se tem uma coisa que aprendi em mais de 60 anos divulgando boas práticas de saúde é que fortalecer a mente é tão importante quanto fortalecer o corpo. E, quando você sabe aonde quer chegar, basta dar pequenos passos. Caminhadas, flexões ou agachamentos podem ser a base para conquistas significativas. Em vez disso, porém, o que mais encontramos por aí são recomendações de dietas extremas e exercícios que nunca vi na vida (e olha que não conheço poucos).

Uma boa saúde não se constrói na base da complexidade. O importante é realizar o que é possível a cada dia e, no dia seguinte, dar um passo além. A isso chamamos de resistência progressiva. Se hoje você faz uma flexão, amanhã fará duas. Pode parecer um avanço tímido, mas, ao fim de um ano, você verá que essas pequenas vitórias terão moldado conquistas gigantescas.

Seu cérebro deve estar repleto de detalhes complicados que geram estresse a cada garfada de comida, a cada exercício e a cada suplemento que você consome sem necessidade. É hora de mudar.

Antes de ser campeão de fisiculturismo e astro de filmes de ação, me concentrei em construir bons hábitos e práticas sólidas. Eu jamais teria conseguido levantar 300 quilos se vivesse obcecado com a alimentação ou seguisse planos que minassem minha autoestima. Desenvolvi uma mentalidade incansável que me permitiu desbloquear o potencial ilimitado do corpo humano. Acredito sinceramente que este livro pode ajudar você a fazer o mesmo.

Hoje em dia, é comum esquecer que o primeiro passo para formar uma base inabalável é simples. E é por isso que sei que este livro pode ajudar muitas pessoas, pois resgata princípios atemporais, com recomendações atualizadas e respaldadas pela ciência que ensinam a sobreviver e a viver bem no cenário atual.

Conheço Adam há mais de 10 anos. Além de ser um dos profissionais mais completos que já conheci no ramo da nutrição, ele certamente pode lhe mostrar um caminho melhor – mais direto, realista e eficaz.

Alguns dos meus fisiculturistas preferidos seguiam estratégias muito diferentes da minha. Até porque indivíduos diferentes se beneficiam de estratégias diferentes. O importante é reconhecer as ferramentas universais, sem deixar de reservar espaço para algum nível de personalização.

Eu tinha o desejo de saborear as panquecas austríacas *kaiserschmarrn* e torta de cereja ao mesmo tempo que tinha a ambição de me tornar o maior fisiculturista do mundo. Seus objetivos talvez sejam diferentes dos meus, mas todos queremos obter saúde de forma equilibrada. Este é o guia para você alcançar isso.

Adotando as lições de *Dessa vez vai dar certo*, você vai construir uma mentalidade mais positiva e criará hábitos mais saudáveis. E essa é a combinação mais poderosa do mundo.

— *Arnold Schwarzenegger*

INTRODUÇÃO

Esperança

VOCÊ NÃO ESTÁ SOZINHO.
Essa é a primeira coisa que você precisa saber antes de mergulhar neste livro. Porque eu não tenho dúvida de que milhões de pessoas se sentem tão perdidas quanto você. Tudo que envolve dieta e, para falar a verdade, toda a indústria do bem-estar provavelmente lhe parecem pura enganação. Veja bem, não estou dizendo que comer frango grelhado com brócolis e treinar seis vezes por semana não leva a nada. A questão é que a ideia de "saúde" que nos é vendida hoje criou uma realidade distorcida que está afetando sua mente e prejudicando seu corpo.

Atualmente, a saúde é colocada como uma escolha pessoal. De fato, em certa medida o indivíduo decide o que come e como se exercita, mas, no ambiente que nos cerca e diante das inúmeras opções disponíveis, é difícil identificar quais princípios essenciais seguir. Existem dezenas de dietas e cada uma diz uma coisa, o que nos coloca em constante dúvida sobre qual seria a melhor escolha para o nosso corpo. A única certeza que se tem é a necessidade de renunciar aos prazeres da mesa e seguir planos alimentares rígidos que não necessariamente garantem os melhores resultados. A lógica predominante desconsidera necessidades, preferências e habilidades individuais. E, se não segue essa lógica, a pessoa acaba sentindo vergonha e culpa por supostamente negligenciar a própria saúde.

Ao mesmo tempo, nos deparamos algumas vezes com aqueles discursos que nos alertam a não seguir planos que distorçam nossa autoimagem corporal ou que causem estresse com a alimentação e a não começar atividades impossíveis de manter. Só que a maioria das dietas gera ansiedade e frustração, parecendo ter sido concebidas para durar apenas algumas semanas.

Considerando tudo isso, percebemos que a indústria trilionária do bem-estar se sustenta sobre imediatismo e contradições, pois o enfoque está no corpo, raramente no aspecto psicológico. Só que negligenciar a mente e o emocional é desconsiderar o componente mais importante para uma verdadeira mudança no estilo de vida. É a receita perfeita para frustração e fracasso. Muito do que hoje é considerado essencial para alcançar uma boa saúde causa estresse e mal-estar. Com essa combinação, o mais provável é que você não consiga manter os novos comportamentos, que deixe de ver resultados e que se convença cada vez mais de que o jeito é apelar para medidas extremas.

Infelizmente, parece ser esse o objetivo. Quanto pior a pessoa se sente, mais desesperada fica na busca por uma resposta e mais inclinada a experimentar algo que no fundo ela sente que não é legal. Vendem-se soluções que impelem você a comprar falsas respostas repetidamente, e não ferramentas que lhe permitam resolver problemas e o coloquem no controle da própria saúde.

Não se trata apenas de adotar bons hábitos ou encarar novos desafios. Priorizar a saúde é o alicerce para ter menos doenças, mais vitalidade e maior qualidade de vida. E, se você está lendo este livro em busca de uma maneira de melhorar sua condição física, é porque reconhece a necessidade de mudança, embora talvez esteja cético.

Você quer acreditar que dessa vez será diferente, mas tem medo de que este livro seja mais do mesmo numa outra roupagem, mais um especialista prometendo mil maravilhas que só vão acontecer se você estiver disposto a mil sacrifícios e ao esgotamento. Isso porque, quanto mais você repete o ciclo de "tentar, desistir, tentar de novo" típico das dietas, mais tende a acreditar que há algo errado com *você*.

Estou aqui para lhe trazer esperança de que existe um caminho diferente.

Quero que você perceba que a origem de muitas das suas dificuldades não é nada do que dizem. Faz anos que as discussões sobre o tema giram em torno de questões complexas, como supostos desequilíbrios hormonais, desregulações metabólicas e alimentos tóxicos. Mas e se eu lhe dissesse que algo de magnitude ainda maior está em jogo, algo que é a verdadeira raiz de todos os seus problemas de saúde? E, não, não estou falando de eliminar mais um alimento (neste livro não estimulamos a fobia a carboidratos), experimentar mais um detox ou comer apenas em determinados horários do dia.

Há décadas as dietas vêm prejudicando demais a saúde mental das pessoas. A relação com a comida é distorcida, propaga-se uma visão deturpada do que é necessário para se ter saúde e cria-se um círculo vicioso de culpa, ansiedade e estresse. Quanto mais essa abordagem prejudica seu emocional, pior fica sua condição física. Misture todos esses fatores e temos um coquetel da vergonha que torna a nutrição desnecessariamente complicada, além de fazer as pessoas sentirem que estão sempre errando e que seus esforços nunca são suficientes.

Acredito que, se hoje você acha quase impossível vir a encontrar algo que funcione para o seu corpo, é por causa das suas experiências anteriores com dietas, que o condicionaram a cortar certos alimentos do cardápio e a se punir quando os consumia. Mesmo que você não se dê conta, essas restrições intensificam o desejo por itens "proibidos", minando seu autocontrole.

Os sentimentos e frustrações que levaram você a esse ponto são os mesmos que há 20 anos eu ajudo as pessoas a enfrentar. O cerne do problema é que essas dietas moldam seu pensamento e suas emoções, levando a crenças como:

"Em algum momento eu vou estragar tudo."

Já perdi a conta de quantas vezes ouvi essa frase. Inclusive, quando testei este mesmíssimo plano em um grupo de 500 pessoas, foram tantos participantes dizendo isso que acabei mudando o título do livro. Em vez de *The Takeout Diet* (seria algo como *A dieta do delivery*, em tradução livre, porque quero mostrar que comer refeições prontas não é pecado e pode fazer parte de uma vida saudável), acabou virando o título que você vê na capa. É um mantra que vai ajudar você na busca pela saúde.

Repita comigo: Dessa vez vai dar certo.

É hora de rejeitar mentalidades que condenam comportamentos perfeitamente normais – comer fora, faltar ao treino de vez em quando, pedir sobremesa e por aí vai – como se representassem os piores perigos à saúde. De modo geral, nos sairemos muito melhor se incorporarmos esses comportamentos sem exageros. Redefinir a percepção que você tem de si mesmo é o passo mais importante para construir hábitos mais saudáveis, recuperar o controle e, por fim, aprimorar sua saúde.

A ilusão é um elemento que permeia todos os conceitos e métodos das dietas, algo que seria facilmente reconhecido em qualquer outro tipo de situação. Imagine ser informado, no trabalho, de que você tem um prazo de apenas um mês para concluir um grande projeto que na realidade exigiria quatro a seis meses para ser feito com qualidade. Além disso, por não poder descansar durante o processo, você terá que adotar um novo método. Naturalmente, você acabaria esgotado e doente e ainda por cima não conseguiria concluir o projeto. Agora imagine repetir esse mesmo esquema várias vezes ao ano, por anos e anos. Provavelmente, você chegaria à conclusão de que tem algo muito errado com *você*.

Talvez ainda não esteja claro para você, mas é crucial aceitar que uma saúde e um corpo aquém do que você deseja não representam fracassos pessoais. Só depois que você assimilar isso será possível se livrar da lógica manipuladora dos métodos mais comuns e começar a trilhar um caminho muito mais sustentável.

É compreensível que você se sinta exausto após tantas promessas não cumpridas, mas este livro não se fundamenta em artifícios, atalhos nem ilusões: ele representa um antídoto para tudo isso. Se a crise global de saúde persiste é porque ainda não descobrimos como fazer o corpo trabalhar a nosso favor. Trata-se de um paradoxo que desafia toda a lógica.

A indústria da assistência médica parece ser a única em que recursos e investimentos astronômicos só levam a resultados piores. Nos Estados Unidos, estima-se que os gastos totais com diabetes ultrapassem os 300 bilhões de dólares, mas os índices da doença seguem mais altos do que nunca. É fácil perceber que, a despeito da quantidade avassaladora de pessoas fazendo dieta, os índices de obesidade continuam subindo, os distúrbios alimentares são cada vez mais comuns e a indústria de suplementos movimenta bilhões de dólares sem trazer nenhuma contribuição efetiva.

Já ajudei milhares de pessoas a desenvolver hábitos mais saudáveis, perder peso (e manter), recuperar o controle sobre a própria vida e voltar a ter uma relação confortável com o corpo. Meu método não inclui cortar alimentos, contar calorias ou viver preocupado com toxinas. Minha sugestão é que você se dedique menos a tentar entender a ciência nutricional e mais a promover mudanças de comportamento. Porque, se você deseja escapar dessa insanidade, está na hora de admitir que nunca recebeu os recursos certos para a tarefa.

QUEBRE O VIDRO

Alguns anos atrás, uma janela quase destruiu meu casamento.

Ok, talvez seja um exagero da minha parte, mas na época realmente parecia que tudo estava prestes a desmoronar por causa de uma tarefa aparentemente impossível que acabou gerando mais tensão do que deveria. Se você tem um parceiro ou uma parceira, sabe que algumas das piores discussões surgem de conflitos não resolvidos que vão ganhando dimensões exageradas.

O processo de compra da nossa casa atual não foi nada tradicional: só vi o imóvel depois que minha esposa já tinha fechado negócio. Afinal, eu estava viajando a trabalho (conto mais detalhes adiante) e confiava nela. Assim, antes mesmo de eu voltar de viagem tínhamos uma casa nova.

Já era um belo imóvel, cheio de potencial, porém tinha sido mal cuidado pelos proprietários anteriores. Seria preciso muito amor, reforma e criatividade para deixá-lo do nosso jeito. E um cômodo específico causou mais dor de cabeça que todos os demais.

O sótão tinha tudo para ser perfeito: teto abobadado, claraboia, um banheiro, dois armários e espaço suficiente para se tornar um bom escritório ou até mesmo o quarto dos nossos dois filhos pequenos. O único problema era que vinha com um tremendo problema visual.

A única janela do cômodo estava coberta de tinta escolar. E não uma tinta qualquer, porque parecia impossível removê-la. A filha do proprietário anterior tinha escrito o próprio nome no vidro inteiro, de todas as formas imagináveis: em traços sinuosos e mais retos, em preto, amarelo, azul, roxo, branco...

Quando compramos a casa, essa menina já estava na faculdade, ou seja, a tinta já tinha pelo menos uns 10 anos. E, tal como uma tatuagem de mau gosto, daquelas feitas depois de uma bebedeira, essa janela tirava a minha esposa do sério. Cuidar da casa é a principal forma que ela tem de expressar seu amor pela família, e aquela janela era inaceitável. O terceiro andar era *o território dela*. O cômodo servia de escritório, espaço criativo e refúgio para tomar uns drinques em paz, ler um livro ou simplesmente ter um pouco de sossego dentro daquele lugar com três seres do gênero masculino. O porém é que, ao entrar no quarto, a pessoa dava de cara com a janela horrorosa. E, para complicar a situação, eu não tenho o menor jeito para esses pequenos reparos residenciais. Para você ter uma ideia, acho muito complicado trocar lâmpada (minhas mãos foram feitas para digitar e puxar ferro). Mas eu queria desesperadamente dar um jeito na tal janela, para agradá-la.

Pesquisei todos os solventes disponíveis no planeta. De vinagre a álcool isopropílico, passando por acetona (cuidado com a acetona!), tentei de tudo, mas nada foi páreo para a tinta. Cheguei a comentar, em tom de brincadeira, que ia quebrar o vidro. Não fiz isso, mas teria sido a decisão mais acertada, porque a tinta não saía de jeito nenhum, ou seja, permanecia como uma chama acesa prestes a explodir. Bastava riscar o fósforo.

Avancemos três anos, para um dia em que tivemos um desentendimento. Como acontece em toda batalha conjugal que se preze, questões não resolvidas transformam pequenas discordâncias em uma inflamada fogueira. Foi quando ressurgiu o assunto da tinta imortal da janela, e a situação ganhou contornos explosivos. (Vamos ser sinceros? Eu realmente deveria ter resolvido o problema; a irritação dela era compreensível.)

Num momento de desespero e irritação, subi até o terceiro andar determinado a resolver aquilo de uma vez por todas. Chegando lá, por um segundo – ok, talvez um bom minuto – considerei seriamente quebrar a janela. Era a única solução.

Será?

Não me pergunte como ou por quê, mas naquele momento olhei para a lâmina de barbear que eu trazia na mão. Eu a estava usando para fazer artesanato com os meninos e a levara comigo para não correr o risco de um deles pegá-la. Então olhei para a janela, depois para a lâmina, de novo para a janela, e tive uma ideia: "E se... Não, não tem como... Mas e se eu atacar a tinta com essa lâmina?"

Pode até soar óbvio para você, mas, para alguém que terceiriza todos os reparos de casa, a ideia parecia no mínimo boba e, na pior das hipóteses, perigosa. Mas não era momento para reflexões. Ergui a lâmina e, em vez de quebrar a janela, comecei a raspar a tinta ensandecidamente. Eu tinha certeza de que ia arranhar ou trincar o vidro, talvez até (o mais provável) perder um dedo.

Em vez da tragédia imaginada, veio o encanto: lasca por lasca, a tinta começou a se soltar. Quanto mais eu pegava o jeito, mais fácil o trabalho se tornava. Eu identificava melhores ângulos, encontrava fraquezas na tinta que antes pareciam intransponíveis e adotei uma estratégia que me fez acreditar em uma solução.

Depois de três anos alternando tentativas infrutíferas e desleixo inofensivo (ou não tão inofensivo), resolvi o problema em duas horas. A janela ficou novinha em folha. Lembro quando minha esposa subiu as escadas, ainda chateada com a discussão, e o clima mudou completamente quando ela viu o vidro impecável.

Você já deve ter sacado aonde eu quero chegar com essa história.

A tinta representa sua relação complicada com sua saúde.
Os solventes são os métodos convencionais de dieta e exercício.
E a lâmina é este livro.

É provável que você esteja há muito mais de três anos tentando compreender como cuidar da saúde. Talvez nunca tenha encontrado uma estratégia que funcione. Ou, como tantos outros, talvez tenha tentado uma dieta e um treino e perdido alguns quilos, mas recuperou tudo depois. Você pode até achar que já esgotou todos os recursos, porém o provável é que só tenha usado variações do mesmo removedor de tinta. Você busca mais do que uma solução passageira; quer algo duradouro, que proporcione uma sensação genuína de que as batalhas inúteis ficaram para trás e de que enfim removeu a obstrução do caminho.

Se estiver sendo verdadeiro consigo mesmo, este é o momento de procurar uma nova abordagem para limpar o estrago causado por dietas anteriores e experimentar algo que você realmente confie que vá resolver o problema. A solução não está em mais um superalimento da moda, nem em uma dieta excessivamente restritiva. Proponho que, antes de tudo, você reflita sobre esses planos "diferentes". Aposto que você foi condicionado a acreditar em alguma das seguintes afirmações (ou todas):

- Seu corpo precisa de um reset. A culpa é do metabolismo, dos hormônios ou do sistema digestório.
- Pesquisadores descobriram o único tipo de alimento que deve ser retirado da alimentação para que tudo melhore num passe de mágica.
- Pesquisadores descobriram o único tipo de alimento, ou a combinação perfeita de nutrientes, que você precisa consumir. Se você seguir o plano à risca, tudo vai se resolver.

E, se você não for adepto de dietas, talvez o convençam de que não adianta lutar contra a genética.

Seja qual for sua escolha, os caminhos amplamente disponíveis para uma saúde melhor favorecem a minoria disposta a seguir regras rígidas – o restante que se vire sozinho ou continue sofrendo. Isso não é mera opinião. Ao longo deste livro, veremos pesquisas que indicam que pessoas que seguem dietas tendem a ter resultados menos satisfatórios do que aquelas que não fazem. Não é que as dietas sejam ineficazes, e sim que muitos dos métodos mais populares não consideram as verdadeiras causas do problema. Se você quer eliminar fatores inflamatórios da sua dieta mas só se sente satisfeito com alimentos considerados "não saudáveis", posso lhe garantir que os resultados podem não ser os desejados. É como enfiar papel-toalha no cano quebrado: talvez você consiga conter o vazamento temporariamente, mas em algum momento o problema vai voltar e pode provocar uma inundação. Isso acontece porque não ensinam como não reincidir em velhos hábitos, sobretudo em momentos de estresse e falta de tempo. Se esse é o seu caso, não surpreende que o caminho para se sentir bem e satisfeito com sua aparência seja marcado por dor, vergonha, culpa e frustração.

A indústria do bem-estar acaba contribuindo para que você se sinta mal com suas escolhas alimentares e seu estilo de vida. Mesmo que não seja intencional, isso desencadeia uma guerra psicológica que desgasta em vez de fortalecer. E esse prejuízo emocional é muito pior do que consumir carboidratos. Nos últimos tempos, temos feito avanços no sentido de aceitar que a saúde não é exclusiva de um único tamanho de corpo, mas, para quem quer mudar, a maioria das estratégias ainda se encontra em um ou outro extremo, promovendo uma perigosa mentalidade de tudo ou nada. Uma vez estabelecida, essa mentalidade se infiltra nos seus hábitos diários, e a partir daí é extremamente difícil comer bem e se movimentar com regularidade.

De acordo com pesquisas sobre obesidade, a incapacidade de perder peso pode resultar em angústia significativa, impactando a autopercepção e o bem-estar da pessoa.[1] E essas distorções não afetam apenas aqueles que enfrentam a obesidade. Todos estamos suscetíveis a elas.

A principal mudança necessária para sair disso é substituir essas regras rígidas por recursos mais construtivos.

Você precisa de planos que sejam práticos e levem em conta a natureza caótica da vida real, em vez de estratégias baseadas nos conceitos de perfeição, restrição ou punição. E, acima de tudo, precisa construir uma base sólida que permita avançar para diferentes níveis de vida saudável sem cair na armadilha do tudo ou nada. Ao fazer isso, você não apenas receberá orientações de fitness e nutrição que se alinham ao seu estilo de vida como também verá sua autoimagem mudar e terá uma maior capacidade de superar desafios. Essa é a adaptação que realmente faz a diferença.

Este livro se diferencia de todas as outras obras do gênero. É claro que vou citar estudos que apontam maneiras de comer melhor (melhor = mais saudável), mas não vamos perder tempo avaliando se você deve cortar carboidratos ou gorduras. Isso porque, como você logo descobrirá, não precisa cortar nenhum dos dois.

Você vai encontrar planos alimentares e listas de alimentos, mas não como os planos tradicionais que você conhece. Pão, batata e arroz não são proibidos. E, não, você não vai precisar se preocupar com o intervalo de tempo entre as refeições ou decidir se deve ou não tomar café da manhã ou comer à noite. Você terá a liberdade de pedir delivery e comer doces – sem considerá-los recompensas e sem a obrigação de "compensar" (se punir) depois.

Apresentaremos sugestões de treinos e exercícios, mas não serão complicados e serão mais curtos do que aqueles aos quais você está acostumado.

Você vai aprender com médicos, cientistas e pesquisadores, porém o mais importante são as transformadoras lições de vida de pessoas que alcançaram um bom desempenho no autodesenvolvimento.

Na fase inicial da minha carreira, antes de me dedicar integralmente a auxiliar as pessoas a cuidar da saúde, estudei mudanças comportamentais. Sou formado em Psicologia e atuei como pesquisador em laboratórios de psicologia social na Universidade do Colorado, onde aprendi que as maiores barreiras para a mudança fisiológica têm origem na mente. Apesar de ser clichê, o dito "mente sã, corpo são" é a mais pura verdade – e explica por que as dietas que destroem seu emocional em nome de um ideal físico são fadadas ao fracasso.

Ao longo dos anos, observei que até os melhores treinadores e nutricionistas tinham dificuldade para ajudar seus clientes a sustentar mudanças duradouras. Em parte, a culpa é de nossa rotina moderna e do ambiente alimentar atual, que não ajudam em nada. Além disso, faltava às estratégias usadas a peça central: considerar a mentalidade e os hábitos da pessoa. Recomendar alimentos e exercícios sem olhar para esses aspectos é tentar abastecer um carro sem motor com combustível premium.

Estudei o trabalho de autores como o especialista em hábitos James Clear, a rainha da vulnerabilidade Brené Brown e Ryan Holiday, que popularizou na contemporaneidade a filosofia do estoicismo. Esses e muitos outros revelam o que é necessário para implementar mudanças positivas. É absurdo que esses ensinamentos ainda não sejam plenamente aplicados à mudança mais desafiadora de todas: aprimorar a saúde. É aí que eu entro. Incorporei essas comprovadas técnicas de transformação aos temas de nutrição, fitness e bem-estar geral, permitindo que você rompa com a inércia e alcance seus objetivos.

Este livro defende que o processo de mudança nos hábitos de alimentação e de atividade física é uma questão de ajustes comportamentais, não de dominar conhecimentos acadêmicos em nutrição e fisiologia.

Você também encontrará aqui informações sobre alimentos mais favoráveis – e também mais prejudiciais –, que lhe garantirão mais saciedade, e exercícios mais eficazes. Esses detalhes serão apenas o pano de fundo, pois você pode consumir muito mais do que lhe disseram e há diversas maneiras de criar um bom plano de treino. Tudo o que você precisa é de um plano sem estresse que lhe proporcione confiança para unir todas essas peças.

Em vez de estatísticas desanimadoras e pessimistas, como "Apenas 5% das pessoas não recuperam o peso perdido", você verá diversas histórias inspiradoras de pessoas que realizaram uma verdadeira transformação – e não precisaram esvaziar a conta bancária nem sacrificar seu estilo de vida.

Ao conversar com pessoas como você, incluindo as 500 que testaram o programa deste livro, ficou claro que a última coisa de que você precisa é aquilo que lhe tem sido oferecido incessantemente. Então diga adeus às dietas ultrarrestritivas, às regras intermináveis e às refeições complicadas. É hora de abandonar os planos pouco realistas, mesmo que por toda parte insistam que são o que você deve fazer.

Isso não quer dizer que você vai se encher de guloseimas enquanto a transformação mágica acontece. Se essa é a sua expectativa, volte à livraria e peça reembolso (deixo aqui minhas desculpas à editora!), porque não é isso o que encontrará aqui. Mudanças trazem desconforto, e isso é positivo. Você foi projetado para se adaptar e transformar tribulações em mudança. A verdadeira magia está em como você faz a transição do seu estado atual para o desejado sem recair nos mesmos padrões do passado.

COMO USAR ESTE LIVRO

Você já deve ter lido livros que poderiam ser resumidos em 10 páginas. Deus me livre lançar algo assim. Espero que minhas recomendações sejam úteis, ainda que cada pessoa tenha necessidades e experiências únicas. Estruturei este livro de modo a atender o melhor possível suas circunstâncias.

- **A PARTE 1 SÃO OS FUNDAMENTOS.** Você até pode pular direto para o plano alimentar, mas não saberá quais diferenciais fazem com que funcionem. Toda grande estrutura precisa ter uma base sólida, e é nisso que consiste a Parte 1. Se você quer extrair ensinamentos relevantes deste livro, é essencial compreender como iniciar uma estratégia diferente para alcançar seus objetivos. Para isso, será necessário reformular tudo que você pensa sobre nutrição, condicionamento físico e bem-estar – e investir mais na sua autopercepção e em como reage aos supostos "erros" do caminho.

- **A PARTE 2 TRATA DE AUTOPERCEPÇÃO E CONTROLE.** Você vai entender os diversos problemas por trás da maioria das dietas e aprender como não cair nas mesmas armadilhas de sempre. Embora dieta paleolítica e jejum intermitente pareçam conceitos bem diferentes, ambos usam de métodos incrivelmente similares. Isso não significa que um ou outro seja inadequado (não são), mas o motivo para muitas dietas e afins não funcionarem é porque não resolvem o problema de levarem você a sempre voltar à mesma situação frustrante. Para virar esse jogo, é preciso eliminar a frustração e o estresse, introduzindo flexibilidade, controle e, claro, resultados. A Parte 2 possibilita uma exploração mais aprofundada em áreas específicas, ajudando a compreender melhor o papel do estresse, da genética e das condições ambientais.

- **A PARTE 3 TRATA DE LIBERDADE,** trazendo conselhos práticos que podem ser incorporados à sua rotina. Você vai compreender por que a maioria das regras das dietas é exagerada e por que basta estabelecer alguns limites que o ajudem a escolher alimentos saudáveis e saborosos. E, sim, isso inclui pedir delivery e comer fora sem se sentir mal por isso.

- **A PARTE 4 TRAZ UM PLANO DE TREINOS E EXERCÍCIOS,** que dará suporte a tudo o que você aprenderá neste livro. Caso já tenha um treino com o qual se sinta bem, você pode mantê-lo tranquilamente, sem medo de haver conflito com as orientações nutricionais. Minhas recomendações de atividade física priorizam eficiência e flexibilidade, para que você não precise passar horas a fio na academia. Elaborei o programa de modo a proporcionar uma dose eficaz mínima (treinos de 15 a 30 minutos) que ajude você a alcançar os melhores resultados o mais rápido possível.

RAZÃO PARA ACREDITAR

Se você passou a vida inteira acreditando que comida saudável não tem sabor, que precisa fugir do açúcar a todo custo e que deve preparar tudo em casa, então veio ao lugar certo. Se você busca mudanças e mais liberdade, este livro foi feito para você.

Alguns talvez pensem que estou na verdade estimulando as pessoas a comer mal, uma interpretação que se deve ao fato de a indústria continuar propagando uma série de mentiras. Mas meu objetivo é escapar deste que é o único caminho que você conhece. Tanto faz se você prefere cozinhar, se evita doces, se segue uma dieta onívora ou vegana. Como veremos, essas escolhas não são em si boas ou ruins. O que realmente importa é reformular sua maneira de pensar, rever o que você acredita ser saudável, aprender a lidar (não lutar) com o ambiente alimentar e evitar a culpa que desencadeia uma espiral de negatividade.

Este livro será seu guia para ajudar você a integrar um estilo de vida saudável à sua rotina agitada e a enfrentar as tentações sem ansiedade ou estresse. Se eu puder contribuir em apenas uma coisa, que seja para reduzir o ruído à sua volta de modo que você possa identificar exatamente o que lhe fará bem. Não é preciso tomar medidas extremas para obter excelentes resultados. Em vez de fazer terrorismo, o que pretendemos aqui é:

- TRAZER UM PLANO PENSADO PARA A VIDA REAL. Uma refeição mais pesada ou uma taça de vinho *não* deveriam provocar sensação de culpa nem ficar associadas ao "dia do lixo" (aquele dia da semana em que a pessoa sai da dieta e aproveita para escolher o pior possível em termos nutricionais).

- APRESENTAR UM PLANO DE ATIVIDADE FÍSICA QUE SE ENCAIXE NA SUA ROTINA E FUNCIONE, mesmo que você só tenha 20 minutos e se exercite em casa.

- FAZER VOCÊ COMPREENDER POR QUE PERDER PESO AINDA É UM DESAFIO. São dois fatores principais: planos restritivos e a forma como você *reage* aos desvios tachados de erros.

- PROPOR UMA NOVA MENTALIDADE, QUE LHE PERMITIRÁ ENXERGAR POR QUE GANHAR PESO PARECE ALGO INEVITÁVEL (deixando, assim, de ser inevitável). Isso começa por compreender, ao se neutralizar o medo, que você não precisa evitar tudo que é gostoso.

- **ATUAR COMO SEU SUPORTE.** Cuidar da saúde às vezes é frustrante, não importa se sua meta é perder 1 ou 10 quilos, se movimentar mais ou apenas se sentir melhor. Como diz minha esposa, "Não existe hierarquia de sofrimento". Estou aqui para ajudar você no que precisar, fornecendo-lhe os recursos essenciais para que construa a vida que deseja.

- **TRAZER ESPERANÇA.** Com o tempo, percebi que muitas pessoas acreditam que não conseguem mudar, por mais que se esforcem. É uma profecia autorrealizável. Vamos mudar isso. Você não está condenado a não ser saudável. Como vou ajudá-lo a perceber, é fundamental acreditar em si mesmo, pois o problema não está em você, e sim nas instruções que recebeu.

Este livro é pessoal. E é um tanto controverso, pois tem um enfoque nos impactos mentais, emocionais e comportamentais que a maioria dos livros de dieta prefere ignorar.

Em vez de enfrentar repetidos recomeços e desistências, você construirá uma base sólida que lhe permitirá transformar radicalmente sua saúde, reconstruir sua relação com a comida e saboreá-la mais do que nunca.

Não pretendo ter todas as respostas, mas tenho uma missão: pôr um fim nos métodos que exigem desconforto e sacrifício extremos *e não funcionam no longo prazo*. O que você vai aprender aqui exige uma mente aberta, pois desafia muitas das ideias convencionais. Para ser franco, é o que mais amo neste livro.

Decidi escrevê-lo porque não quero que você se submeta a mais uma dieta restritiva e desagradável. Quero lhe oferecer um plano que funcione em qualquer situação, estação ou cenário. Você merece viver a vida que deseja. Quando isso acontecer, você perceberá que os obstáculos passados foram oportunidades. E, ao utilizar os recursos certos, o que antes parecia irreparável – sua saúde, sua confiança em si e sua sanidade mental – será finalmente restaurado.

PARTE 1

A BASE INDESTRUTÍVEL

Capítulo 1

TÃO DESCOMPLICADO QUE ERRAR É QUASE IMPOSSÍVEL

E se a solução fosse simples?

NÃO ESTOU EXAGERANDO quando afirmo que essa pergunta provou ser o que há de mais eficaz para resolver problemas complexos. Espero sinceramente que você encontre nela os mesmos poderes aparentemente míticos para solucionar suas frustrações com a alimentação, o condicionamento físico e o bem-estar em geral.

Por cerca de cinco anos atuei como diretor de marketing ao lado de Tim Ferriss, conhecido por livros como *Trabalhe 4 horas por semana* e *Ferramentas dos titãs*. Ele tem também um podcast de grande sucesso, *The Tim Ferriss Show*. Tim é amado por milhões e também criticado por muitos, pois não tem medo de expressar suas ideias e opiniões mais radicais e polêmicas. Foi Tim quem transformou minha visão sobre o bem-estar, mesmo sem termos passado horas debatendo dieta e exercícios. Mas não foi seu estilo de alimentação nem seus treinos que me capacitaram mais ainda para atender as necessidades das pessoas. Na verdade, discordamos em várias questões nutricionais. O que me inspirou foi sua maneira de resolver problemas complexos.

Tim é um sujeito excepcional. Aprendi mais trabalhando com ele do que em qualquer outro período da minha vida, seja na faculdade, na pós-graduação ou no mercado de trabalho em si. O ensinamento mais marcante que ele me transmitiu foi a capacidade de formular perguntas que nos levam a enxergar a situação por outro ângulo. Assim como me dei conta de que para resolver o problema da janela precisaria de uma lâmina, Tim entende (talvez melhor do que ninguém) que, quando você não consegue avançar em algo, o melhor a fazer não é continuar insistindo, mas parar e refletir: *E se a solução fosse simples?*

Somos condicionados a pensar que tudo precisa de muito esforço. E a indústria do bem-estar reforça essa crença com a generalização de que "se algo é gostoso, deve fazer mal". Aceitamos o sofrimento como uma medalha de honra. Enaltecemos práticas extremas, como passar fome ou treinar a ponto de vomitar, ao mesmo tempo que criticamos quem gosta de doces (embora a maioria goste, mesmo que escolha não consumi-los). Dificilmente reconhecemos a importância de uma caminhada ao ar livre ou uma simples conversa com um amigo. Tudo isso porque a visão sobre o que é necessário para ser saudável está distante daquilo que a ciência comprova ser a verdadeira base.

Conforme veremos, o desconforto de fato faz parte do processo de autodesenvolvimento, mas é importante não confundi-lo com complexidade. Além disso, nenhuma regra determina que você deve permanecer desconfortável o tempo todo. *Ampliar* sua zona de conforto (em vez de abrir mão dela) é o que permite cultivar novos comportamentos duradouros. E isso significa que é possível encontrar caminhos mais simples em jornadas complexas – basta olhar para o mapa de maneira diferente.

Isso nos leva de volta a Tim e seu talento especial. No trabalho, todas as vezes que surgia algo muito complicado, ele me fazia a pergunta: "E se a solução fosse simples?" Sempre era muito difícil chegar à resposta, mas apenas porque eu era forçado a considerar coisas contraintuitivas, experimentais ou não convencionais.

A ideia de "tornar fácil o que é difícil" se alinha perfeitamente com a psicologia da mudança comportamental, campo que busca ajudar as pessoas em comportamentos desafiadores e complexos, como abandonar vícios ou emagrecer. E, de acordo com grande parte das pesquisas, se você deseja adotar um novo comportamento (como priorizar uma alimentação mais saudável), a melhor maneira é *tornar a tarefa tão simples que seja difícil cometer erros*.[1]

Releia o trecho em destaque, porque é diferente de tudo que nos ensinam. Estabelecer metas do modo tradicional é ter objetivos ambiciosos e mirar na linha de chegada. Porém, quando pensamos em mudança comportamental, o ideal é que o processo e as ações em si sejam fáceis. Menos passos, menos complexidade, mais ação.

À medida que as primeiras ações se tornam habituais, você incorpora novas, que após um tempo se tornam fáceis também. A grande mágica dessa estratégia é que, ao chegar às etapas posteriores, aquelas ações *parecem* fáceis, mas pareceriam impossíveis se você tivesse começado direto por elas. Isso porque *o "fácil" depende de onde você se encontra no momento.* Para uma criança de 4 anos, calcular 5 × 7 é um desafio, mas, para um adolescente de 14 anos, é uma conta trivial.

E essa é a beleza da estratégia de começar pelo muito fácil, acostumar-se a ele e então avançar para o fácil seguinte. Ao adotar esse esquema, você será capaz de encarar desafios e se surpreender com os resultados. A ideia é sempre partir do que é fácil no degrau em que você está hoje, não lá em cima.

Facilitar o que é difícil, de modo a aceitar o desconforto e evoluir gradualmente, é o princípio fundamental deste livro. Ao longo de todos esses anos de prática profissional, sempre utilizei a pergunta que aprendi com Tim Ferriss, até que tudo fizesse sentido e obstáculos dessem lugar a oportunidades.

O OBSTÁCULO É O CAMINHO

O obstáculo é o caminho: A arte de transformar provações em triunfo é um livro de Ryan Holiday sobre o estoicismo. "O que um grupo de filósofos antigos pode nos oferecer quando o assunto é dieta?", você talvez se pergunte. A resposta é: orientações preciosas. Eu diria até que uma perspectiva estoica em relação à alimentação é a resposta para a nossa cultura alimentar.

O estoicismo contribui para a felicidade humana ao propor uma ótima maneira de enfrentar os obstáculos da vida. Um dos seus princípios centrais é que não controlamos o mundo à nossa volta, mas podemos controlar como reagimos a ele. Aplicar esse princípio à nutrição implicaria que, em vez de tentar eliminar obstáculos – tentações como doces e aplicativos de delivery –, seria mais sensato aceitá-los como parte do dia a dia. Há comida por toda parte. A menos que escolha se isolar completamente, você sempre se verá diante de uma variedade de opções deliciosas, portanto é essencial aprender a se sentir à vontade no seu ambiente.

> Estou adorando viver sem alimentos proibidos. É um grande alívio emocional para mim e minha família. Já tentei uma série de dietas, da South Beach à paleolítica, passando pela cetogênica, e, embora todas "funcionem" por um tempo, a gente sempre chuta o balde em algum momento e acaba desanimando de tentar de novo. O método de Adam não tem essa de errar, ou seja, não tem a culpa e a autossabotagem que acompanham a maioria das dietas. Perdi peso, ganhei músculos e consigo me imaginar nesse caminho por um bom tempo!
>
> — *Michael A.*

Em *O obstáculo é o caminho*, Holiday afirma:

Superar obstáculos é um processo em três etapas fundamentais. Começa com nossa maneira de encarar nossos desafios, ou seja, a postura ou atitude que assumimos. A segunda etapa consiste em colocar energia e criatividade em desmembrar ativamente os obstáculos, transformando-os em oportunidades. Por fim, exige o cultivo e a manutenção de uma vontade interna que nos capacita a lidar com derrotas e dificuldades.

São três esferas interdependentes: Percepção, Ação e Vontade.

Os estoicos não precisavam se preocupar com o atual campo minado de obstáculos à dieta e alimentos que afetam o cérebro. Alguns desses problemas você já conhece, enquanto outros talvez o surpreendam. Vamos discutir como contornar cada obstáculo, porém o mais importante é assimilar que você não vai conseguir – nem precisar – evitar cada um deles. No ambiente alimentar atual, isso é praticamente impossível.

Cada vez que come algo "proibido", você derruba a primeira peça do dominó, e todo o resto está logo ali para desmoronar junto. É por isso que uma pitada da lógica estoica é a solução para dar sentido aos nossos planos alimentares incoerentes. Por que lutar contra o sistema quando podemos aprender a conviver com ele?

A PÍLULA MÁGICA

Alguém já lhe disse que uma única mudança resolveria magicamente os seus problemas? Então você se deparou com a promessa da pílula mágica da saúde. Ela parece ser a resposta para a pergunta "E se a solução fosse simples?", mas na verdade é um lobo em pele de cordeiro, porque, na maioria das vezes, essa única mudança consiste em cortar carboidratos, açúcar ou o jantar – o que, para a maioria das pessoas, está longe de ser fácil. A pílula mágica permite vencer a batalha contra um alimento específico, mas compromete a busca por uma saúde sólida.

Esse problema fica claro quando examinamos os padrões das dietas nas últimas quatro décadas. As recomendações mais populares são do tipo:

Gordura engorda.
Carboidrato engorda.
Café da manhã engorda.
Comer muito no jantar engorda.
Glúten engorda.
Laticínios engordam.
Inflamação engorda.
Metabolismo desregulado engorda.
Taxas altas de glicose engordam.
Carboidratos de alto índice glicêmico engordam.

E a lista continua. As dietas adoram focar nas possíveis causas do ganho de peso. É como apresentar uma lista de todas as maneiras de ficar sem dinheiro, mas o simples fato de você poder gastar não significa que está fadado à falência. O aumento do seu patrimônio depende da sua capacidade de poupar e investir, não importando muito quanto você recebe (de modo geral). Você tem dinheiro aplicado? Vive dentro das suas possibilidades?

É fácil identificar se você ganhou ou perdeu dinheiro, mas com o ganho de peso é mais difícil. Mesmo com o auxílio de uma balança, é desafiador avaliar com precisão o impacto das dietas. Às vezes, mesmo seguindo todas as orientações, a balança não apresenta alterações, o que pode gerar confusão e frustração. Daí a importância de olhar o quadro maior, sem dar tanto valor às pequenas flutuações. O importante é perseverar no caminho, evitando desvios frequentes.

Não existe nenhum alimento que em apenas uma porção cause (ou cure) doenças. Se você quer de fato melhorar sua saúde, precisa deixar de se preocupar com cada pequena coisa que consome. Sim, é necessário reduzir a ingestão de ultraprocessados, e você vai aprender como fazer isso. Afora isso, simplifique sua relação com a comida.

Você foi orientado a se preocupar com o metabolismo e os hormônios, ou a evitar determinados alimentos que supostamente desencadeiam inflamação. No entanto, examinando as evidências científicas, vemos que tudo isso é balela.

Uma análise mais aprofundada revela que o açúcar por si só não contribui diretamente para o ganho de peso (cada grama de açúcar contém apenas 4 calorias). Os carboidratos em si também não levam ao ganho de peso se você não consumir calorias em excesso. Uma resposta inflamatória é natural e até benéfica, desde que não se prolongue. Picos de açúcar no sangue são eventos normais e não afetam a fome nem os hormônios, contanto que não persistam em níveis elevados. Então por que investir em um monitor contínuo de glicose e reagir a cada variação detectada?

Para contornar a maioria dos obstáculos à saúde não é necessário perfeição ou mais disciplina, e sim um bom equilíbrio entre o que funciona e o que é possível. Para levar uma vida mais saudável é necessário calibrar as doses de desconforto e alívio. Pavimentar um caminho que você não está preparado para percorrer vai apenas torná-lo mais suave; não garante que você alcance o destino desejado.

Você pode estar pensando: "Ok, mas como isso tudo funciona na vida real? O que devo mudar?" E a resposta é: pare de procurar atalhos. O corpo humano é composto por mecanismos extremamente complexos, que não podem ser mudados com a retirada de um grupo alimentar específico. O que realmente faz diferença é incorporar hábitos realistas, descobrir como se alimentar de uma forma que traga saciedade e ao mesmo tempo minimize desejos intensos, sem gerar estresse.

CONTROLE O QUE É POSSÍVEL CONTROLAR

No estoicismo há uma expressão popular chamada *amor fati* ("amor ao destino"), que, de modo simplificado, sugere que não temos controle sobre os resultados, apenas sobre nossas ações e reações, em qualquer circunstância.

As discussões sobre perda e ganho de peso geralmente giram em torno do que comer e o que evitar. O desafio real não é esse.

Tamar Haspel, jornalista premiada que há décadas cobre a área de nutrição, identifica claramente o motivo para tanta dificuldade em emagrecer.

"Quando converso com pessoas que lutam contra a balança e pergunto como seria para elas um dia de alimentação ideal, vejo que elas conseguem facilmente distinguir os alimentos bons dos ruins. O problema não é desconhecimento, é a constante tentação por toda parte. Em geral, é esse o fator que explica por que os tratamentos medicamentosos não solucionam o problema da obesidade. Muitas vezes não é por fome que comemos em excesso. E em seguida nos sentimos culpados por ceder à tentação, o que nos leva a comer ainda mais. Quando o sistema não consegue regular a si mesmo, é importante examinar melhor o sistema em si."

É preciso estar ciente das tentações e facilitar sua rotina de alimentação de modo que você não carregue uma culpa constante. A vida é complexa e imprevisível, as coisas raramente se desenrolam conforme nossos desejos ou expectativas. No mundo ideal, você prepara cada refeição (com tempo de sobra), não tem desejos incontroláveis por alimentos ultracalóricos e dorme maravilhosamente bem todas as noites (sem ficar tenso por não conseguir pegar logo no sono). Mas a realidade é outra. Por isso, flexibilidade é essencial. Flexibilidade é ter um plano possível de seguir mesmo nos dias mais corridos, quando o trabalho toma todo o seu tempo, as crianças não param de chorar, o açúcar é o único alívio para as tensões familiares e você vai dormir não só exausto, mas também com fome por culpa da dieta low carb.

Nos dias mais difíceis, é altamente improvável que você invista uma hora no preparo de uma refeição, ainda mais quando pode matar a fome na lanchonete da esquina ou ter um jantar pronto com uns poucos cliques no celular. Nesses momentos, não há motivo para se sentir mal. Só que os planos alimentares não levam em conta os dias em que a única opção é macarrão com queijo.

Por isso, é fundamental ter um plano com margem de manobra para os dias caóticos, nos quais é mais provável fazer uma escolha menos saudável. Acima de tudo, quando é impossível ser "perfeito", não há motivo para você acreditar que pôs tudo a perder. Pensar assim evita que você jogue tudo para o alto e saia comendo tudo o que vê pela frente.

Não tem como não dar certo quando dar errado faz parte do plano. E, quando se fala de dieta, é fundamental perceber que a maioria dos supostos deslizes não passa de variações normais, que você pode incorporar já que seu plano – e seu corpo – é pensado para comportá-los. Da mesma forma que um bom vidro resiste a uma lâmina manuseada com cuidado na raspagem de uma tinta, nosso organismo aceita tranquilamente eventuais refeições que não sejam das mais recomendáveis em termos nutricionais.

Não há necessidade de controlar cada refeição quando você já tem todo o caos da rotina para dar conta. Somente quando conseguir aceitar isso é que você poderá encontrar seu próprio caminho. Ignorar os elementos que fazem de você um ser humano é uma falha incontornável.

Por isso é que vale a pena se concentrar naquilo que é possível controlar, desde que você aceite também os momentos de menor controle. Isso se aplica, por exemplo, à ideia de cozinhar com maior regularidade e optar por alimentos mais nutritivos – você não precisa seguir essas recomendações a ferro e fogo. E, quando compreender que *não tem como* seguir fielmente as diretrizes nutricionais, você estará começando a compreender minha abordagem.

A maioria das pessoas consegue identificar quais alimentos são mais saudáveis. Estudos indicam que quase todo mundo sabe que é bom comer frutas e verduras e não tão bom comer fast-food. Você não precisa de mais uma lista de compras com itens que odeia, muito menos de sentir vergonha por gostar de doces. Sim, um plano alimentar como esses pode até funcionar... desde que você o siga 100%.

Você precisa é de recursos que simplifiquem seu cotidiano e o ajudem a tomar boas decisões, principalmente nos momentos de estresse e tempo curto. Além disso, é fundamental que seu plano alimentar atenda o máximo possível os gostos pessoais *e* a saciedade.

Para tanto, é necessário compreender quais alimentos são mais viciantes, por que mudar hábitos é desafiador e como transformar suas fraquezas em pontos fortes. Tendo em mente esses três aspectos, sua vida será muito mais fácil (e bem menos estressante) do que se você tentar decidir qual dieta da moda é a melhor.

Dietas baseadas em eliminação, restrição e imposição de regras inflexíveis dificilmente se sustentam no longo prazo. Bons planos alimentares se baseiam em princípios atemporais e têm flexibilidade, substituindo o conceito de errar pelo de ajustar. Planos *excelentes* ajudam a compreender que erros podem ser tolerados, que há margem para imprevistos e que se punir não ajuda a retomar os bons hábitos. O objetivo não é tanto eliminar itens, mas criar mecanismos que evitem prejuízos emocionais e físicos à medida que seu corpo passa por mudanças.

É muito comum que se construa uma base instável quando se está tentando melhorar a alimentação. Retomemos os princípios que convém *evitar*:

- O SACRIFÍCIO EXTREMO É O ÚNICO CAMINHO. As mudanças que você acredita serem necessárias podem não ser as que vão funcionar no longo prazo.

- QUANTO MAIS COMPLEXO, MELHOR. A grande maioria das dietas exige mudanças de hábitos tão complicadas que acabam gerando estresse, frustração e ansiedade. Se não fazem frente ao caos típico da vida moderna, então são métodos frágeis, pois ajustes perfeitamente normais são condenados. Se você sente como se a qualquer momento fosse sair dos trilhos, talvez esteja na direção errada.

- FAZER DIETA É COMO JOGAR DAMAS. A ideia geral é simplista: você avança e recua sucessivamente. Ganha peso, perde peso, ganha peso, perde peso. E se não está perdendo peso é porque está fazendo algo errado. Mas nada disso é verdade. As dietas costumam negligenciar as adaptações necessárias durante o processo de emagrecimento. Sim, porque muitas pessoas *conseguem* perder peso, mas a grande maioria acaba recuperando. Isso não surpreende, pois o corpo vai se adaptando à medida que o peso se reduz. Se você não estiver adotando as medidas corretas desde o início, é bem provável que o efeito rebote mine os seus esforços.

Só de aceitar que essas três falhas existem você já estará em uma posição mais favorável. As pesquisas dos últimos 10 anos deixaram claro o papel central da mente na promoção da saúde, na perda de peso e na melhora da nossa relação com a comida. As dietas não funcionam justamente porque há um desalinhamento entre metas e expectativas. Medidas extremas são necessárias apenas para quem quer resultados extremos – e, quando falo em resultados extremos, refiro-me ao mais alto nível de saúde física.

Se sua meta é perder apenas 3 quilos, não é necessário recorrer a medidas extremas. Se sua meta é perder 50 quilos, também não. Em ambos os casos, o objetivo primordial é melhorar a saúde, não atingir feitos raros como chegar a um percentual mínimo de gordura corporal. Quem quer perder 50 quilos vai levar mais tempo, mas a trajetória é semelhante, e o melhor caminho é aquele que se baseia na constância, na repetição regular de ações positivas. E, se queremos constância, não faz sentido começar com medidas drásticas.

O curioso é que a maioria das pessoas saudáveis (aquelas que aprenderam a manter o peso e a se exercitar e se alimentar bem) não percebe seus hábitos como um fardo. Elas alcançaram um estágio em que fazem boas escolhas naturalmente. De fato, os passos para alcançar a saúde não deveriam parecer metas inatingíveis.

No final da adolescência e início dos meus 20 anos, fui instrutor de esqui em um resort. Nas primeiras aulas, o objetivo era criar um ambiente acolhedor. Iniciávamos com exercícios básicos de equilíbrio e aos poucos avançávamos para ajustes de peso e técnicas de curva. Ao final, enfrentávamos desafios nas pistas, escolhendo trajetos mais íngremes e incorporando obstáculos. Enquanto alguns tinham a pretensão de se tornar esquiadores exímios, outros estavam satisfeitos com pistas mais simples: queriam apenas se divertir e se sentir confiantes na prática.

Comer bem segue a mesma lógica. Assim como eu ensinava os alunos a manter o equilíbrio nos esquis antes que se aventurassem nas pistas, é preciso, antes de tudo, dominar o equilíbrio entre alimentação e rotina. Somente após dominar os passos básicos você deve avaliar se quer explorar níveis superiores, pois estará mais saudável e apto a decidir como avançar – ou talvez já se sinta satisfeito em ter chegado até ali.

Para conseguir fazer algo por muito tempo, é preciso que em algum nível seja agradável. Os livros de dieta sempre trazem, apenas em diferentes variações, algum trecho em que explicam por que suas dificuldades "não são sua culpa" e afirmam que, se você ainda não se sente bem com seu corpo, o verdadeiro motivo é algum problema novo que descobriram em determinado alimento. Mas nada disso contempla como você se sente seguindo essas dietas e como sua qualidade de vida é comprometida.

Em algum momento a felicidade fala mais alto. Cuidamos da saúde, buscamos perder peso e melhorar a aparência e o bem-estar, mas, se fazer tudo isso está nos deixando tristes e desanimados, vamos nos sentir derrotados de qualquer forma. Quando chegamos a esse ponto, são grandes os riscos de abandonarmos tudo que vínhamos implementando, em nome da nossa necessidade fundamental: aproveitar a vida!

À primeira vista, não deveria ser tão difícil. Investidores estão injetando dinheiro em empresas bilionárias que desenvolvem dietas personalizadas com base no DNA e determinam o que a pessoa deve comer com base nas flutuações da taxa de glicose no sangue. A ideia é identificar exatamente quais alimentos cada um deve incluir ou excluir. A pessoa então estrutura seus dias em torno das refeições, evita restaurantes, delivery e doces e constrói um "estilo de vida" em torno dessas orientações.

Mas por acaso essas dietas perguntam qual estilo de vida você quer? Consideram o impacto de tudo isso na sua saúde mental? Ou como você se sente cada vez que é forçado a reformular toda a sua vida, em vez de ter seus limites respeitados?

Seu corpo é único. E sua saúde é o melhor investimento que você pode fazer, o que inclui práticas alimentares, atividade física e bem-estar mental. É hora de colher retornos maiores por todo o seu investimento de tempo, dinheiro e energia.

ACEITE O OBSTÁCULO

> Buscar ser o melhor cria a ilusão de um ponto de chegada e vende a falsa ideia de que só se vence derrotando os outros. Buscar ser *melhor* transfere o foco da vitória para a excelência. Você está competindo com a pessoa que você já foi e elevando o padrão para a pessoa que será um dia.
>
> — Adam Grant

É hora de aceitar os obstáculos do caminho, em vez de tentar eliminá-los. O motivo para o grande mal-estar que tantas pessoas enfrentam ao fazer dieta é que não temos muito controle justamente sobre os pontos mais frustrantes. Sim, é possível excluir certos alimentos do cardápio, mas, enquanto você não entender que adotar e manter hábitos saudáveis é muito mais difícil no nosso ambiente alimentar atual, vai ser complicado encontrar um plano que realmente funcione. Adaptar-se ao ambiente é muito mais produtivo do que tentar transformá-lo.

Muitas dietas sugerem que, com mudanças milimetricamente calculadas na sua alimentação, você vai acelerar seu metabolismo, ativar benefícios antienvelhecimento e melhorar sua saúde. Mas dificilmente são abordados os efeitos colaterais dessa busca pela perfeição. Não, você não precisa recorrer a métodos elaborados nem tentar seguir orientações minuciosas a ponto de ficar obcecado. Se a avalanche incessante de informações nutricionais faz você questionar tudo que põe na boca, é aí que está o problema.

Sim, é possível otimizar tudo que fazemos, mas, se isso gera estresse e infelicidade, será mesmo que é uma maneira mais saudável de se viver? Esse questionamento vale para diversas áreas da vida. Quando a gente alcança um bom equilíbrio, a gente sabe. Não é necessário se convencer disso.

> Já tentei várias dietas e quase sempre acabei recuperando o peso. O estresse influencia muito minha alimentação e minha rotina de exercícios: quando estou na correria, deixo tudo de lado.
>
> Estou gostando muito do programa do Adam. Consigo seguir com tranquilidade. Os treinos duram meia hora e as orientações simplificadas ajudam muito a não cometer excessos. Minha esposa também tem procurado se alimentar melhor e notou que se sente bem mais disposta. Tenho duas filhas, uma de 4 anos e outra de 6, que exigem disposição. Tenho mais energia e me sinto muito mais feliz desde que comecei o programa.
>
> — *Andrew B.*

Precisamos redefinir o conceito de saudável. O que realmente faz a diferença não é se você faz 14 ou 16 horas de jejum, e sim ferramentas para ajudá-lo a alcançar resultados concretos, o que inclui saciedade após as refeições, vitalidade e a garantia do aporte nutricional necessário para o funcionamento do corpo, considerando seu orçamento, seu estilo de vida e suas preferências alimentares.

O plano alimentar deve capacitar você a enfrentar situações que tinha por hábito evitar e a não apenas contorná-las, mas se sentir bem nessas situações. Quando você se perceber capaz de manter uma alimentação saudável dentro do ambiente alimentar atual, não precisará mais fazer dietas.

As únicas constantes na vida são a mudança e os desafios. Você tem duas opções para lidar com isso: ou tenta erguer uma fortaleza em torno de si ou se torna você mesmo a fortaleza. Quando você consegue enxergar os desafios sob uma perspectiva diferente, a relação com a comida se torna menos estressante. Você também ganha mais controle, pelo simples fato de não precisar controlar cada mínimo detalhe. E passa a ver oportunidades para viver plenamente e se manter saudável em situações que antes pareciam incontornáveis.

ELIMINE A DISTÂNCIA

Para não repetir os mesmos erros, proponho que você comece sua reflexão pelo fim, pois o problema da dieta que você vinha seguindo só fica evidente quando você para ou desiste. Combinando essa tática aos princípios centrais do estoicismo, podemos fazer um planejamento eficaz e resistente.

Lembra que comentei sobre a beleza da pergunta "E se a solução fosse simples", de Tim Ferriss? É basicamente uma forma de nos desafiar a ver as coisas por uma perspectiva diferente. O começo de qualquer empreitada é uma lua de mel. Otimismo de sobra, motivação infinita, e você está disposto a acreditar que dessa vez vai conseguir.

No fim, a história é completamente diferente. Você se vê frustrado e ansioso, fazendo de tudo para não desistir. Você teme o inevitável. Não importa se perdeu peso ou não, se fez grandes transformações ou ajustes sutis: no fundo, você reconhece que não vai conseguir manter o ritmo nem a pressão. E isso implica perder todo o seu progresso até ali. Os quilos vão voltar. E em algum momento será necessário tentar outra dieta, outro detox, outros suplementos. É doloroso.

Saber de antemão como as dietas podem terminar mal lhe dá a chance de usar isso a seu favor.

A técnica de resolver um problema retroativamente é conhecida como inversão. A ideia de começar pelo ponto *indesejado* visa não repetir os erros que levam ao mesmo caminho frustrante todas as vezes que você tenta melhorar sua forma física. Sei que pode parecer uma maneira estranha de se começar um plano de bem-estar. O que você quer é positividade, imagens de um futuro reluzente, certo? Saiba que começar justamente do lugar que se pretende evitar pode ajudar a encontrar o caminho desejado.

Começar pelo ponto em que deu errado não é acreditar no fracasso. Pelo contrário: é se preparar melhor para o que vem pela frente, o que aumenta suas chances de sucesso.

Sua primeira tarefa é responder às seis perguntas a seguir. Anote todas as respostas em um caderno ou em algum aplicativo de celular. Elas serão o seu guia em direção a um novo patamar.

- Como foi a última dieta que tentei?
- Quais são as maiores dificuldades que costumo enfrentar ao tentar me alimentar melhor?
- O que mais me incomoda quando inicio uma dieta nova?
- Em quais momentos é mais difícil seguir a dieta?
- Quais comidas ou alimentos geralmente "proibidos" nas dietas sempre despertam meu desejo?
- Em que horários e momentos do dia costumo sentir mais fome?

Essas questões facilitam diálogos internos francos que vão ajudar você a parar de perder tempo e se concentrar nas estratégias mais promissoras. Acima de tudo, vão ajudá-lo a enxergar um caminho melhor, caso esteja aberto a aprender com experiências anteriores e identificar quais tipos de abordagem foram inadequados para você.

A distância entre onde você está agora e aonde quer chegar se chama frustração. A melhor maneira de superar esse sentimento é adotar uma estratégia que combine ação e informação.

Veja bem, o que proponho neste livro não é o fim das dietas nem a promessa de resolver todos os seus problemas. Quero que você se sinta compreendido em sua frustração e que entenda por que as coisas não deram certo até agora. Esta é uma nova estratégia pensada para remover muitos dos obstáculos que você já enfrentou e lhe dar grandes vantagens na busca por uma saúde melhor.

RESUMO DO CAPÍTULO

- Manter a saúde não precisa ser complicado. Priorize confiança, menos tarefas e mais ação.
- Esqueça a ilusão da "pílula mágica": evitar um único alimento não é a solução (a menos em caso de alergia ou sensibilidade alimentar). Sim, isso inclui o açúcar (que tem seu espaço).
- Aceite que haverá dias estressantes em que sua alimentação não será perfeita, mas que isso não compromete sua saúde. O melhor plano alimentar é aquele que incorpora esses dias sem gerar estresse nem culpa.

Capítulo 2

NÃO TEM COMO VENCER O JOGO DA DIETA

"Não é a falta de conhecimento que nos causa problemas, mas a convicção em falsas certezas."

— *Mark Twain*

SE VOCÊ ACHA QUE FAZER DIETA hoje em dia é ruim, venha comigo na minha máquina do tempo. Vamos dar um pulo no início do século XX, quando estava na moda uma pílula de emagrecimento um tanto diferente. Essas pílulas não prejudicavam o metabolismo com uma mistura de cafeína e efedrina (porque até naquela época já se sabia que não é possível acelerar tanto assim o metabolismo). O mecanismo era depositar um ovo de tênia no corpo da pessoa, e, após a eclosão do ovo, a pequena tênia começava a se alimentar de tudo que a pessoa consumisse. É claro que a eficácia dessa estratégia para a absorção de calorias era meramente hipotética e extremamente perigosa, mas veja o lado bom: pelo menos a pessoa ainda podia comer... certo?

Não muito atrás na categoria de ideias terríveis, a Dieta Prolinn surgiu na década de 1970 com uma nova fórmula para passar fome (o que alguns hoje chamariam de jejum intermitente). No lugar das refeições diárias, a pessoa satisfazia suas papilas gustativas com uma bebida de 400 calorias à base de subprodutos de abatedouros, como chifres, cascos e tendões de animais (não me apeteceu).

Para quem não curtia subprodutos de animais, a Dieta Kimkins podia ser uma alternativa atraente. Assim como a dieta da tênia, a Kimkins prometia emagrecimento fácil, mas sem a inconveniência de cultivar um parasita dentro do próprio corpo. Em vez disso, a proposta era permitir refeições generosas e equilibrar o consumo com laxantes em quantidade suficiente para... Você pode imaginar.

Diante dessas dietas, a cetogênica até parece um pouco menos assustadora. Mas todas levam à mesma questão: somos um tanto obcecados pelo peso e tendemos a recorrer a medidas extremas para alterar o número na balança. Não é que o sobrepeso não seja problemático ou angustiante – várias das doenças mais comuns estão diretamente relacionadas ao percentual de gordura corporal –, mas a obsessão pelo número não é a melhor maneira de alterá-lo. E o esforço incansável para queimar calorias não funciona da forma como nos levam a acreditar.

A FALÁCIA DO "MEXA-SE MAIS, COMA MENOS"

Antropólogos que buscam compreender hábitos de saúde de diversas culturas comumente voltam seus olhares para a etnia hadza. Esse povo de caçadores-coletores é uma relíquia de outra era – e não porque usem calça boca de sino ou façam cinema mudo. Os hadzas passam os dias caçando animais, coletando água e lenha e colhendo frutas e vegetais. Todo esse esforço resulta em uma média de 6 a 11 quilômetros percorridos *todos os dias*.

Que fique claro: não estou tentando fazer você se sentir mal por andar pouco até o mercado. Até porque, apesar de caminharem muito, os hadzas não queimam muito mais calorias do que você ou eu: os homens hadzas queimam em torno de 2.500 calorias diárias, enquanto as mulheres queimam cerca de 1.900, mesmo se movimentando mais em um único dia do que o americano médio se movimenta em uma semana.

Estou mencionando tudo isso para pontuar que, embora se exercitar seja ótimo (e mais adiante você encontrará um sistema para otimizar sua prática de atividade física), é complicado argumentar que somente "se mexer mais" resolve os problemas do ganho de peso. Os hadzas se movimentam bastante todos os dias e nem por isso queimam muito mais calorias que nós, porque, como veremos, a ideia de "acelerar" o metabolismo é bastante falaciosa. Na verdade, o controle do peso está intrinsecamente ligado ao controle da fome. É nesse ponto que as dietas mais falham.

Paradoxalmente, à medida que as dietas ganhavam espaço no nosso dia a dia, nós acumulávamos ainda mais quilos. Na década de 1950, cerca de 7% dos homens e 14% das mulheres estavam empenhados em emagrecer. Avançando para os anos 2000, esses números aumentaram para quase 60% das mulheres e 40% dos homens.[1]

Essa tendência acompanha as mudanças no ganho de peso. Nas décadas de 1960 e 1970, apenas 13% dos adultos eram considerados obesos. Atualmente esse índice beira os 45%, e quase 75% estão com sobrepeso ou obesos.

À primeira vista, faz todo sentido que mais pessoas façam dieta se mais pessoas estão engordando. O ponto cego nessa lógica é que o número de pessoas fazendo dieta já era elevado desde a década de 1980, quando as taxas de obesidade começaram a aumentar. Estudos apontam que até 40% dos adultos estavam empenhados em perder ou manter o peso ao longo dos anos 1980. Esse número chegou a quase 50% e se manteve nessa faixa (entre 40% e 50%) por duas décadas. Em resumo, durante cerca de 40 anos, metade das pessoas que queriam perder peso tentaram fazer isso e não conseguiram. Segundo estudos, aproximadamente 80% das pessoas que emagrecem não conseguem manter o novo peso após 12 meses.[2]

Tudo isso deixa claro que as dietas não estão surtindo o efeito desejado. Como vimos, a explicação para grande parte do problema pode ser a dificuldade de incorporar novos hábitos quando se seguem planos mais radicais. Ou seja, a suposta solução acaba agravando o problema.

Em vez de se render ao desespero das dietas, é interessante compreender como realmente ocorrem as alterações no peso corporal. O grande apelo das dietas é a promessa de atender o desejo de muitos: perder peso rápido para melhorar a qualidade de vida. No entanto, vale a pena analisarmos o ritmo em que as pessoas em geral acumulam peso, para que você entenda por que o emagrecimento rápido tende a não durar. E, mais especificamente, por que as dietas radicais levam ao *ganho* de peso, em vez do contrário.

As dietas não estão ajudando

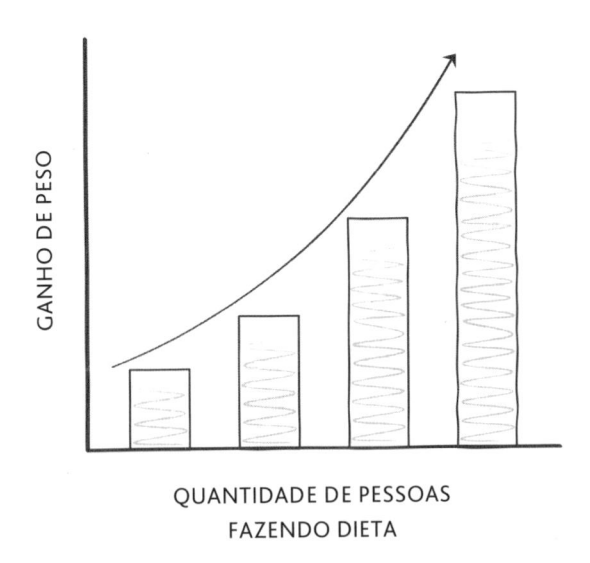

GANHO DE PESO

QUANTIDADE DE PESSOAS FAZENDO DIETA

Não é comum acumular uma quantidade significativa de peso em um único ano. O processo é gradual: 1 ou 2 quilos a mais ano após ano resultam em um aumento progressivo ao longo das décadas, e não de mês a mês. E, se observarmos os próprios meses do ano, vemos que os excessos geralmente se concentram em uma pequena janela de tempo: durante as festas de fim de ano ou em períodos de estresse intenso. Em média, ganha-se 0,5 a 1,5 quilo entre novembro e dezembro. No contexto mais amplo, isso pode não parecer nada de mais, porém, de acordo com estudos encomendados pelo governo americano, esse peso que levamos conosco das festas de fim de ano costuma não ir embora.

Isso não significa que você não deva aproveitar as festas. Pelo contrário: é preciso estar atento ao que acontece quando nos desviamos completamente dos comportamentos habituais. Muitas pessoas se punem por exagerar no consumo de comidas e bebidas durante esse período do ano. Mas o problema não são as mesas fartas, e sim a reação a elas. Quando se reage com uma mudança abrupta no comportamento, o resultado é o ganho de peso duradouro.

Manter a alimentação habitual e reservar o prazer para ocasiões específicas, como Natal e Ano-Novo (e não dezembro inteiro), é de grande ajuda, mas essa é apenas uma peça do quebra-cabeça. Quando ampliamos nosso olhar para um período de tempo maior, surge uma preocupação: a comida em si mudou. A indústria alimentícia desenvolveu técnicas para tornar seus produtos tão saborosos que estimulam o cérebro a desejar mais, mesmo quando a pessoa já estaria satisfeita. O resultado disso é que você come mais do que seu corpo precisa.

Conforme mais gente engordava, aumentava também a demanda por soluções. Sei disso porque, mesmo após dedicar as últimas duas décadas ajudando diversas pessoas a adotar hábitos mais saudáveis, me vi aprisionado no mesmo padrão alimentar.

> Já fiz várias dietas, mas sempre recupero o peso perdido. E vejo claramente quando isso começa a acontecer. Os planos alimentares são um estresse a mais no meu dia a dia já complicado, então acabo não cumprindo. Só que dessa vez está sendo diferente. Não é complicado. Não é um fardo. Tenho mais energia e não estou ansioso para terminar, pois não me parece algo que precise ter um fim.
>
> — *Andrew B.*

O PECADO CAPITAL DA ALIMENTAÇÃO SAUDÁVEL

"Se você não está levando também umas boas pancadas na arena da vida, eu dispenso a sua opinião."
— *Brené Brown*

No período em que prestei consultoria em nutrição a grandes nomes do esporte e do entretenimento – como Arnold Schwarzenegger, LeBron James, Cindy Crawford e Lindsey Vonn –, enfrentei os piores problemas de saúde da minha vida. Mesmo dispondo de toda a prática e conhecimento, não conseguia sair daquele atoleiro. Foi quando ficou claro para mim que, para melhorar minha condição física, eu teria que rever minha condição emocional.

Meus problemas começaram quando aceitei um emprego que exigia viagens frequentes. Toda semana eu deixava minha esposa e meus dois filhos pequenos por três dias para ir a Los Angeles. Foi uma das decisões mais difíceis que já tomei. Claro que imaginei que seria difícil viajar tanto, que teria saudade dos meninos, que ficaria angustiado por não estar presente quando minha esposa mais precisasse... Mas a realidade foi ainda pior do que previ. Se eu pudesse voltar atrás, faria diferente.

Mas não imaginei que minha saúde seria tão afetada. A rotina de viagens mudou minha alimentação, me colocando em uma realidade que eu não compreendia antes de minha vida virar um *road movie*. Comer bem (bem no sentido de saudável) se torna uma tarefa hercúlea quando não há muitos meios para cozinhar e o estresse é constante. De terça a quinta-feira eram refeições prontas de delivery o dia inteiro, entregues no meu escritório em Los Angeles ou no meu quarto de hotel. Nas noites em que não estava trabalhando, eu saía para jantar com amigos ou colegas. E essa era apenas uma parte da minha vida como refém da comida pronta. Mesmo quando estava em casa a dieta do delivery continuava. Toda sexta-feira fazíamos a noite da pizza. E sábado à noite eu saía com minha esposa. No total, eu dependia de restaurantes cinco dias por semana.

Na consulta seguinte com o médico, descobri que tinha ganhado quase 3 quilos. Não é um número alarmante. Nunca fui de me estressar com os ponteiros da balança, mas apenas porque não precisava me preocupar com isso. Tive a sorte de pegar gosto pela atividade física depois de conviver com o sobrepeso durante a infância e a adolescência, e fazia 10 anos que meu peso não se alterava. Por isso, ver a mudança no ponteiro foi um tanto surpreendente. Mesmo assim, eu estava menos preocupado com o peso e mais focado nas mudanças que faria. Achei que seria fácil.

Pode parecer evidente que o problema era a quantidade de vezes que eu não comia em casa. Esse fator era um complicador, sem dúvida, e eu não estava cuidando bem da minha alimentação, porém muitos dos erros que eu vinha cometendo poderiam ser evitados mesmo não fazendo minha própria comida.

Os problemas reais vieram quando resolvi tomar uma atitude. Minha reação incluiu tudo que há de errado no pensamento atual acerca de dieta, nutrição e fitness, embora parecesse perfeitamente normal e adequado.

Inicialmente, tomei medidas mais "radicais" que a meu ver dariam certo. Decidi começar pelo jejum intermitente, dado o sucesso do meu livro sobre esse tema. Mesmo após anos sem jejuar (parei quando me tornei pai, pois queria acompanhar meu filho no café da manhã), sabia que seria relativamente fácil retomar antigos hábitos. Nos dias de semana eu trocava o almoço por barrinhas de proteína, que seguravam a fome durante as tardes, e nos domingos mantinha o jejum até o jantar, que era minha única refeição no dia. Após aproximadamente dois meses com essa nova rotina, voltei a me pesar.

Eu tinha engordado mais 3 quilos.

Que fique claro que o problema não foi o jejum. Essa prática pode, sim, ajudar na perda de peso, mas não é de modo algum superior a fazer as refeições normalmente. A questão é que fiz meu problema pequeno ficar gigantesco ao investir em hábitos insustentáveis que na verdade estavam prejudicando minha saúde, aumentando a ansiedade e dando margem para o surgimento de problemas mais sérios.

O controle do peso se tornou um desafio mental. Após tanta dedicação, a situação só tinha piorado. O mais frustrante é que os primeiros 3 quilos haviam levado mais de um ano para se instalar, e agora em apenas dois meses apareceram mais 3. Se isso lhe soa familiar, é porque acontece mais ou menos igual com muita gente. Quanto maior o esforço e mais radicais as mudanças... mais a situação se complica.

Ao analisar melhor o contexto, percebi que eu só tinha complicado mais as coisas ao tentar consertar meus *supostos* erros. As restrições que me impus agravaram as dificuldades que eu vinha enfrentando por conta das viagens. Em vez de eliminar estressores, eu os havia multiplicado. A fome virou uma batalha como nunca fora, escolher o que comer era desgastante e após cada viagem eu voltava para casa querendo devorar tudo antes que chegasse domingo, que era "dia de jejum".

Ao me ver em um ambiente diferente, me deparei com algo que sempre soube que existia mas nunca havia sentido na pele: a tentação alimentar está por toda parte. Os especialistas em dieta adoram enfatizar a importância de mudar o que se come, sem levar em conta que isso depende do que está disponível ao nosso redor. Essa oferta constante de opções dificulta muito a vida de quem quer manter a saúde. Evite isso e aquilo, dizem. Você provavelmente sabe de cor o que deve restringir, mas não basta saber, certo?

HORA DE MUDAR O JOGO

O verdadeiro problema das dietas é que somos obrigados a entrar num jogo impossível de vencer.

Se tem uma coisa que venho ouvindo repetidamente ao longo dos anos é: dieta é uma merda. Desculpa, mas tem horas em que a gente precisa de um palavrão (jurei à minha editora que seria só dessa vez). É importante reconhecer a realidade do seu cotidiano se você deseja superar os entraves anteriores. Ao iniciar uma dieta, você assina um contrato invisível que o condena a uma rotina desalinhada com a sua realidade. Precisamos reconhecer que seguir as recomendações atuais de alimentação saudável é um desafio. Ainda mais desafiador é o trabalho necessário para fazer com que funcionem para você. A maioria dos planos alimentares não funciona por um (ou vários) dos seguintes motivos:

- Sai caro demais
- Toma tempo demais
- É complicado demais
- É restritivo demais
- É chato demais
- É fora da realidade
- Só permite comida sem gosto

E, quando eles não funcionam, a reação não é um mero desvio da rota. Vem a sensação de esgotamento, o cérebro manda tudo às favas e você faz o quê? Sai comendo tudo. E assim se pune duas vezes.

Para começar, as dietas criam um estresse enorme em torno da alimentação, e o estresse é um dos fatores que mais prejudicam a saúde. Você é levado a se preocupar com *cada mísera coisinha* que leva à boca. Se pensarmos que as pessoas em geral comem três a cinco vezes por dia, fica evidente o estresse envolvido. Como se não bastasse, quando você não consegue seguir o plano à risca (o que é inevitável, já que as regras não são realistas nem consideram seu estilo de vida), fica ainda mais ansioso. Isso leva a tentativas de compensação, o que só aumenta o estresse, e no final você acaba desistindo. Cadê a parte boa desse ciclo?

Comer em excesso é um sintoma

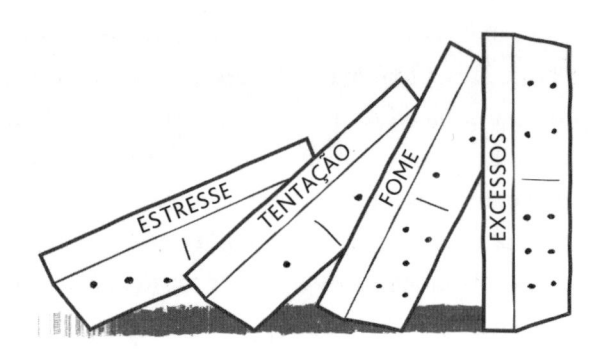

Os especialistas argumentam que tudo isso não passa de desculpas. Pode até ser verdade, mas – vale repetir – essa é a sua realidade. E qualquer plano que ignore a realidade não vale a pena ser seguido. Porque, quando você se convence de que precisa fazer restrições, está se envolvendo num jogo arriscado com sua saúde mental.

Pesquisadores investigaram os efeitos sobre a saúde mental de se adotarem planos alimentares restritivos, como o low carb ou o jejum intermitente. É importante pontuar que esses planos podem ser eficazes na perda de peso, mas esse não é o único aspecto a considerar. É igualmente importante minimizar a ansiedade gerada, manter o controle e cultivar um estado mental saudável para que você possa cuidar do seu bem-estar físico.

No estudo, participantes que seguiam esses planos restritivos apresentaram níveis mais altos de compulsão alimentar e desejos alimentares mais intensos, menor sensação de controle, maior tensão em relação à comida e maior sensação de culpa quando não resistiam e comiam alimentos "proibidos".[3] Trocando em miúdos, as restrições podem aumentar o desejo justamente pelos itens que se quer evitar, levando a pessoa a consumi-los mais e assim criando condições propícias para um possível transtorno alimentar. Ainda que a compulsão ou outros transtornos sejam efeitos eventuais, acreditar que seu corpo não pode receber determinados alimentos é entrar em um território perigoso.

Todos nós vivemos no mundo real, onde não é possível fazer as escolhas ideais em todas as refeições de todos os dias. No meu caso, tenho dois filhos para criar e três empresas para gerenciar, responsabilidades que impõem limitações reais sobre o que posso e o que não posso fazer para cuidar da minha saúde. Ao final de um dia extenuante, mesmo com meu conhecimento sobre nutrição, é muito mais prático enfiar um congelado no micro-ondas do que preparar tudo do zero. Em vez de nos eximir de nos esforçarmos para priorizar a saúde, essa realidade deixa claro que precisamos de um plano que contemple essas questões e não exerça ainda mais pressão negativa nesses momentos em que não conseguimos fazer a refeição "perfeita". Se você quer sair do jogo fadado à derrota e começar a vencer, precisa compreender – de uma vez por todas – que as dietas formam um círculo vicioso, mas que há uma saída que nunca lhe mostraram.

Como as dietas levam ao ganho de peso

As dietas conquistaram fama de funcionarem no curto prazo, mas sem efeito duradouro. Porém, mais do que não funcionar, a dieta pode piorar a situação, levando a pessoa a terminar pior do que quando começou e mais propensa a ganhar peso no longo prazo. Uma pesquisa publicada na *Obesity Reviews* apontou que 40% das pessoas que tentam fazer dieta acabam com peso maior do que antes de iniciar.[4] Mais preocupante ainda é a constatação de que os esforços para emagrecer estão associados a ganho de peso, mesmo considerando as diferenças de peso corporal, o padrão alimentar e o nível de atividade física.

Pesquisadores vêm procurando responder exatamente a esta indagação: será que não fazer dieta é melhor? Pesquisadores da Universidade da Califórnia em Los Angeles examinaram 31 estudos voltados para a perda de peso a longo prazo e as conclusões se revelaram tanto positivas quanto negativas. O lado positivo: você pode perder 5% a 10% do peso nos primeiros seis meses. O negativo: em um período de quatro a cinco anos, até 67%

das pessoas recuperam o peso que perderam e ganham ainda mais (e esse número pode estar subdimensionado).

Seis anos depois, os mesmos pesquisadores conduziram um estudo de acompanhamento, incorporando mais pesquisas para avaliar a variação de peso entre quem não havia feito dieta. Em média, esse grupo apresentou um ganho em torno de 500 gramas por ano.[5] Em suma, quando levamos em conta o reganho de peso, quem faz dieta acaba não tendo uma redução significativamente maior, mesmo tendo se esforçado para isso. O maior problema é, além de não perder tanto peso, ainda ganhar a frustração por sentir que "fracassou".

É um ciclo desgastado.

A cada dieta frustrada você tem uma nova queda. E essa queda é exponencial. Quanto mais você se empenha, mais difícil se torna e pior fica a sensação de estar perdendo o controle sobre sua alimentação e sua saúde. Por fim, você internaliza a culpa e começa a cultivar uma relação negativa com a comida, com o próprio corpo e com sua vida – o que talvez seja o aspecto mais preocupante desse ciclo.

O ciclo infernal das dietas

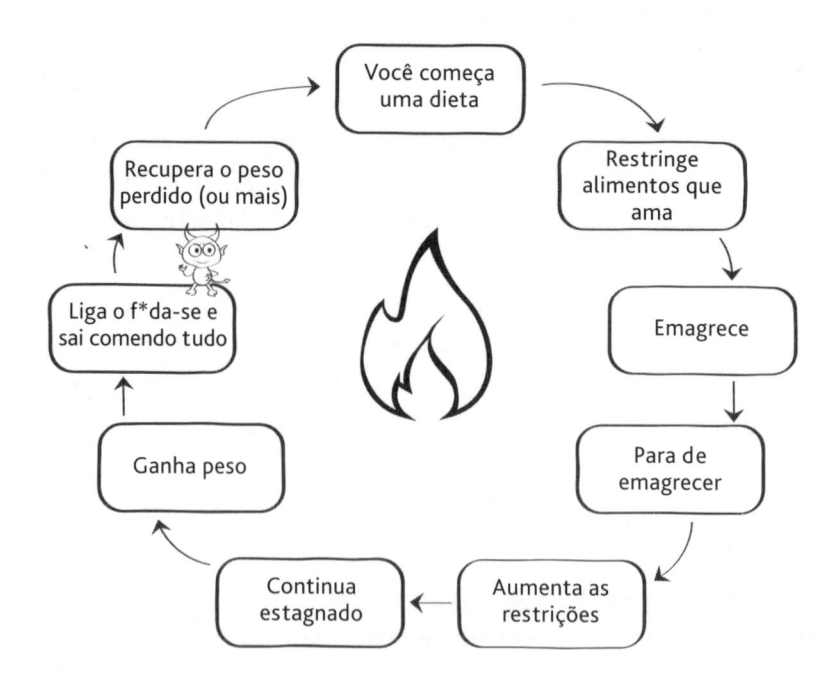

- Você começa uma dieta
- Restringe alimentos que ama
- Emagrece
- Para de emagrecer
- Aumenta as restrições
- Continua estagnado
- Ganha peso
- Liga o f*da-se e sai comendo tudo
- Recupera o peso perdido (ou mais)

É totalmente possível que hoje você estivesse melhor se nunca tivesse tentado dieta alguma, em vez de pular incessantemente de uma para outra. Pausa para absorver essa informação.

Se você já fez dieta e não chegou aonde queria, ainda é possível reverter a situação. Há inúmeros exemplos de sucesso. Um estudo se debruçou sobre dados de seis décadas de pessoas que tiveram significativa perda de peso e constatou que aproximadamente 15% das pessoas conseguiram manter uma redução de 10 quilos (ou mais) após três anos.[6]

Apesar de ser natural focar nos 85% que não conseguiram, a quantidade significativa de histórias bem-sucedidas confirma que a perda de peso duradoura é uma possibilidade real, desde que você tome o cuidado de evitar as armadilhas que comprometem a maioria dos planos. E esse processo se inicia por ajustar suas expectativas.

Dietas ruins dão sinais óbvios

Já percebeu que todas elas prometem milagre dentro de prazos específicos?

Seque gordura em 4 semanas!
Barriga chapada até o verão!
O corpo dos seus sonhos em 90 dias!

Num primeiro momento, seu lado esperançoso se anima em visualizar a linha de chegada. Sim, isso ajuda a manter a motivação. Você repete para si mesmo: "São só três meses, eu consigo!" Mas, depois de tantas tentativas e desilusões, surge o questionamento: será que o prazo é parte do problema?

A presença de um tempo definido é um indício de que em algum momento a dieta vai parar de atender suas necessidades. Independentemente das diferenças e semelhanças entre si, todas as dietas seguem um padrão peculiar, previsível e desanimador. O roteiro são resultados rápidos seguidos de um declínio ainda mais rápido. É uma tragédia em três atos, em sua fórmula batida e previsível.

Ato I: "Eu vou conseguir!"
Motivação, adesão e reforço lá no alto.

Período: Semanas 0 a 3

Você implementa mudanças, começa a perceber resultados e acredita que as coisas vão melhorar. Seu peso vem diminuindo, a dieta não está tão desgastante e você se nota entusiasmado.

Ato II: "Espero que continue funcionando!"
Motivação moderada, adesão alta, reforço baixo.

Período: Semanas 4 e 5

A frustração entra em cena, pois a balança não mostra uma redução de peso tão grande quanto o esperado. Você está fazendo tudo certo, então por que isso está acontecendo? Tem dias em que "a vida acontece", você está com a cabeça cheia e quer pedir um maldito hambúrguer (mas não pode), e pela primeira vez bate certo desgosto em fazer dieta.

Ato III: "Estraguei tudo... Segunda eu recomeço."
Motivação e adesão baixas, reforço negativo.

Período: Semanas 6 a 8

Que inferno essa dieta! Você não pode comer nada, está há semanas sem beber e não aguenta mais abrir mão de carboidratos. Você vive com fome e ganha o que com isso? Mais uns quilos! O modo "dane-se" segue a todo vapor.

Apesar de pequenas variações nessa sequência, existe um motivo para que, segundo pesquisas apontam, as pessoas tentem mais de 100 dietas ao longo da vida. A situação se agrava quando consideramos as consequências das restrições alimentares.

Em média, as dietas duram cerca de seis a oito semanas. Quando começa a se sentir frustrada e ansiosa, a pessoa em geral desiste. Mas não é uma simples desistência: ela se rebela, adotando comportamentos ainda piores do que os que tinha antes de começar a dieta. Após as seis, sete ou oito semanas de dieta, é comum que a pessoa passe mais que o dobro desse tempo sem seguir plano nenhum. Durante essa "folga", ela tende a recuperar o peso perdido e ganhar ainda mais, de modo que no fim das contas o resultado é ganho de peso. É como o fenômeno das festas de fim de ano. Em algum momento, é válido se questionar: "De que vale perder 5 quilos em seis semanas se em 12 vou ter ganhado 7?" Essa é a contradição central das dietas. Nessa aposta, você ganha um pequeno prêmio agora e tem prejuízos maiores depois.

Por que dietas funcionam... por um tempo

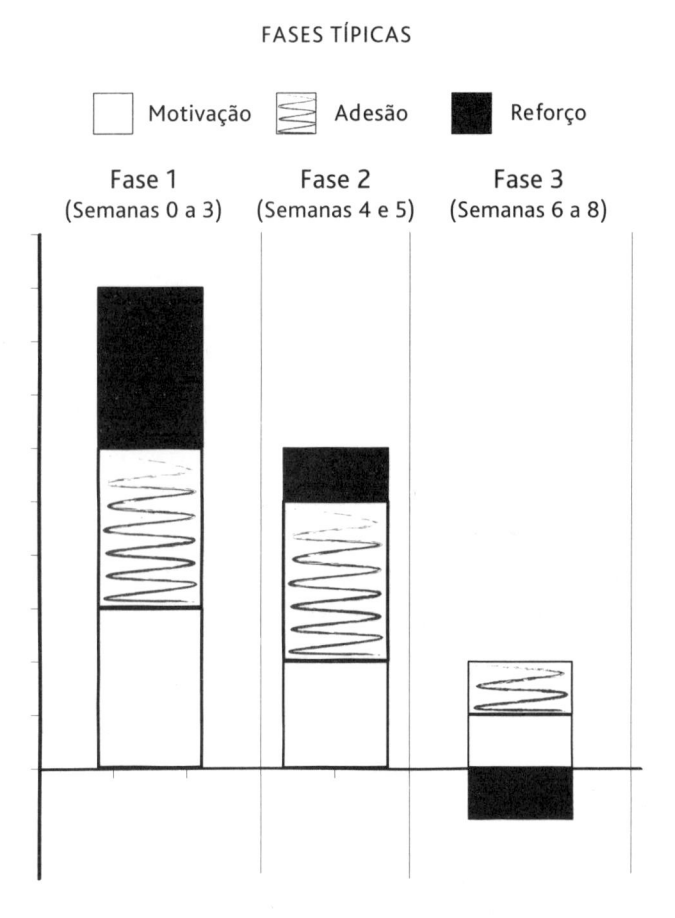

FASES TÍPICAS

☐ Motivação   〰 Adesão   ■ Reforço

Fase 1
(Semanas 0 a 3)

Fase 2
(Semanas 4 e 5)

Fase 3
(Semanas 6 a 8)

A verdade é que as dietas realmente funcionam... por um tempo. E quando chega o prazo de validade, a pessoa é levada a acreditar que precisa começar outra dieta para perder peso mais uma vez. Cada dieta se equipara a cortar o dedo com papel – uma dor leve, um incômodo. Você só percebe o dano depois de uma série de pequenos cortes.

Dietas de curto prazo = Ganho de peso no longo prazo

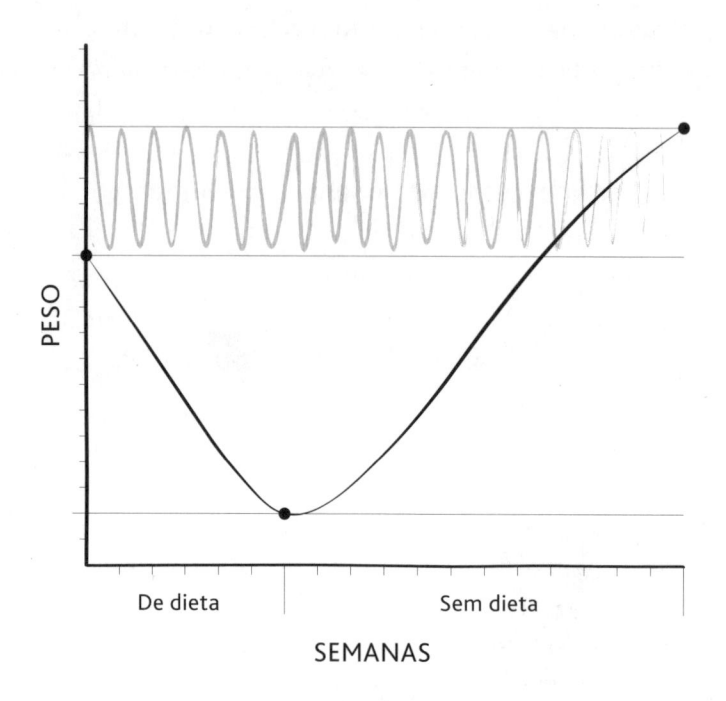

[Gráfico: eixo Y "PESO", eixo X "SEMANAS", dividido em "De dieta" e "Sem dieta", mostrando curva que desce durante a dieta e sobe acima do peso inicial após a dieta]

Considere, por exemplo, a sequência muito comum de estar se sentindo bem aos 20 anos e chegar aos 30 tendo acumulado 5 quilos a mais. Depois, aos 40, mais 5 quilos. É tão previsível quanto as dietas que o conduziram por esse caminho. E, dado que essa é a sua realidade, fica difícil não ser afetado por manchetes tentadoras como:

Detox de 7 dias!
Elimine 30 quilos com o chá emagrecedor
O plano de 28 dias para queimar gordura
Entre naquela calça jeans no mês que vem

Eu não inventei nenhuma dessas manchetes. São todas verídicas. O cérebro até consegue identificar que são irreais, mas a vontade de acreditar persiste, alimentada pela exaustão mental e pelos efeitos físicos.

Para resistir à tentação de cair nesse conto do vigário, o jeito é lembrar que tudo isso é exatamente o contrário do que parece. Em vez de garantia de resultados instantâneos, o que vemos aqui é a confissão de que os resultados não serão duradouros. As dietas vendem a passagem para um ponto intermediário, não para o seu destino final. Pode não ser justo, mas só o que você pode fazer é pisar no freio antes de embarcar em promessas vazias.

Para compreender a barganha faustiana, imagine que lhe ofereçam mil dólares para realizar uma série de tarefas. Provavelmente você aceitaria, se não fosse nada absurdo. Mas e se lhe avisassem que essas tarefas lhe causariam tamanho estresse que em um ano você perderia o emprego e esgotaria suas reservas financeiras?

De repente, você se dá conta de que o ganho momentâneo não vale a pena. Substitua dinheiro por perda de peso, e essa é a transação típica em uma dieta comum. O desafio não está em como perder peso. Há diversos bons métodos para isso. O verdadeiro desafio é impedir que o ponteiro da balança suba novamente. Ou, para ser mais preciso, melhorar a saúde sem destruir a sanidade mental.

O efeito estilingue

Depois de se blindar contra promessas vazias, o passo seguinte é compreender que as dietas vendem muitas ideias ilusórias. Eu me refiro às condições necessárias para ter saúde, como se contentar com seis amêndoas no lanche da tarde, e a terrorismos como fazer você achar que uma bola de sorvete vai deixá-lo obeso. Ao plantar essas sementes de autodestruição, você corre o risco de se desgastar emocionalmente a tal ponto que perde a motivação necessária para aumentar o consumo de alimentos sabidamente benéficos.

Dietas são como estilingues. Ao restringir e eliminar certos alimentos, você tensiona o elástico. Quanto mais restrições, maior a tensão acumulada. Mais cedo ou mais tarde o elástico se solta e lá vai você frequentar seus restaurantes preferidos ou estocar pacotes de biscoitos recheados e se lançar num mar de drinques com a sofreguidão de quem acabou de atingir a maioridade. Para evitar o efeito rebote, comece reduzindo a tensão que você cria ao implementar um novo padrão alimentar.

E como aliviar essa tensão? Muitos se fixam na pergunta equivocada: como emagrecer? Não é à toa que os debates das últimas décadas giraram em torno de calorias, hormônios e toxinas. Contudo, em vez de buscar uma solução mágica, é muito mais eficaz aceitar e respeitar que a perda de peso é um processo complexo que em grande parte já compreendemos. E já sabemos a resposta: criar um "déficit calórico", ou seja, queimar mais calorias do que armazenamos.

Não confunda isso com o típico discurso de que "uma caloria não é só uma caloria". Sim, a qualidade do que se come faz diferença. Certos alimentos ajudam a evitar exageros na quantidade, seja proporcionando maior sensação de saciedade ou, por meio de sinais enviados ao cérebro, reduzindo o desejo por alimentos hipercalóricos que tendem a levar ao descontrole. No entanto, conforme veremos, o ideal não é restringir tudo, e sim priorizar alimentos que lhe permitam ao mesmo tempo se manter no controle e comer o suficiente do que o faz feliz.

Como já disse antes, o modo de encarar o processo é o que determina se vai funcionar ou não. Pela lógica convencional, somos levados a categorizar os alimentos como bons ou ruins. Embora seja verdade que alguns são mesmo mais problemáticos que outros, proibi-los (pelo menos no início) tem efeito contrário ao desejado.

Um estudo publicado recentemente na revista *Appetite* investigou os efeitos de orientar as pessoas a abrir mão completamente de seus alimentos favoritos. Neste caso, o foco não estava nas calorias, mas na batalha psicológica que acontece quando a orientação é cortar chocolate e outras guloseimas. Seria de se esperar que instruir alguém a evitar determinados itens reduziria o consumo deles, mas, como qualquer pessoa que já fez dieta sabe, o proibido se torna mais atrativo. Os pesquisadores observaram que aqueles que lutavam contra a compulsão alimentar e foram orientados a evitar certos alimentos acabaram consumindo *133% mais calorias* do que aqueles que não receberam nenhuma orientação.[7]

Esse efeito foi observado em apenas um dia. Imagine os resultados ao longo de semanas. Mais uma prova de que os planos que esgotam a mente e o emocional se refletem no corpo.

Quer transformar sua fisiologia? Comece mudando sua psicologia alimentar. Só porque não é percebido de imediato não significa que o impacto emocional das dietas seja menos real. Há, sim, espaço para doces e pizza. E é possível ter um plano com margem para imprevistos, de modo que em dias mais corridos você possa pedir um hambúrguer sem se sentir mal por isso.

Outro equívoco é reduzir drasticamente as calorias da noite para o dia. Essa estratégia encurrala você e pode aumentar a probabilidade de ganho de peso e esgotamento emocional. Por exemplo, suponha que uma dieta prescreva cortar totalmente os carboidratos. Você pode até eliminar 5 quilos rapidamente (sendo que a maioria disso é água), mas logo seu peso vai estabilizar.

O que acontece em seguida é uma clara evidência de que as dietas não têm consideração pela sua vida nem pelo seu conforto. Quando não é possível cortar mais carboidratos, a dieta começa a reduzir calorias de outras fontes. As gorduras são as primeiras, seguidas pelas proteínas – essenciais para a formação de tecidos, inclusive músculos. A fome persiste, a balança se mantém inalterada e a frustração só aumenta. Até que a tensão se torna insuportável.

Nosso organismo está o tempo todo buscando se adaptar às circunstâncias. Pensar de maneira pragmática que quantidade se pode comer e ao mesmo tempo perder peso é uma boa maneira de garantir que você continue vendo resultados.

Melhor ainda é determinar a quantidade *máxima* que você pode comer (mantendo o prazer na alimentação) sem deixar de atingir seus objetivos. Para isso, é necessário criar uma margem de manobra. Em algum momento a perda de peso vai estagnar. Isso é natural, saudável e faz parte do processo de adaptação do corpo, mas é preciso ter espaço para fazer ajustes quando se chega a esse ponto. Se você já começa com uma redução drástica, fica difícil encontrar caminhos de longo prazo.

Lembre-se: você não precisa de restrições extremas. Não precisa que lhe digam que há algo errado com você ou com seu corpo. O que você realmente precisa é de uma alternativa ao jogo das dietas e da disposição a experimentar algo totalmente novo.

Devagar se vai longe

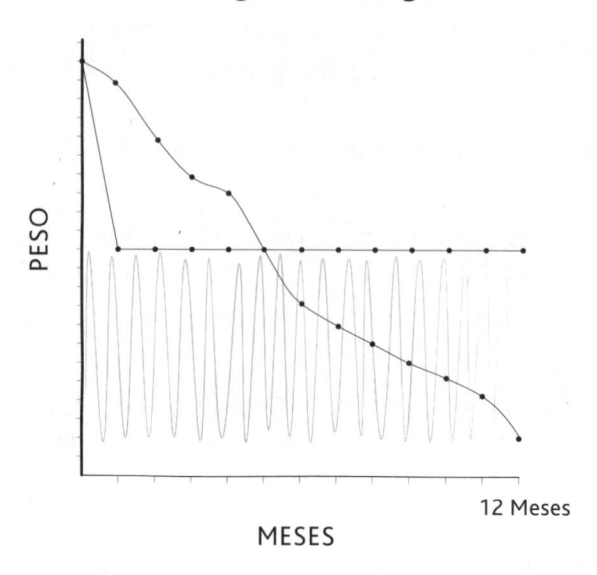

[Gráfico: eixo vertical "PESO", eixo horizontal "MESES", com marcação "12 Meses"]

RESUMO DO CAPÍTULO

- Quanto mais dietas você faz, mais tende a ganhar peso. A maioria das pessoas acaba ganhando entre 0,5 e 1,5 quilo por ano (veremos estratégias para evitar isso), sobretudo durante as festas de fim de ano. Além do ganho de peso associado a essas celebrações, quem segue dietas também costuma ter um ganho de peso em consequência do efeito sanfona. Evitando esse efeito você estará evitando vários quilos a mais por ano.
- Esqueça estratégias de curto prazo. Avalie se o plano que você está seguindo é viável por um período mínimo de um ano. Se a resposta for negativa, é mau sinal.
- Quanto mais restrições, maior a tensão. Quanto menos restrição, maior a constância no plano. Vale a pena lembrar que aqueles que foram instruídos a evitar todos os seus alimentos favoritos consumiram 133% mais calorias *por dia*.

Capítulo 3

A MUDANÇA CRUCIAL

> Há alguns anos, eu estava perdendo o controle do meu peso e da minha forma física. Por ser médica, tenho fascínio por esse assunto, então comecei a ler tudo o que podia. Foram alguns anos frustrantes. Mas agora (em menos de dois meses) perdi 5 quilos. Tudo passou a fazer sentido. É simples. Este livro traz lições que vão mudar a vida de muita gente.
> — *Michelle C.*

A EXPRESSÃO "CONHECIMENTO É PODER" brilha em cartazes e frases motivacionais, mas, atualmente, a enxurrada incessante de informações pode levar a um paradoxo em que o excesso de conhecimento surte o efeito contrário. Não quero dizer com isso que devemos viver alheios a tudo, e sim que é mais difícil filtrar o que é de fato relevante para cada um dado o volume de informações disponíveis sobre saúde – e a dificuldade de distinguir especialistas e charlatães.

No livro *The Death of Expertise* [*O fim da expertise*, em tradução livre], Tom Nichols afirma que hoje em dia "consideramos *todas* as verdades como autoevidentes, mesmo aquelas que não são verdadeiras. Todas as coisas são conhecíveis e cada opinião sobre qualquer assunto é tão boa quanto qualquer outra".

A tese central de Nichols é que, na era da internet e da avalanche de informações, o conhecimento não reside em saber muito, e sim em saber identificar o que merece nossa atenção. Em outras palavras, a informação continua sendo um problema, mas agora pelo seu excesso. Alguns denominam esse cenário de "a maldição do conhecimento". Embora ser bem informado seja melhor que ser ignorante, o próprio entendimento pode gerar complicações e pontos cegos. Isso ajuda a explicar as dificuldades de se implementarem mudanças duradouras. Identificar as informações pertinentes para aprimoramento torna-se mais difícil, e discernir quando aplicá-las à sua situação atual é um desafio. Seguir orientações avançadas enquanto ainda se está em uma fase inicial não acelera o progresso; o mais comum é que resulte em complicações, principalmente em áreas tão pessoais e cruciais quanto saúde e bem-estar.

Aqueles que se dizem saudáveis e em forma costumam negligenciar o processo real de transformação. Eles aconselham a cortar certos alimentos, dedicar mais tempo aos exercícios, aumentar a força de vontade e buscar motivação. Quer saber a verdade? Ninguém simplesmente gira uma chave e muda seus hábitos da noite para o dia.

As pessoas mais saudáveis do mundo não adotaram imediatamente os comportamentos que as tornam tão saudáveis. Esse é um processo gradual, flexível e mais lento do que muitas vezes é retratado. A maioria dos livros não narra essa jornada; eles simplesmente colocam você no ponto final, esperando que salte cada passo ao longo do caminho. É por isso que os planos podem parecer inatingíveis e o fracasso, inevitável.

A formulação das dietas se preocupa demais em descobrir se determinado alimento causa ganho de peso, em vez de questionar *por que e como* duas pessoas podem seguir o mesmo plano alimentar e uma perder peso enquanto a outra ganha. Estudos compararam todas as dietas possíveis e concluíram que, em média, aqueles que têm bons resultados perdem cerca de 5% de gordura corporal ao longo de um ano. E, como a vida é injusta, a maioria deles acaba recuperando o peso perdido. Esse fenômeno ocorre em consequência das péssimas estratégias para reduzir calorias no curto prazo.

Se você acredita que precisa viver uma existência totalmente livre de açúcar, glúten, laticínios, adoçantes artificiais e carne, então você foi enganado. Seu corpo não é nem de longe tão frágil quanto o fazem pensar. Sim, você até pode vir a adotar alguns desses hábitos ao longo da vida, mas é raro que sejam os primeiros passos fundamentais. Pode-se passar décadas debatendo sobre diferentes alimentos (aliás, essa tem sido a tônica das pesquisas nutricionais das últimas cinco décadas), mas é muito mais importante priorizar bons hábitos, comportamentos e ferramentas flexíveis.

E mesmo antes de formar bons hábitos há uma etapa essencial que quase sempre é negligenciada: desenvolver uma mentalidade que capacite você a seguir adequadamente as dicas e os planos, o que envolve mudanças na autoimagem. Esse princípio de mudança comportamental deveria ser o ponto de partida para todas as dietas e todos os programas de exercícios, pois sem ele os planos dificilmente alcançarão seu pleno potencial.

No ano de 2017, uma equipe de pesquisadores portugueses e britânicos conduziu um estudo envolvendo mais de 2 mil pessoas em dieta, concentrando-se em um aspecto que havia muito exigia atenção: como os sentimentos que a pessoa tem sobre si mesma no decorrer de uma dieta influenciam seus resultados.

Os participantes receberam seis questionários que avaliavam elementos como vergonha, culpa, comparação social, ansiedade e estresse. As perguntas incluíam:

- *Você já se decepcionou com as próprias escolhas alimentares?*
- *Você se sente frustrado(a) por não conseguir evitar determinados alimentos tanto quanto gostaria?*
- *Com que frequência a ansiedade afeta suas decisões alimentares?*
- *Você já se sentiu derrotado(a) por pensamentos autocríticos?*
- *Você acredita que é visto(a) como negligente com sua saúde?*
- *Você acha que se alimenta pior que os outros?*

À primeira vista, essas perguntas podem parecer ridículas. Afinal, quem nunca se sentiu desconfortável com suas escolhas alimentares?

No entanto, vale a pena refletir seriamente sobre a última vez que você se empenhou em ter uma alimentação mais saudável e seguir uma dieta específica.

Pense em tudo que você precisou fazer, nos alimentos que mandam incorporar ao cardápio, na rigidez das orientações. Agora releia as perguntas e as responda com um enfoque levemente distinto:

- Quando você está de dieta, quais as chances de se decepcionar por não conseguir seguir tudo à risca?
- Você costuma ter mais pensamentos autocríticos após uma refeição "ruim" ou em um dia difícil?
- Você tem a impressão de que os outros conseguem seguir a dieta melhor que você?
- Você se condenaria se comesse alimentos proibidos pela dieta?
- Em que medida sua preocupação aumentou ao se indagar se cada escolha feita se encaixava no seu plano alimentar?

Responder a essas perguntas pode gerar certo desconforto, mas investigar sua realidade é o que vai lhe permitir romper o círculo vicioso da dieta. Pesquisas indicam que elementos como vergonha, baixa autoestima, sentimentos de inadequação e comparação social estão ligados a resultados menos favoráveis na perda de peso, além de maior sensação de fome e frustração.[1]

Enquanto centenas de estudos já se debruçaram sobre o ganho e a perda de peso, sobre a obesidade e nossas reações aos alimentos, proporcionalmente poucos se dedicaram a compreender como a autoimagem e a sensação de conforto em seguir um plano alimentar influenciam a dificuldade para levá-lo adiante. Fora do contexto das dietas, já se sabe que a autoimagem é muito importante para que se consiga incorporar novos comportamentos. E, à medida que se ampliam as pesquisas em bem-estar, mais evidências surgem de que o impacto psicológico das dietas pode minar as mudanças físicas positivas.

Antigamente, falava-se em saúde mental apenas quando o assunto eram transtornos, como depressão. Hoje em dia, compreendemos que mente e corpo estão profundamente conectados e que o emocional desempenha um papel crucial em impulsionar comportamentos. Dizem que basta querer mudar, mas não é tão simples assim. Não adianta ter os melhores planos se a tensão psicológica supera os benefícios físicos. Por isso, se você busca melhorar o corpo, comece fortalecendo a mente.

A meta é se sentir melhor consigo mesmo. Para isso, é preciso se sentir à vontade e confiante, além de cultivar hábitos e princípios que sustentem a vida que você almeja, mantendo-se saudável.

Quando isso acontece, sua qualidade de vida aumenta, e você não sente mais necessidade de tentar uma dieta após outra. Você fica em paz com a comida, seu plano alimentar e com a pessoa que você é.

TRANSFORME O CORPO MUDANDO A MENTE

O que um homem de 85 quilos na África do Sul e uma mulher de 150 quilos em Memphis, Estados Unidos, têm em comum? À primeira vista, quase nada. Quando conheci Steven e Betty, vi que de fato eles eram completamente diferentes um do outro. Mas ambos me procuraram motivados por um profundo desconforto. Steven se sentia um fracasso como pai porque não tinha energia para administrar sua nova empresa e estar presente para os três filhos pequenos. Betty vivia com medo de que seu peso a levasse à morte e, mais do que isso, não gostava mais de si porque se sentia uma fracassada.

A solução da autoimagem

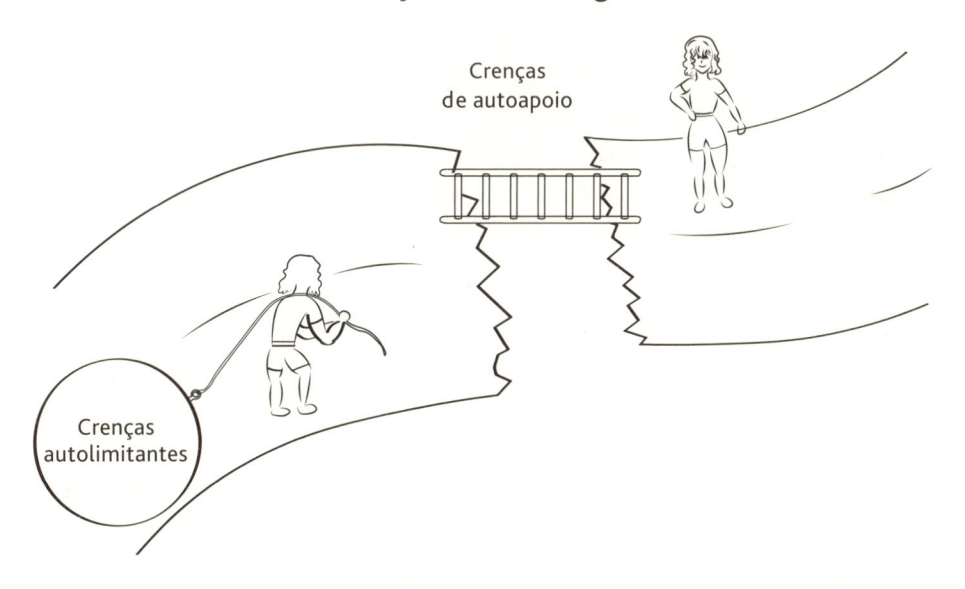

Crenças de autoapoio

Crenças autolimitantes

Steven e Betty são faces diferentes da mesma moeda. Quando você se vê procurando uma dieta, geralmente é porque teve algum tipo de despertar. Não importa se foi ao médico, subiu na balança, não coube em alguma roupa ou viu uma foto sua desfavorável. Qualquer que seja o motivo, a disposição para mudar surge quando o sofrimento supera a resistência à mudança.

Quando perguntei a Steven e Betty por que queriam minha ajuda, ambos pintaram um quadro vívido do estado emocional que almejavam ao final do programa. Nessas duas décadas de experiência em coaching, percebi que as pessoas são únicas, mas as narrativas muitas vezes guardam semelhanças. Talvez você esteja visualizando um número específico na balança, ou pense naquelas roupas que quer voltar a usar. Quem sabe esteja projetando uma nova visão de si mesmo, com confiança e orgulho. Energia renovada, saúde melhor, mais qualidade de vida.

Esses são todos resultados positivos, e é empolgante visualizar o seu futuro eu, mas não basta ter um objetivo final. Já se indagou por que algumas pessoas se saem melhor do que outras com o mesmo plano alimentar? Atribuímos essas diferenças à genética ou mencionamos vantagens competitivas, como tempo ou dinheiro. De fato esses fatores ajudam, mas não são indispensáveis. O verdadeiro determinante é a autoimagem e a formação de hábitos.

O HÁBITO SAUDÁVEL DEFINITIVO

Ao decidir priorizar uma alimentação mais saudável, quais são as primeiras medidas que você toma? Você faz uma revisão na despensa, substituindo alimentos que podem atrapalhar seus objetivos por opções mais saudáveis? Ou talvez você mergulhe na internet em busca de livros populares, adquira produtos recomendados por influenciadores que admira ou peça conselhos a um amigo que entende do assunto.

Tudo isso são opções que fazem sentido e podem ajudar, mas nenhuma delas é o ponto de partida ideal. Lembre-se: precisamos de uma estratégia totalmente diferente de tudo que você já tentou. Esqueça os clichês e recue um passo para olhar o quadro geral. Se as tentativas anteriores foram frustradas porque as dietas afetam sua saúde mental e manipulam seu psicológico, é hora de chegar à raiz do problema e fortalecer suas bases. Afinal, se você vai comer sem culpa, nada mais lógico do que aprender a deixar a culpa de lado.

Para saber por onde iniciar sua jornada, o melhor a fazer é compreender a importância de construir bases sólidas. Assim como seria imprudente disparar um canhão a partir de uma canoa, iniciar uma dieta sem levar em conta mentalidade e comportamentos é pedir para que tudo vá por água abaixo mais cedo ou mais tarde.

Isso não significa que os itens que você escolhe ou evita e os exercícios que pratica não tenham impacto; apenas entenda que, se você se concentrar somente na alimentação e nos exercícios, estará perdendo a visão geral.

Os quase 100 anos de estudos em psicologia indicam que a probabilidade de se atingir uma meta pessoal está relacionada à disposição de transformar sua identidade. À primeira vista, isso pode parecer uma mudança grande demais, talvez inatingível apenas com a leitura de um livro, mas venha comigo e você verá que não é uma proposta tão absurda assim. A essência da mudança está em se enxergar como uma pessoa saudável, não apenas uma pessoa que conseguiu encontrar um plano que atenda aos seus objetivos.

Há uma diferença significativa entre o que você quer alcançar (metas) e quem você quer se tornar (sua identidade). Metas são vulneráveis às inúmeras mudanças da vida, enquanto a identidade é permanente e capaz de resistir a qualquer tempestade. Se você nunca refletiu sobre como sua mentalidade está direcionando seus passos rumo ao fracasso, o que você está prestes a aprender será uma das melhores coisas que vai fazer pela sua saúde.

Lembra as três fases das dietas que vimos anteriormente? Você começa com a motivação em alta e segue tudo perfeitamente. Mesmo fazendo coisas que não lhe agradam, seu objetivo é tão forte que supera qualquer resistência. Você cumpre a primeira semana, mas em determinado ponto sente que aquilo não vai durar muito.

Isso ocorre porque tem duas forças agindo contra você:

1. Você não se percebe como uma pessoa saudável enquanto não alcançar a meta final, o que gera um desgaste emocional constante. A esperança está intrinsecamente ligada à crença. Sem crença não há esperança. E, sem esperança, a probabilidade de conseguir se adaptar a novos hábitos é muito baixa.

2. A recompensa simplesmente não parece justificar o esforço. Cada passo na dieta afasta você de quem você realmente quer ser. A ideia era se sentir melhor, mas, mesmo que a balança mostre resultados, você não se sente à vontade com a complexidade de tudo que precisa seguir. No fundo, você tem consciência de que, mesmo que atinja seu objetivo, não será duradouro, pois não consegue sustentar esse estilo de vida.

Agora imagine acordar amanhã se vendo como uma pessoa saudável. Talvez você ainda não se sinta – emocional e fisicamente – como gostaria, mas isso não representa quem você é. Mesmo não estando onde deseja, você sabe que procura manter uma alimentação saudável e se exercitar regularmente.

Acreditar que você é de um jeito quando o espelho ou seus hábitos parecem dizer o contrário representa uma mudança interna considerável. E essa mudança desempenha um papel importantíssimo no caminho para o sucesso.

Perceba o poder da narrativa interna também em outros aspectos da vida. Você pode ser um bom profissional antes de ser excelente no que faz. Pode ser inteligente mesmo antes de adquirir o conhecimento necessário para responder a perguntas complexas. E pode ser um bom pai mesmo que ainda não domine a arte de educar um filho.

Em todos esses exemplos, uma autoimagem positiva desempenha um papel essencial na realização pessoal e no alcance de objetivos. Se você se vê como um funcionário ruim, será muito mais desafiador se tornar competente no seu trabalho. O processo para se tornar mais saudável segue uma lógica parecida.

Se a sua preocupação é a saúde e você está comprometido em priorizá-la, então é fundamental começar a acreditar que é uma pessoa saudável.

Mesmo que as circunstâncias do seu ambiente não tenham favorecido seu progresso, isso não quer dizer que você não seja a pessoa que acredita ser. Devo essa importante lição ao especialista em hábitos James Clear, que a explica em seu livro *Hábitos atômicos*:

"Quando decidem buscar melhoras, a maioria das pessoas [...] simplifica pensando: 'Quero ser magro (resultado), e, se eu fizer essa dieta, vou ficar magro (processo).' Definem metas e ações para alcançá-las sem levar em conta as crenças que impulsionam essas ações. Não alteram a imagem que têm de si mesmas e não percebem que isso pode sabotar seus planos."

Clear argumenta que iniciar com metas centradas em resultados (como perder 2 quilos) é um péssimo caminho. Comece com sua identidade e o julgamento que faz de si mesmo. Da mesma forma que geram esperança, as crenças também proporcionam o impulso necessário para a ação. Embora todo plano de alimentação saudável exija medidas práticas, se você não tiver a mentalidade correta para sustentá-las, depois de algum tempo vai ficar sem energia e desistir.

Clear enfatiza ainda: "Comportamentos desalinhados com sua identidade não perduram." O principal desafio não é a dieta ou o exercício – é você. Dietas inadequadas e planos de exercícios inatingíveis sustentaram sua autopercepção negativa por muito tempo. Pode ser que esses elementos tenham plantado as primeiras sementes de negatividade.

Toda crença é adquirida, e você adquiriu a crença de que não é uma pessoa saudável ou fitness. Para que qualquer método funcione, seja dieta ou plano de atividade física, **você precisa reformular a sua identidade**. Este livro vai guiar você na construção de hábitos mais saudáveis, mas, para que minhas orientações funcionem, você precisa ajustar sua autoimagem.

Comece modificando sua narrativa interna. Você pode ter decidido ler este livro porque já se pegou afirmando "Não sou saudável", "Não estou em boa forma" ou "Preciso dar um jeito na minha vida". Essa perspectiva negativa mina seus esforços.

Suas ações – a começar por comprar este livro – indicam algo diferente. O fato de estar lendo isto é uma clara demonstração de que priorizar o autocuidado é uma meta para você. Quem não se importa negligencia áreas em que pode evoluir. Em vez de se punir por não ter chegado lá ainda, crie uma narrativa interna positiva. Cultivar afirmações como "Eu prezo minha saúde", "Dou importância à minha nutrição" ou "Adoro cuidar do meu corpo" pode ter mais impacto na mudança de seus resultados do que qualquer meta.

Modificar sua identidade é um processo que leva tempo, mas é possível fazê-lo articulando crenças, hábitos e ações. Quanto mais se pratica algo, mais a autoconfiança é reforçada (mais um fator que explica por que planos de curto prazo não levam a resultados duradouros).

Ao iniciar uma dieta que você sabe que só vai conseguir seguir por quatro a oito semanas, você está somando um novo episódio ao seu histórico de "fracassos". Embora você não seja realmente um fracasso, o que ficará gravado na sua memória é o fato de ter começado e não terminado, ou até ter seguido pelo tempo previsto mas recuperado o peso depois. Isso é comparável a pular no mar com uma âncora e ter a expectativa de subir à tona.

Em vez disso, reconheça cada conquista. Ler este livro é uma delas. Não menospreze esse feito quando bater a incerteza.

Ao olhar o quadro geral, você vê que todas as suas vitórias são evidências da identidade que precisa cultivar. Cada pequena mudança conduz a uma mudança mais ampla. E todas elas sustentam a pessoa que você é – contanto que esteja disposto a aceitar e valorizar essas micromudanças e esses pequenos hábitos e comportamentos.

Para elevar sua autoconfiança, não é preciso grandes feitos. Isso é uma armadilha. Conforme Clear destaca, alterar sua autoimagem e superar a autossabotagem é um processo em duas etapas:

Passo 1: **Decida quem você quer ser.**
Passo 2: **Prove isso a si mesmo com pequenas vitórias.**

Quando você sabe que se importa com sua saúde, fica mais fácil se sentir motivado a ter ações saudáveis. Você só precisa reconhecer tudo o que conta como ação saudável, em vez de apenas contar os alimentos que restringe ou os momentos em que a balança mostra um número menor.

À medida que as pequenas ações saudáveis se acumulam, você constrói comportamentos sustentáveis. Uma vez estabelecidos esses comportamentos, é mais simples mantê-los, e, à medida que se tornam mais fáceis, você os incorpora com mais frequência, observando assim resultados significativos. Esses resultados, por sua vez, reforçam positivamente a autoimagem que você cultivou.

O PODER DO DESCOLAMENTO

Outra característica vital em pessoas que conseguem emagrecer e sustentam essa conquista é que elas não associam diretamente ao peso seu valor pessoal e sua autoestima. Buscar uma vida mais saudável, emagrecer, ganhar massa muscular ou perseguir qualquer meta relacionada à aparência física são objetivos legítimos, mas é ilusão acreditar que a felicidade virá a reboque exclusivamente dessas mudanças.

Comece pela autoimagem

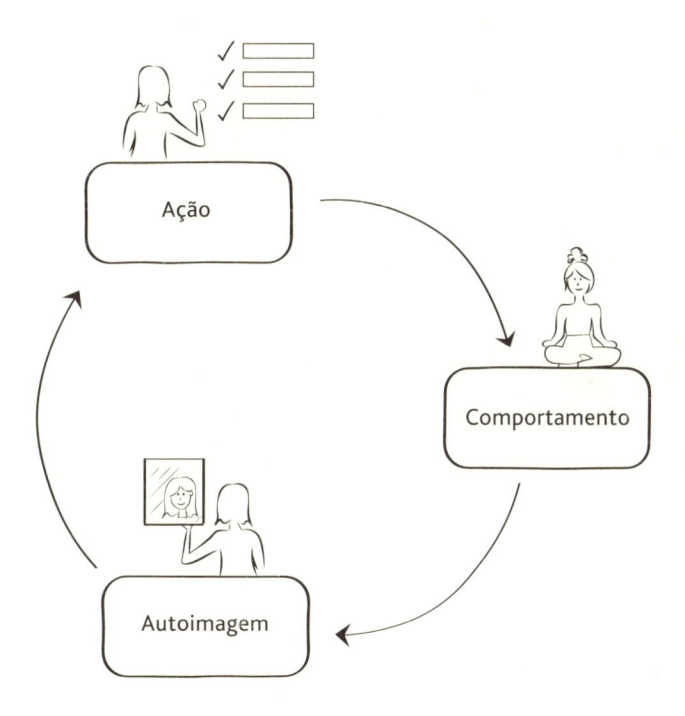

Ação → Comportamento → Autoimagem → Ação

É mais um paradoxo da saúde, mas quanto mais você desvincula a felicidade de sua aparência, maior a probabilidade de alcançar o que deseja.

RESUMO DO CAPÍTULO

- Reflita sobre as valiosas lições de James Clear a respeito de hábitos: "Comportamentos desalinhados com sua identidade não perduram." Comece reescrevendo sua narrativa interna, dando a si mesmo motivos genuínos para acreditar que você é uma pessoa saudável. Mudar comportamentos é mais fácil quando se muda a mentalidade. Se você ainda não atingiu seus objetivos, é apenas porque ainda não encontrou o plano certo de acordo com sua natureza.
- Esteja atento às pequenas conquistas e comemore-as sem se castigar por eventuais "derrotas". Não existe um botão de autodestruição. Sua saúde é moldada por padrões de comportamento mantidos ao longo do tempo. Uma refeição nutritiva ou um treino não garantem seus objetivos, assim como uma refeição ou um dia de preguiça não colocarão tudo a perder.

Capítulo 4

O PARADOXO DO CONFORTO

NO PERÍODO EM QUE ATUEI como editor de fitness na revista *Men's Health*, fui incumbido da missão de alcançar uma condição física extremamente magra, atingindo uma porcentagem de gordura corporal de um dígito. Hoje vejo que essa experiência me trouxe lições reveladoras, mas não pelos motivos que se imaginaria.

A pauta original era um guia passo a passo intitulado "Como perder os últimos 5 quilos". No entanto, por ser destinado à revista *Men's Health*, o foco se deslocou para a conquista de um abdômen trincado. Bem, se a ideia era ajudar as pessoas a conquistar um tanquinho, assim seria. Mas eu estava determinado a *não* seguir o caminho tradicional. Do meu ponto de vista, o mundo não precisava de mais um plano de exercícios insano com treinos de duração fora da realidade. Meu objetivo era elaborar um "guia do tanquinho" factível, que me permitisse manter a rotina de trabalho usual e saborear uma sobremesa de vez em quando (até porque sou fissurado por cheesecake). A possibilidade de me permitir delícias calóricas e preservar o tanquinho parecia algo quase mítico.

Desde a publicação da matéria, muitas pessoas questionam por que fiz um guia tão difícil, mas o curioso é que eu achava que estivesse facilitando as coisas. Em primeiro lugar, reconheço meu apreço especial por doces. Durante toda a juventude enfrentei o sobrepeso e precisava comprar calças sociais sob medida, já que era difícil encontrar roupas para alguém com baixa estatura e *shape* arredondado. Para o desafio da *Men's Health*, se eu precisaria me desafiar fisicamente como nunca antes, não podia me privar por completo e ficar esgotado.

Acima de tudo, eu não queria elaborar um "guia para pessoas reais alcançarem o tão desejado tanquinho" que não fosse realista. Assim como qualquer pessoa, adoro uma boa reportagem com celebridades, e já entrevistei dezenas de grandes nomes para compartilhar suas rotinas de treino e dietas. Mas cá entre nós: é fascinante analisar a rotina de um ator ou uma atleta cujo objetivo principal e cuja agenda diária giram em torno de alimentação e exercícios para um objetivo específico, com potencialmente milhões de dólares em jogo. Isso não é nada viável para nós, meros mortais.

Planos realistas para quem busca resultados tangíveis não podem ser radicais ou impraticáveis, pois se chocam com a realidade. É fundamental avançar gradualmente. Jamais esqueça isso. Como se ganha impulso para avançar? Com ações viáveis, executadas repetidamente. Assim você ganha autoconfiança, forma hábitos e, por fim, avança para novos desafios que já não parecerão tão difíceis. Eu poderia ter optado por treinar duas vezes ao dia ou contratado um chef particular? Poderia, e no meu caso funcionaria, dadas as circunstâncias: eu já tinha conhecimento sobre alimentação, disciplina para resistir às tentações e praticava exercícios havia uma década. Certamente teria alcançado resultados notáveis, mas como isso ajudaria os leitores? Não ajudaria. Se tem uma coisa que aprendi é que a maioria das pessoas não precisa nem deseja resultados extraordinários. Elas só querem se sentir melhor, caber nas roupas, melhorar a aparência, ter energia e se sentir confortáveis no próprio corpo.

Minha vontade de atingir resultados extraordinários na vida real sem apelar para radicalismos gerou uma incerteza em meu íntimo. Mesmo empenhado em levar adiante a missão, meus amigos mais próximos sabiam que eu não tinha fé de que conseguiria. Eu me lembro de uma conversa com o nutricionista Alan Aragon, que me orientava na época, em que ele comentou: "Suas predisposições genéticas são uma das mais complicadas que já vi." (Obrigado pela injeção de ânimo, Alan.)

Não me entenda mal, Alan foi meu guardião e elaborou um plano alimentar incrível que tinha tudo para dar certo – segundo as leis da ciência –, mas eu continuava um tanto cético de que não precisaria recorrer a radicalismos nem eliminar açúcar e guloseimas por completo.

Esse objetivo ambicioso parecia indicar que o sofrimento era parte inevitável da jornada. No fundo eu de fato não estava confiante. Mesmo assim, não queria me esquivar do desafio. A matéria seria publicada e eu seguiria meu plano de dar conta do recado sem enlouquecer.

O que aconteceu, afinal?

Mesmo comendo doce uma vez por semana, ao completar as 12 semanas observei uma notável diminuição na gordura corporal: de cerca de 12% para aproximadamente 7%. Foi um resultado extraordinário, que superou minhas próprias expectativas. É importante destacar que essa transformação não é algo "normal", mas aconteceu. E alcançar o objetivo não foi nem o ponto mais alto da jornada. Ao contrário do que eu esperava, consegui manter essa condição física por *anos*, algo que está longe de ser comum.

Como já vimos, uma das maiores barreiras para a perda de peso é o desgaste contínuo. As dietas em geral são frustrantes e mentalmente exaustivas. A frustração e o esgotamento levam ao estresse e despertam desejos, criando assim uma espiral descendente que inevitavelmente leva a "escapadas", excessos, sentimento de culpa, consumo adicional de alimentos prejudiciais e por aí vai, até a pessoa se cansar e desistir.

Ou então a pessoa alcança seu objetivo e se vê relaxando, retomando antigos hábitos, vendo mudanças indesejadas no corpo. Isso pode criar a percepção de que o nível de saúde desejado só pode ser conquistado com planos impossíveis de serem seguidos por muito tempo. E repito: a história é outra quando o plano é sustentável no longo prazo.

Admito que, ao embarcar na minha transformação para a matéria da revista, abandonei alguns comportamentos que não traziam nenhum benefício para a minha saúde (por exemplo, cortei o álcool, mas isso não durou para sempre). A diferença é que fiz isso por escolha própria, não por pressão externa. E reservei espaço para coisas que me mantinham equilibrado e capaz de curtir o processo – sou louco por cereais matinais açucarados. Além disso, quando comia doces (e foram muitas cheesecakes), não me punia fazendo mais exercícios ou passando fome no dia seguinte. Esse método foi totalmente oposto ao que tentei quando perdi o foco durante os dois anos de frequentes viagens a trabalho (é curioso que depois de uma década eu tenha esquecido essa lição valiosa).

Ao compreender como o progresso se manifesta – de maneira gradual, flexível e repleta de inícios e paradas –, você perceberá que muitas vezes já esteve no caminho certo, mas desviou apenas por ter sido mal orientado.

SEM DOR, SEM PRAZER?

Em seu livro *A crise do conforto*, Michael Easter sustenta que o estado de conforto extremo na sociedade moderna é a causa predominante das crises que se veem nas esferas de saúde física, mental e emocional. Além de argumentar que estamos todos excessivamente acomodados, ele explora por que é essencial introduzir mais desconforto e adversidade em nossa vida para alcançar uma existência verdadeiramente mais saudável, feliz e conectada.

Você poderia pensar que eu discordaria, especialmente porque já na capa do livro afirmo que é possível manter a saúde sem precisar deixar de comer doce. Mas a ideia central de Easter é bastante certeira: a extrema praticidade da vida moderna está prejudicando nossa saúde. Sua pesquisa revela que 98% das pessoas optam pelo caminho mais fácil. Por exemplo, na presença de uma escada rolante, apenas 2% escolhem a convencional. Precisamos aceitar o desconforto e até buscá-lo para melhorar, pois esses pequenos desafios se somam.

A ideia de usar o desconforto como meio de progresso e autoaprimoramento costuma ser mal interpretada. Não é que você precise abrir mão de todas as comodidades. A maioria das dietas começa com a dor máxima, exigindo que você mergulhe nas profundezas do oceano antes mesmo de aprender a nadar na parte rasa da piscina. Quando não se sabe nadar, estar na água já é bem desconfortável. Mas isso não quer dizer que você nunca explorará as partes mais profundas. Muitas vezes percebe-se que elas não são tão assustadoras ou ruins quanto se imaginava, ressaltando a importância de se expor gradualmente ao desconforto. O processo para alcançar esse ponto muitas vezes é negligenciado, explicando por que tantos de nós sentimos estar à beira do afogamento.

A exaltação do desconforto extremo permeia todos os aspectos da vida, desde a indústria do bem-estar até os negócios. Certa vez vi um gráfico de liderança que mostrava quatro círculos sobrepostos. O primeiro representava a zona de conforto, considerada prejudicial no gráfico por ser um espaço seguro e controlado. Ao avançar para o círculo seguinte, nos deparávamos com a zona do medo, seguida pela zona de aprendizado e, por fim, pela zona de crescimento. A ideia é que ao nos afastarmos do conforto descobrimos um propósito mais profundo e alcançamos nossos objetivos. Essa visão parece refletir também a forma como as dietas encaram a alimentação. De um dia para o outro passamos da confortável permissividade dos doces e da fast-food para uma rigorosa dieta paleolítica, sem açúcar, sem carboidratos e crudívora.

Só tem um probleminha: isso tudo entra em conflito com a mudança de comportamento, indicando que enfrentar um desconforto extremo muito cedo pode ter o efeito oposto, enfraquecendo mente e corpo em vez de fortalecê-los. Deve-se adotar uma abordagem gradual para modificar hábitos alimentares e desafiar a mente.

A maioria das dietas é tudo ou nada, coisa que não funciona. Nenhum comportamento precisa de radicalismos. E não se trata simplesmente de optar entre consumir açúcar todo dia e eliminá-lo por completo, entre preparar todas as refeições em casa e depender exclusivamente de refeições prontas e restaurantes. Sim, moderação é uma valiosa palavra-chave, mas o que significa na prática? Neste livro, boa parte do processo de crescimento é compreender como *ampliar* sua zona de conforto incorporando desafios e equilibrando-os com práticas conhecidas.

O desconforto desempenha um papel importante no processo de mudança, mas é um tiro no pé não preparar o corpo gradualmente para essas transformações. Vamos aplicar essa ideia aos exercícios para ficar mais claro. Se você nunca fez um agachamento com barra, só segurar a barra já pode ser desafiador o suficiente, ultrapassando os limites do seu conforto e contribuindo para a construção de força. É um ótimo começo. Mas perceba a diferença entre esse pequeno desafio e já sair carregando 150 quilos na barra pensando que deve simplesmente aceitar o desconforto. Você seria esmagado.

Embora pareça absurda, essa analogia reflete a lógica de muitas dietas e de alguns dos planos de treinos mais difundidos. Esses planos não são simplesmente saltos para as partes mais profundas; são mergulhos em águas infestadas de tubarões! Eles impõem um monte de mudanças abruptas junto com desafios que você ainda não está pronto para enfrentar. Portanto, proponho repensarmos a rota e o nível de desconforto envolvido. Você não precisa viver infeliz o tempo todo nem restringir seu cardápio a um único estilo de comida. Essa prática decorre de um grande mal-entendido sobre como o ser humano se adapta às situações e adquire bons hábitos.

Muita gente acredita que mudanças na alimentação vão transformar seu corpo e sua mente de modo automático. Acredita-se que a motivação surge da mudança, mas na prática é diferente. Na verdade, a crença impulsiona a ação e a ação leva à motivação, e é assim que se criam comportamentos duradouros.

Nós agimos segundo nossas crenças.

Ao tentar instaurar um novo hábito, se você não priorizar sua mentalidade desde o início (ou ao menos considerar como sua mente reagirá às mudanças), estará agindo em circunstâncias desfavoráveis, pois, inconscientemente, sempre agimos de modo a confirmar nossas crenças. Esse fenômeno é conhecido como dissonância cognitiva, uma das teorias mais estudadas na psicologia. Quando ações e crenças não estão alinhadas, há poucas chances de ocorrer uma mudança comportamental. E é por isso que dietas e planos fitness já começam pouco promissores.

A zona de restrição é geralmente onde as dietas operam, o que dificulta a aceitação das mudanças propostas. Se você já fez um "detox de 10 dias" ou começou uma dieta esperando ansiosamente o momento de acabar e de ter um dia de folga, então entende o que estou dizendo. Planos restritivos prejudicam a relação com a comida, frequentemente reforçando a ideia de que certos alimentos são prejudiciais apenas por serem saborosos. Isso é incorreto e constitui grande parte do problema.

Digamos que você escolha uma dieta low carb (com baixo teor de carboidratos), mesmo adorando massas. O que acontece quando você decide almoçar num restaurante italiano e pede um delicioso fettuccine acompanhado de pão? Culpa na certa. Você se sente inchado, acha que nunca mais vai poder comer massa e sente que pôs tudo a perder. Nada disso é real.

"Extremismos não são a solução", alerta a Dra. Danielle Belardo, cardiologista da Califórnia. "As dietas tendem a criar lógicas deterministas: quem corta carboidratos tem medo de massa e quem consome muitos carboidratos tem medo de gorduras. Depois de um ano nesse ciclo, ambos acabam no mesmo ponto. Não é um alimento específico em uma única porção que causa ganho de peso ou doença. Sabemos disso. O desafio é como deslocar o foco da alimentação para longe dessas preocupações pontuais."

O argumento da Dra. Belardo – que nenhum alimento isolado causa saúde ou doença – se perde nos campos de batalha da guerra das dietas. Seja você adepto ou não de carboidratos, a concepção de que uma única refeição ou alimento é responsável por ganho de peso e piora na saúde carece de respaldo científico. Trata-se de um grande equívoco no contexto da nutrição.

Sobre isso, aqui vai uma pergunta importante: é necessário pagar esse preço tão alto, de viver em extremos, para ter uma boa saúde?

O enfoque da Dra. Belardo com seus pacientes se baseia em comportamentos cientificamente respaldados, direcionados a alcançar resultados mais saudáveis, como aumentar a ingestão de hortaliças e fibras e reduzir a gordura saturada. Ela não se concentra excessivamente em alimentos específicos. Se isso lhe parece simplista, pense nas consequências de adotar o radicalismo, como a ideia propagada por muitas dietas de que é necessário sofrer para ter bons resultados e de que suportar o desconforto é essencial para alcançar um estado pleno de saúde.

Se você deseja melhorar sua saúde e alcançar qualquer objetivo, isso precisa acontecer dentro da sua zona de conforto, com passos que proporcionem uma "microdose" de desconforto para aprimorar a tolerância e a capacidade de assumir comportamentos que podem inicialmente parecer desafiadores. É aqui que o delivery e os doces, por exemplo, desempenham um papel fundamental.

ENCONTRANDO SUA ZONA DE CONFORTO

"O conforto é o inimigo do progresso."
— *P. T. Barnum (e qualquer pessoa que nunca tenha conseguido perder peso)*

Brené Brown, renomada pesquisadora e autora best-seller, sustenta a ideia de que assumir riscos fora da zona de conforto é uma das piores decisões que se pode tomar. Ainda que à primeira vista pareça paradoxal, se você seguir a lógica de Brown, na verdade faz muito sentido.

Estudos indicam que, mesmo diante de desafios que demandam grande esforço, integrar prazer e sensação de realização tem um papel crucial no sucesso.[1] A realização gera confiança, e essa confiança propicia a manutenção de novos comportamentos. Assim se alcançam resultados superiores, impulsionando a motivação para enfrentar desafios mais complexos (e incômodos), o que permite o progresso contínuo.

Se o desconforto constante fosse o motor da transformação, então todos estaríamos em excelente forma, já que a maioria das pessoas detesta fazer dieta. Há um fundo de verdade na ideia de que não há muito espaço para progredir se você está muito confortável ao tentar algo novo, mas há uma diferença substancial entre acrescentar desconforto e abolir o conforto por completo. Parece haver a ideia equivocada de que esses dois aspectos são excludentes, e é essa mentalidade que contribui para o fracasso de uma dieta após outra.

Se você quer crescer, é preciso fazer coisas que geralmente evita. Ao mesmo tempo, a probabilidade de sucesso é maior quando você assume esses riscos em um ambiente conhecido. A ideia de "sair da sua zona de conforto" é apenas uma meia-verdade: é bom sair, contanto que você mantenha um pé dentro. Ao introduzir um pouco de mudança com uma pitada do conhecido, abracadabra! Como num passe de mágica, a transição fica muito mais fácil. Com o tempo, sua zona de conforto vai aumentar, e isso é positivo. O que antes parecia inatingível vai se tornar uma parte comum do seu processo de melhoria.

Colocar os dois pés para fora pode acarretar muito estresse, trazendo tanto medo, ansiedade e tensão que novos comportamentos não encontram muito espaço para se firmarem. Em resumo, é positivo e até mesmo desejável você sentir certo nervosismo em relação às mudanças que está implementando, mas passa a ser prejudicial se o estresse e a ansiedade estiverem muito elevados. No início do século XX, o psicólogo Robert Yerkes desenvolveu um modelo que explica esse fenômeno: se deseja resultados excelentes, é importante atingir um nível ideal de excitação psicológica, conhecido como *arousal*.

Curva de Yerkes-Dodson
(aplicada às dietas)

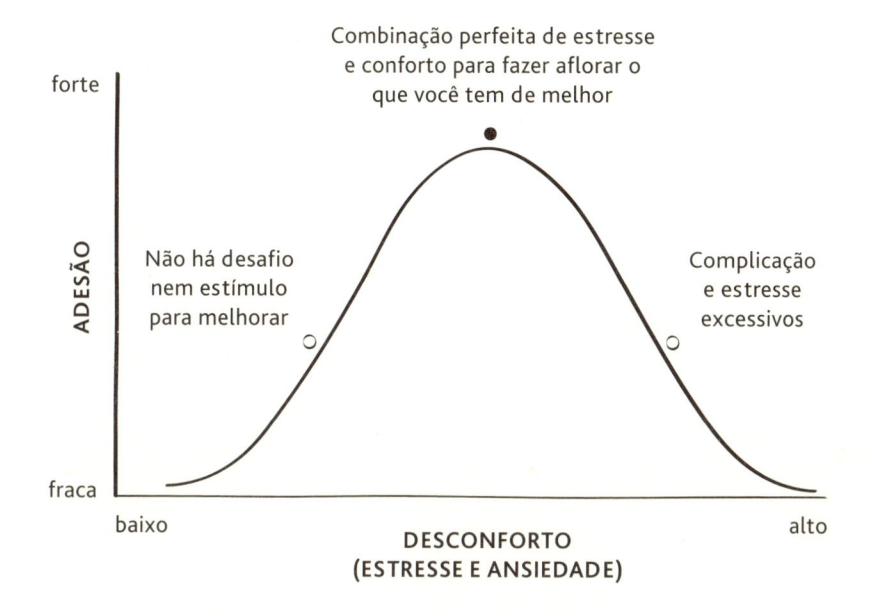

```
                    Combinação perfeita de estresse
                    e conforto para fazer aflorar o
     forte          que você tem de melhor

  A
  D      Não há desafio              Complicação
  E      nem estímulo                e estresse
  S      para melhorar               excessivos
  Ã
  O

     fraca
          baixo                              alto
                      DESCONFORTO
                 (ESTRESSE E ANSIEDADE)
```

Esse modelo indica que uma dose moderada de estresse faz bem, mas que o excesso faz o desempenho desabar. No que se refere à sua nutrição e hábitos alimentares, em vez de extremos, você precisa aprender a expandir sua zona de conforto sem ir muito longe ou muito rápido. Em vez de abandonar por completo o que já é conhecido, a melhor estratégia é introduzir algo novo enquanto se mantém o que já é conhecido.

Anteriormente neste capítulo, descrevi o gráfico da zona de conforto, enfatizando que à medida que você se afasta dela há um aumento proporcional no desempenho. No entanto, agora gostaria de propor algo diferente, ilustrando um equilíbrio melhor.

O diagrama a seguir exibe três círculos para auxiliá-lo a determinar onde você está agora, aonde quer chegar e o que deve evitar. O círculo central representa sua zona de conforto. O seguinte corresponde à zona de crescimento. O último é a zona extrema. Tanto o segundo quanto o terceiro círculos podem gerar certo desconforto, mas um estimula seu desenvolvimento, enquanto o outro atrapalha.

Repense sua zona de conforto

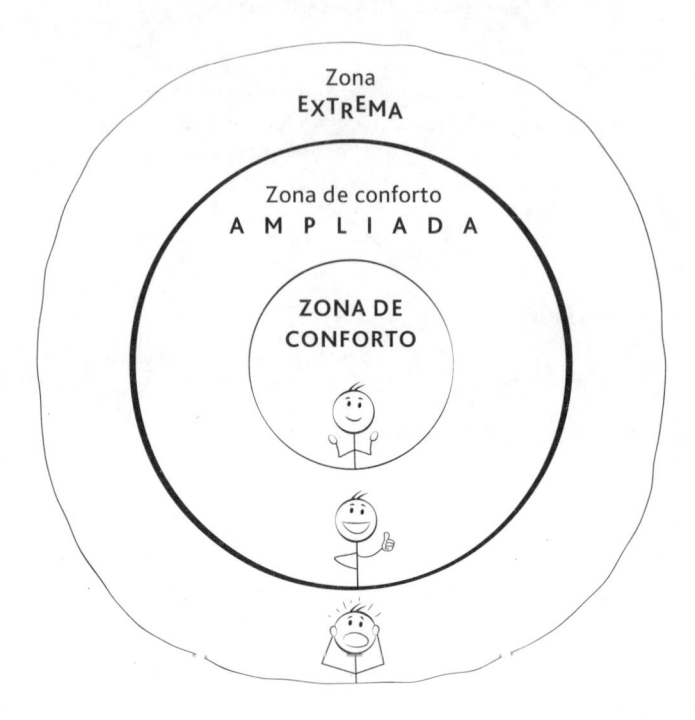

Diagrama de três círculos concêntricos: Zona EXTREMA (externo), Zona de conforto AMPLIADA (intermediário), ZONA DE CONFORTO (central). Três personagens: um no centro, um entre o círculo interno e o intermediário (sorrindo com polegar para cima), e um entre o intermediário e o externo (assustado).

Círculo central: sua zona de conforto atual

Aqui é onde você se encontra agora. Não encare o primeiro círculo como uma representação dos seus sentimentos em relação aos seus comportamentos e dieta atuais. Não é uma questão de gostar ou não de como você se sente ou da sua aparência; é uma questão de reconhecer quais hábitos já estão incorporados. Coisas como delivery e bolo podem estar aqui. Existe um motivo para seus hábitos alimentares se manterem. Tentar eliminar tudo a que você está acostumado e de que gosta não dará certo.

Segundo círculo: sua zona de crescimento (zona de conforto ampliada)

Aqui é aonde você deve chegar. O objetivo é ampliar sua zona de conforto incorporando elementos que você já conhece e muitos outros que lhe fazem bem. Para isso, utilize os recursos e estratégias apresentados neste livro. Para entrar nesse novo círculo não é preciso sair totalmente do círculo central. Você vai enriquecê-lo, de modo que sua zona de conforto atual represente uma parte menor da sua alimentação e do seu estilo de vida. Ao cultivar novos hábitos, que lhe proporcionem um bem-estar maior, é normal que você naturalmente substitua alguns comportamentos, mas não precisa mudar tudo que você faz.

Ao ampliar sua zona de conforto, você passará a viver mais na zona de crescimento – 60% a 80% do tempo –, mantendo-se no círculo central em 20% a 40% do tempo. O objetivo é incluir novos hábitos saudáveis sem abrir mão dos alimentos que você conhece e aprecia. Ou seja, ainda dá para pedir delivery (com ajustes na forma de preparo) e comer doce (limitando a frequência semanal).

Círculo externo: a zona extrema

Essa é a área em que você se encontra quando se impõe mudanças demais. Distanciar-se muito dos dois primeiros círculos gera estresse, ansiedade e desconforto. Restrições rigorosas, programas detox e sentimentos de vergonha e culpa colocam você na zona extrema. Decisões que o afastam demais da sua zona de conforto provavelmente vão prejudicar sua jornada.

Para a maioria das pessoas, ampliar a zona de conforto funciona muito melhor para a mente, o corpo e o estilo de vida. Assim como você (provavelmente), eu já acreditei que a questão do peso poderia ser resolvida simplesmente virando uma chave: encontre o fator que está levando ao ganho de peso, elimine esse fator e você perderá peso. Eu estava enganado. E os últimos 50 anos das dietas deixam isso evidente.

As pessoas que têm uma boa relação com a comida habitam a zona de conforto. Elas têm:

- Uma autoimagem melhor
- Flexibilidade para comer sem radicalismos
- Menos estresse e menos culpa por seus comportamentos
- Maneiras de controlar a fome sem abrir mão de simplicidade, viabilidade e flexibilidade
- Liberdade para desacelerar e saborear a comida

A famosa hierarquia de necessidades de Maslow mostra como repensar a ideia de conforto pode elevar a qualidade de vida. Ele define cinco necessidades humanas distintas: fisiológicas; de segurança; sociais (amor e pertencimento); de estima; e de realização pessoal.

Essa teoria, representada num modelo de pirâmide, explica o comportamento humano. Uma vez atendidas as necessidades básicas, é possível subir para o degrau acima na pirâmide, implementar mudanças e desenvolver comportamentos que contribuam para o bem-estar. Se algumas dessas bases não são atendidas, é difícil promover mudanças.

Observe que o segundo patamar na hierarquia é a segurança. O ser humano deseja ter certo nível de conforto e familiaridade para só então se aventurar em algo novo. A capacidade de emagrecer e progredir em aspectos nos quais você nunca tinha se saído bem não exige sair da zona de conforto, muito pelo contrário: depende de aprender a expandi-la.

Assim como em tudo na vida, a mudança é gradual. No entanto, como as dietas se concentram em alcançar resultados rápidos e não em promover transformações duradouras, é comum que as pessoas pulem etapas que facilitariam a vida e permitiriam a consolidação de novos hábitos. Porque demora. Não é possível simplesmente sair da zona de conforto e se tornar, num passe de mágica, uma pessoa diferente.

RESUMO DO CAPÍTULO

- Não tente implementar muitas mudanças ao mesmo tempo. Mais do que desnecessário, isso vai sabotar seus esforços.
- O desconforto é parte inevitável do crescimento, mas nem por isso você precisa suportar desconforto extremo.
- A meta é ampliar a zona de conforto, não sair dela. Ou seja, você pode e deve continuar comendo o que lhe dá prazer. Assim evita desgaste emocional e tem forças para manter os novos comportamentos por mais tempo. Os resultados serão a consequência natural da mudança.

Capítulo 5

BUSQUE SOLUÇÕES, NÃO BODES EXPIATÓRIOS

NO CAMPO DE ESTUDOS RELACIONADOS ao emagrecimento, Kevin Hall é um dos pesquisadores mais respeitados, embora o público mais amplo talvez não reconheça seu nome. O trabalho de Hall mudou a forma de se pensar o emagrecimento, desbancou teorias e esclareceu se os culpados pela obesidade eram as gorduras ou os carboidratos (nenhum dos dois).

Recentemente, Hall revisou uma grande quantidade de pesquisas científicas para ajudar a elucidar como e por que ganhamos peso. Sua conclusão principal: pare de tentar culpar um único alimento, macronutriente ou mecanismo (isso lhe lembra algo?). O ambiente alimentar e o cérebro são elementos-chave.[1] Não existe o grande vilão em forma de açúcar, glúten ou inflamação. Eles são apenas partes da ilusão criada. Tentar resolver o problema de maneira restrita, limitando-se a uma única causa, vai fazer você regredir à estaca zero.

Estudos rigorosos já buscaram descobrir qual é a melhor dieta e todos convergiram para a mesma conclusão. Se o objetivo é comer melhor, comece identificando qual plano você conseguiria seguir por mais tempo. Para vencer no jogo da dieta é preciso conforto e constância. E você tem mais poder de escolha do que imagina para decidir que tipos de alimentos consumir.

Um dos estudos mais célebres sobre perda de peso, chamado DIETFITS (conduzido por Christopher Gardner, outro pesquisador de destaque), confrontou a dieta de baixo teor de carboidratos (low carb) com a de baixo teor de gordura (low fat). Foi o equivalente ao Super Bowl das Dietas, porém com uma conclusão bem menos emocionante: deu empate. O grupo que seguiu a low carb perdeu um pouco mais de peso que o outro grupo, mas não chegou a ser uma diferença significativa.

O grupo low carb perdeu em média 480 gramas por mês, enquanto o grupo low fat, 420 gramas. Vamos colocar esses números em perspectiva: por dia, o grupo low carb perdeu em média 16 gramas, enquanto o grupo low fat, 14 gramas. Na linguagem contábil, seria o que se chama de erro de arredondamento.

Se esse estudo não convenceu você de que a dieta low carb não é a única escolha, saiba que em 2019 a Associação Nacional de Lipídios dos Estados Unidos (NLA, na sigla em inglês) realizou uma revisão abrangente de mais de 120 estudos relacionados a dietas cetogênicas e low carb. A conclusão foi que dietas com baixo teor de carboidratos e muito baixo teor de carboidratos "não superam outras estratégias dietéticas para perda de peso".

Se você tivesse a oportunidade de conversar com os principais pesquisadores que não obtêm vantagens financeiras em promover ideias específicas (sim, alguns cientistas têm alinhamentos que não refletem a verdade), eles lhe diriam que bons resultados dependem da adesão ao plano – de segui-lo com regularidade –, e não do plano em si.

Essa descoberta resultou de um estudo publicado no *Journal of the American Medical Association*,[2] no qual pesquisadores compararam quatro dietas muito difundidas. Algumas delas eram:

- Baixo teor de carboidratos associado a alto teor de gordura (como a Atkins e a paleolítica)
- Equilíbrio de proteínas, carboidratos e gorduras (Dieta da Zona, por exemplo)
- Vegetariana com baixíssimo teor de gordura (como a Ornish)
- Vigilantes do Peso (tem uma visão mais agnóstica dos alimentos, mas segue um sistema de pontos)

Essas dietas são muito distintas entre si. Você está consumindo alimentos diferentes e, portanto, ingerindo macronutrientes opostos, então é natural pensar que uma superaria claramente as outras. Mas não. Os melhores resultados dependeram menos da dieta e mais de se manter o comprometimento a segui-la.

Se não se dava bem com a low carb, a pessoa não tinha bons resultados. Se não conseguisse seguir um cardápio vegetariano, também não.

Tempos depois, essa pesquisa foi replicada no *The International Journal of Obesity*, dessa vez comparando a dieta low carb (baseada em alimentos de origem animal), a low fat (baseada em alimentos vegetais) e a dieta equilibrada (Dieta da Zona), bem como a quantidade de peso perdido ao longo de um período de 12 meses. Os resultados foram os mesmos.[3]

Os pesquisadores concluíram:

Independentemente dos grupos, observou-se uma maior alteração no peso corporal entre os participantes que seguiram com mais constância as diretrizes de qualquer que fosse a dieta a eles designada, se comparados com aqueles que aderiram menos. Esses resultados indicam que, para haver bons resultados no emagrecimento, as estratégias que buscam aumentar a adesão podem ser mais relevantes do que a composição específica de macronutrientes proposta pela dieta.

Não entendeu nada? Não se preocupe, você não é o único. Muitos pesquisadores talentosos se expressam usando jargão técnico, e é exatamente por isso que há tantas pessoas confusas no assunto nutrição.

Traduzindo: a pesquisa trouxe alívio para quem está exausto da pressão a adotar um estilo alimentar específico. Os resultados do mundo real indicam que optar por um plano sustentável a longo prazo é mais promissor do que ficar tentando entender se você deve cortar carboidratos, gorduras ou glúten.

Você já seguiu por muito tempo alguma dieta que odiava? Nem eu. Antes de embarcar na estratégia mais eficaz, vamos garantir que você não volte com sua "ex".

O TESTE DO GOOGLE

Já experimentou pesquisar no Google "Qual é a melhor dieta"? A primeira página de resultados pode mudar sua forma de pensar.

Depois dos anúncios, você vai ver uma variedade de links com recomendações para dietas muito diferentes entre si. Caso resolva abrir e ler um por um, é bem provável que fique frustrado e ainda mais confuso que antes. Aqui vai um resumo das páginas que acessei na época em que escrevia este livro:

- DIETAS CETOGÊNICAS: reduza drasticamente a ingestão de carboidratos (máximo de cerca de 20 gramas por dia, equivalente à quantidade presente em uma única maçã).

- DIETAS CARNÍVORAS: corte todas as frutas e hortaliças.

- DIETAS VEGANAS: elimine todos os produtos de origem animal, inclusive ingredientes como manteiga e mel (porque não há manteiga sem vaca nem mel sem abelhas).

- DIETAS DE ELIMINAÇÃO: exclua da sua mesa categorias completas de alimentos e ingredientes, como grãos, leguminosas, laticínios, álcool, açúcar adicionado e adoçantes artificiais (podem ser reintroduzidos posteriormente).

- DIETA MEDITERRÂNEA: mantenha uma combinação equilibrada de proteínas, carboidratos e gorduras, incorporando grãos e leguminosas em abundância e uma quantidade moderada de peixe e laticínios. Reduza a carne vermelha.

É tudo muito contraditório. Mas, por incrível que pareça, esse exercício tem um efeito tranquilizador, no fim das contas. Ainda que os resultados específicos mudem de um ano para outro, a verdade incontestável permanece: se existisse uma única dieta que funcionasse para todos, já saberíamos. A verdade sobre as dietas está bem na nossa cara: muitas delas funcionam. E é exatamente isso que fica claro com o exercício. Cada resultado de pesquisa apresenta uma dieta bem diferente das outras e todas têm inúmeros casos de sucesso. Emagrecer depende mais de entender os princípios que impulsionam o sucesso, em vez da obrigação de comer de determinada maneira.

Se ainda não ficou evidente que tanta polêmica está afetando seu emocional e sua saúde, pense o seguinte: se você eliminasse todos os alimentos condenados pelas várias dietas famosas, o que sobraria? Água?

A comida foi transformada em adversário, a ponto de existirem dietas inteiras baseadas em *não comer* – e ainda tem quem perca tempo e energia criando mil justificativas racionais para defender a validade desse tipo de coisa.

Tomar sopa e suco quatro vezes ao dia não pode ser assim tão ruim, certo?
Se eu nunca mais comer fora, vou economizar dinheiro.
Eu nem gosto de comer, então aposto que vai ser fácil fazer jejum.

Existem duas maneiras de enxergar a situação: ou você se julga incapaz de chegar aonde quer ou reconhece que o obstáculo que tem evitado (a "comida que faz mal") é parte da solução para conquistar a liberdade.

Sério, os carboidratos não têm culpa

Quando sugiro aos meus clientes que façam o exercício do Google, a reação inicial mais comum é: "Mas eu sei que carboidrato engorda."

Devo alertar você sobre a importância de não se apegar a uma crença apenas porque muitos a tomam como verdade. A ciência não tem sentimentos. Ela formula perguntas e encontra respostas. Antigamente eu também achava que os carboidratos levassem ao ganho de peso, mas estava equivocado. E nada disso é questão de opinião. Se quiser, você pode reduzir o consumo de carboidratos, mas não precisa. Já mencionei que eles não são o problema, mas é válido repetir, porque, quando surge a incerteza, a primeira reação costuma ser cortar carboidratos.

Em uma metanálise, que é um estudo de estudos anteriores, a ingestão de carboidratos foi examinada dentro de uma variação entre 4% (muito baixo) e 45% (bastante alto) das calorias totais, enquanto o teor de gordura permaneceu em 30% ou menos em dietas low fat. As descobertas foram:

1. Dietas low fat se provaram ligeiramente melhores para reduzir o coles-

terol total e o LDL, o chamado colesterol "ruim", associado ao entupimento das artérias e ao desenvolvimento de doenças cardiovasculares.
2. Dietas low carb provaram-se mais eficazes em aumentar o HDL (o colesterol "bom", que contribui para a remoção do colesterol ruim do corpo, protegendo assim o coração) e na redução da taxa de triglicerídeos.
3. Nenhuma das dietas demonstrou ser mais eficaz do que a outra na redução do peso corporal, da circunferência abdominal, da pressão arterial e das taxas de glicose e insulina.

A partir disso, os pesquisadores concluíram que tanto as dietas low carb quanto as low fat são alternativas viáveis para a perda de peso e a redução de fatores de risco metabólicos. Vale ressaltar que este não foi um estudo pequeno. Ele abrangeu 23 ensaios realizados em vários países, com um total de 2.788 participantes.[4]

E não são apenas pesquisas que pintam um quadro claro. Sociedades inteiras comprovam que não existe nenhum grupo alimentar que seja o problema.

Pense na cultura tradicional japonesa, por exemplo. Mesmo com uma dieta que consiste em aproximadamente 70% de carboidratos, eles não apresentam os problemas de saúde que são tão comuns nos Estados Unidos.

Ou explore *As Zonas Azuis*, renomado livro de Dan Buettner que analisa as características em comum entre áreas do mundo com os maiores índices de longevidade. Várias das Zonas Azuis utilizam os carboidratos como principal fonte de energia. Se você precisa de mais comprovação, observe que, entre os países com as taxas mais baixas de obesidade, muitos deles seguem uma dieta rica em carboidratos.

Se não são os carboidratos, talvez você esteja convencido de que o verdadeiro culpado é o açúcar. Ora, a ciência gostaria de ter uma conversinha com você também. Nos últimos 20 anos, o consumo de açúcar diminuiu drasticamente, mas as taxas de obesidade continuam a aumentar.

Uma história fascinante é a da Dieta Twinkie, de Mark Haub. Em nome da ciência, ele seguiu uma dieta que consistia em comer os famosos bolinhos recheados Twinkies todo dia – e perdeu quase 15 quilos. Não é a dieta ideal e Haub não se alimentou exclusivamente dos bolinhos, mas o que extraímos dessa história é que o açúcar sozinho – mesmo em quantidades consideráveis, contanto que a ingestão calórica seja gerenciada – não impede a perda de peso.

A essa altura, espero que você esteja começando a notar uma tendência no universo das dietas. Tal como nos filmes de super-heróis, sempre tem um vilão com uma origem maligna que representa uma ameaça global. Se ao menos conseguirmos deter esse vilão, nossa saúde será incrivelmente melhor.

Os vilões parecem distintos, pelo menos à primeira vista.

Carboidratos e gorduras são retratados como se fossem polos opostos, e a coisa toda vira uma disputa para definir qual macronutriente engorda mais.

Dietas que focam no glúten ou no índice glicêmico têm como vilão a resposta do nosso corpo, como se existisse um mecanismo defeituoso causando ganho de peso.

Para quem pratica o jejum intermitente, que envolve evitar refeições à noite ou pela manhã, o vilão é o horário.

Detox? Nesses casos, o vilão são as toxinas e a inflamação, duas coisas que soam assustadoras mas que geralmente não são compreendidas corretamente. Para começar, se fosse possível atingir 0% de inflamação, provavelmente você teria problemas de saúde, já que os processos inflamatórios desempenham um papel crucial nas respostas do organismo ao estresse e às doenças.

A lista é longa. Você pode personalizar a experiência de um milhão de formas diferentes, mas no final das contas as dietas sempre recorrem aos mesmos artifícios:

- Ao remover os carboidratos, você acaba ingerindo menos calorias e comendo menos.
- Ao fazer jejum, você acaba ingerindo menos calorias e comendo menos.
- Ao restringir o glúten ou laticínios, você acaba ingerindo menos calorias e comendo menos.
- Ao adotar a dieta paleolítica, você elimina grupos alimentares e acaba comendo menos.

A verdadeira explicação para a perda de peso

TODAS AS DIETAS RECORREM AO MESMO ARTIFÍCIO

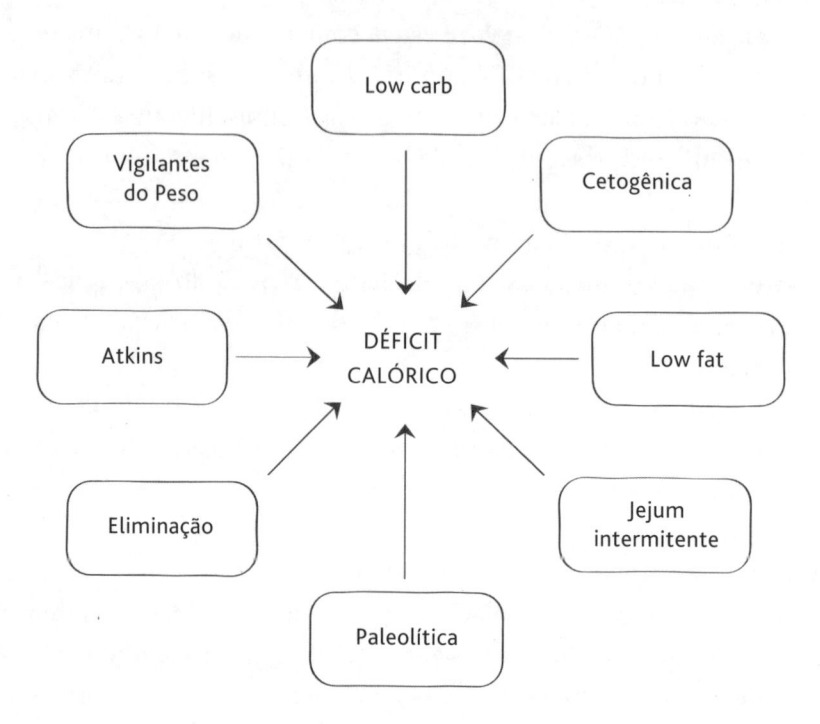

```
         Low carb
Vigilantes
 do Peso       Cetogênica

Atkins  →  DÉFICIT  ←  Low fat
            CALÓRICO

                    Jejum
Eliminação        intermitente

         Paleolítica
```

No fim das contas, tudo se resume a balanço energético – a diferença entre quanto a pessoa ingere e quanto gasta. Isso, porém, não descarta a influência de outros mecanismos. Kevin Hall, o renomado pesquisador mencionado no início deste capítulo, sustenta que o cérebro e os hormônios desempenham um papel significativo na regulação do peso. Mas as dietas omitem informações que explicam o reganho de peso.

Vender a ideia da perda de peso é muito mais fácil do que explicar a realidade de como o corpo realmente opera. Quando uma dieta não atende às expectativas, a solução fácil é sugerir outro suplemento, outro superalimento, outra desintoxicação. Mas nenhuma dessas opções é a resposta que você procura. Esses métodos apenas facilitam a insinuação de que você não está comprometido, que lhe falta força de vontade ou, pior ainda, que o seu corpo é "complicado".

Se você já passou por isso, sinto muito. É tudo uma grande farsa.

Não tem nada errado com seu corpo. Seu peso não define quem você é. E muito provavelmente não é uma questão de compromisso nem de força de vontade. Não importa o que tenham dito a você, existe uma maneira melhor.

MOVA ROCHAS, NÃO PEDRINHAS

Você se empenha em incluir superalimentos na sua dieta? Calcula minuciosamente o tempo de intervalo entre as refeições? Seleciona seus treinos priorizando os "melhores" exercícios?

Embora tenham sua importância, esses detalhes exigem muita energia em troca de recompensas pífias. Dizem que o diabo mora nos detalhes, e, no universo fitness, às vezes são os detalhes que agem diabolicamente. Eles são enganosos, exigindo atenção (e causando aborrecimento) mas sem trazer melhorias significativas.

Não vale a pena se estressar com cada mínima escolha que você faz. Lembra o teste do Google? Várias dietas funcionam. A peça que falta – e isso o Google não pode fazer por você – é identificar o que vai funcionar *para você*, levando-se em conta suas preferências e seu estilo de vida.

Se você ama carboidratos, fuja da dieta cetogênica. Se mal tem tempo para os amigos e a família, nem pense em aderir a um programa de atividade física seis vezes por semana. Perceba que isso não significa que esses planos sejam inadequados, tampouco que nunca funcionarão. Significa simplesmente que, para construir um amanhã melhor, você precisa de um plano que sustente um presente mais saudável.

Para isso, é importante voltar sua atenção para comportamentos que sejam viáveis para você e realmente contribuam para sua saúde. Essas são as rochas. Os detalhes que tanto martelam no seu ouvido são as pedrinhas.

- Se uma dieta deixa você obcecado com minúcias, é porque não está ajudando a enxergar o todo.

- Você precisa comer em horários específicos? Isso é um problema.
- Não sabe se pode colocar um pouco de leite no café? Isso é um problema.
- Bateu medo de comer sanduíche por causa do pão? Mau sinal.
- Recusou um copo de refrigerante diet por medo de ter câncer? Lamento, mas é outro mau sinal.

Na vida, enfrentamos desafios grandes e pequenos. Com relação à saúde, é comum que as pessoas potencializem problemas pequenos, de modo que tudo parece gigantesco e você se vê sobrecarregado.

Não é possível desligar o volume das informações, mas é possível aprender a filtrar o ruído. Veja a seguir o que realmente importa:

- CONCENTRE-SE NA NUTRIÇÃO: Escolha alimentos mais nutritivos – processados ou não – para garantir saciedade, satisfação e energia.

- PRESERVE A SANIDADE MENTAL: Permita-se alguns dos seus itens preferidos, pois a restrição leva a "escapadas".

- REJEITE A CULPA: O estresse e a ansiedade podem sabotar o mais saudável dos planos alimentares. Se você se sente induzido a se culpar por qualquer coisa que coma, criar bons hábitos torna-se uma meta inatingível.

Esses são os componentes de uma base sólida. Nas próximas partes do livro você vai aprender como se manter nutrido e equilibrado sem se torturar pela culpa. Isso significa que você não precisa se preocupar com a quantidade de refeições do dia, o horário exato dessas refeições ou se um refrigerante diet vai arruinar tudo.

FACILITE O MÁXIMO POSSÍVEL

Um recurso muito subestimado no emagrecimento é o Registro Nacional de Controle de Peso dos Estados Unidos (NWCR, na sigla em inglês). Em vez de prescrever dietas ou treinos específicos, o NWCR se dedica a aprender com mais de 10 mil pessoas que emagreceram e mantiveram o novo peso ao longo dos anos. É praticamente o Santo Graal, o monstro do Lago Ness e a agulha no palheiro, tudo em um pacote só. Em vez de perder tempo procurando uma dieta que *talvez* sirva, as pessoas podem extrair desse site lições valiosas de quem já testou e aprovou diversas delas.

Ao analisar os dados do NWCR, a primeira coisa que você vai notar é que as recomendações raramente coincidem com as dicas que vemos por aí com mais frequência. São mais simples e até um tanto previsíveis, o que explica por que não recebem tanto destaque na mídia. Princípios básicos dificilmente incitam mudanças de comportamento.

Se eu recomendasse aumentar o consumo de frutas ou proteínas, dificilmente você me daria ouvidos. Já se eu sugerisse experimentar o jejum intermitente, a adesão inicial seria consideravelmente mais alta. O objetivo é o mesmo (perder peso), mas o fato de parecer ousado e o ar elaborado da segunda proposta têm um impacto direto na sua disposição a se comprometer – embora não seja a opção mais agradável nem a mais sustentável.

Pesquisadores europeus investigaram esse fenômeno usando a tecnologia da ressonância magnética funcional (RMf) para investigar como o cérebro reage a novas informações. Cada vez que somos expostos a algo inédito, são ativadas áreas específicas do cérebro,[5] como o complexo VTA-substância negra. Essa via desencadeia a liberação de dopamina, daí a relevância da descoberta.

A dopamina é uma substância que vem sendo muito comentada atualmente, por se tratar do neurotransmissor do bem-estar. No contexto da nutrição e do fitness, uma dose dela potencializa a motivação e o foco. Isso explica por que novas ideias que prometem melhorias são praticamente irresistíveis, mesmo que pareçam estapafúrdias. Não é apenas uma questão de motivação, e sim o condicionamento do próprio cérebro, que associa novidades a recompensas.

Um renomado pesquisador desse campo afirmou:

> *Quando nos deparamos com algo novo, reconhecemos nele a possibilidade de nos recompensar de alguma forma. Essa perspectiva de recompensa nos motiva a explorar nosso entorno em busca de recompensas. Com o tempo, o cérebro aprende que não há mais recompensas associadas a estímulos conhecidos. É por isso que apenas objetos completamente novos ativam a área do mesencéfalo, elevando os níveis de dopamina.[6]*

Tradução: seu cérebro geralmente ignora informações já conhecidas, preferindo acreditar que algo novo oferece uma probabilidade maior de recompensa. É por isso que os dados das análises do NWCR são tão cruciais, pois trazem pistas de como romper o ciclo prejudicial das dietas. O problema é que o cérebro não se anima com essas informações, por considerá-las mais do mesmo.

Isso ajuda a explicar por que promessas ousadas focadas em "ideias inovadoras" e comportamentos radicais costumam viralizar e ganhar manchetes (estou falando de você, Dieta do Suco de Aipo).

Essas estratégias que o cérebro despreza são, na verdade, aquelas que a ciência considera válidas e confiáveis. Embora não gerem manchetes chamativas, elas são o padrão-ouro para oferecer prognósticos mais seguros. São as ideias que apresentam maior probabilidade de levar a resultados previsíveis. Se você quer fazer um investimento sólido, que dará bons retornos, baseie-se em pesquisas válidas e confiáveis.

Porém – e é um grande porém –, para garantir confiabilidade e validade, é necessário testar... e testar... e testar, repetidas vezes. O próprio ato de construir certeza em torno de uma teoria já elimina seu caráter de novidade. Assim, o que funciona melhor é também o menos empolgante. A pergunta a se fazer é simples: depois de tantos anos de incerteza, você está disposto a escolher as recomendações sem graça, em vez das grandiosas?

Essa escolha faz toda a diferença. Se você ainda está em dúvida, saiba que há muitas vantagens nas recomendações sem graça.

As ideias novas e grandiosas são inflexíveis e difíceis de manter. Falham à toa. É por isso que todo plano radical se desfaz ao menor atrito. Os exemplos são inúmeros: uma pequena quantidade de carboidratos corta a cetose; alimentos sólidos acabam com o seu detox; qualquer alimento quebra seu jejum.

É muito mais vantajoso contar com uma estrutura maleável, que não se desmantele por qualquer coisinha. E se você pudesse moldar um plano ao seu estilo de vida em vez de moldar sua vida ao plano? Quanto mais confortável você se sentir na sua dieta, maior a probabilidade de conseguir se manter no peso saudável. Aqui vale lembrar que apenas cerca de 10% a 20% das pessoas que perdem peso não o recuperam depois.

Uma pesquisa publicada no periódico *Obesity* revelou que as pessoas com alta adesão ao plano que seguiam foram muito mais bem-sucedidas após mais de dois anos desde o início do plano. Em vez das estatísticas sombrias de sempre, elas recuperaram apenas 50% do peso perdido – uma diferença notável. Para você ter uma ideia, nessa mesma pesquisa, os participantes com baixa adesão ao plano recuperaram 99% do peso perdido.[7]

E é essa eficácia que torna o NWCR tão atraente. As pessoas estudadas obtêm ótimos resultados adotando atividades consideradas "chatas" de maneira incrivelmente eficaz. Veja algumas das características comuns entre pessoas que conseguem manter a perda de peso no longo prazo:

- Consumir carboidratos
- Tomar café da manhã
- Evitar restrições e artifícios radicais
- Limitar (não eliminar) alimentos ultraprocessados
- Priorizar a atividade física

Existem alguns outros hábitos (como pesagens semanais), mas 80% deles se baseiam em dominar conceitos simples. Nada mais são do que ações que você pode repetir facilmente para permanecer no caminho desejado – tão facilmente que é quase impossível escorregar.

Espero que os resultados do NWCR estimulem aquele momento de estalo: "Opa, aí tem coisa boa!" Se você está pronto para a vida saudável que tanto merece, é hora de abrir a terceira porta.

A TERCEIRA PORTA

Vida, trabalho, sucesso... É como uma boate, onde sempre existem três entradas.

Essas palavras são de Alex Banayan, autor de *A terceira porta*. Nesse livro best-seller, Banayan entrevista diversas das pessoas mais bem-sucedidas do mundo e conclui que o elemento em comum entre elas é a capacidade de trilhar um caminho que a maioria das pessoas ignora. Banayan delineia as três vias disponíveis, que são as seguintes:

- ENTRADA PRINCIPAL: onde 99% das pessoas aguardam na fila, ansiosas para entrar.

- ENTRADA VIP: reservada para bilionários e celebridades.

- A TERCEIRA VIA: "É aquela que obriga você a sair correndo da fila, dar a volta até os fundos, bater na porta uma centena de vezes, forçar a janela, se esgueirar pela cozinha – sempre tem um jeito de entrar."

Fazer dieta é muito parecido. Se aplicássemos a lógica de Banayan à nutrição, seria algo assim:

- ENTRADA PRINCIPAL: Você já esteve aqui. É uma porta de restrição extrema, metas irreais e pouquíssima flexibilidade. São as estratégias de dietas radicais que ajudam a perder peso rapidamente – e depois recuperar tudo. É uma montanha-russa, um ioiô, um caminho que a longo prazo leva a grande maioria das pessoas a lugar algum.

- ENTRADA VIP: Algumas pessoas têm privilégios competitivos. É a vida. Orçamento ilimitado para alimentação, personal trainers e uma agenda que ajuda a minimizar os estressores da vida real, como a falta de tempo.

- A TERCEIRA VIA: Estratégia híbrida que põe em xeque ideias naturalizadas. É uma entrada lateral que se utiliza das lições de quem soube tirar bom proveito das dietas, barra os equívocos de dietas falidas e incorpora uma dose de novidade – restaurantes e alimentos processados não são proibidos, apenas evitados.

A terceira via é uma estratégia centrada em adotar métodos sustentáveis para incluir no cardápio alimentos nutritivos que não exijam muito tempo nem muito dinheiro, mas mantendo a liberdade de saborear itens conhecidos e prazerosos. Assim abarcamos os três fundamentos da alimentação saudável, que consistem em (1) nutrir o corpo, (2) preservar o bem-estar mental e (3) evitar o sentimento de culpa.

Abrir a terceira porta implica abandonar as ilusões e as promessas de resultados imediatos em troca de algo que parece quase bom demais para ser verdade. Um plano prático que permite perder peso sem abrir mão do prazer em comer. Não tem truque nenhum, muito pelo contrário: esse plano se diferencia justamente por ser honesto. Honesto em relação ao ritmo saudável e realista de emagrecimento; em relação a como o metabolismo *realmente* funciona; e à necessidade de mais folga na dieta e de uma dose de imperfeição para quebrar o círculo vicioso.

O CAMINHO

Agora você já entendeu a necessidade de formular uma nova autoimagem, ampliar sua zona de conforto e buscar a terceira via. Esses três princípios vão ajudar você a fazer grandes mudanças, mas somente se você de fato usá-los como base para suas ações. Do contrário, você continuará rodando em círculos, como um hamster preso na roda das dietas.

Se você optar pelo caminho menos percorrido, tem mais uma etapa importante para não recair nos velhos hábitos: aprender a evitar a tensão, o estresse e a frustração que normalmente interferem nos melhores planos. A seguir, você verá como desenvolver a mentalidade certa, quais são os alimentos que mais precisa limitar e qual é a melhor maneira de conquistar uma perda de peso duradoura. Caso sinta que já domina esses conceitos, fique à vontade para ir direto para a Parte 3, onde encontrará as práticas e os planos alimentares propostos.

Mas aqui vai um aviso: já vi muitas pessoas que achavam que conheciam o inimigo e acabaram sendo surpreendidas por algo que não haviam previsto. Na próxima parte, você vai conhecer as barreiras mentais, ambientais e físicas que enfrentará, já que não vive num ambiente controlado. Quando a vida real se impõe, é importante estar ciente do que pode surgir para conseguir transitar facilmente pelas situações. A vida está repleta de "armadilhas", mas, se você souber onde elas estão, fica mais fácil desviar delas.

RESUMO DO CAPÍTULO

- Não existe uma dieta que seja a melhor. Reforço: muitas delas funcionam. Se houver boa adesão, é possível obter bons resultados.
- É difícil ter adesão quando você detesta o que é obrigado a comer, vive sob constante ansiedade ou se sente preso em regras rígidas. Dietas – assim como nós – não podem ser frágeis, senão cedem sob a pressão. Seu plano precisa transmitir firmeza.
- Carboidratos não fazem ninguém engordar; os horários das refeições, o glúten e o índice glicêmico também não. O fator decisivo é quanto você consome. Contar com um plano em que você fica satisfeito sem perder a força de vontade é o que viabiliza o controle. Adote os três hábitos fundamentais: alimentos que nutrem o corpo, bem-estar mental e rejeição à culpa.

PARTE 2

NO CONTROLE

Capítulo 6

UM BILHETE DO SEU FUTURO EU

"A busca pela perfeição é um grande problema para quem está no universo das dietas."

— *Yoni Freedhoff*

VOCÊ FICARIA IMPRESSIONADO com a rotina alimentar da modelo Cindy Crawford. Pelo menos foi como eu fiquei enquanto a observava preparar, assar e saborear uma torta de ruibarbo recheada de sabor. Depois de 15 anos entrevistando celebridades e atletas, conhecer sua rotina alimentar me inspirou e renovou minhas esperanças.

Muitas celebridades vivem em um looping de dietas nada sustentável. Vivendo sob a constante pressão de atingir padrões estéticos específicos, elas também recorrem com frequência a práticas radicais, até terminarem exaustas. O público, no entanto, adora ver grandes transformações e visuais deslumbrantes, sem levar em conta os custos emocionais e físicos envolvidos. Considerando tudo isso, foi uma surpresa ver essa supermodelo, hoje com quase 60 anos, falando que ama preparar tortas na companhia dos filhos e que saboreia cada garfada. Sua filosofia, segundo percebi, é superior à de muitos especialistas renomados. Cindy definiu assim: "Procuro manter 80% de disciplina em 80% do tempo."

Essa explicação, ainda que sucinta, deixou claro por que Cindy Crawford se sente tão confortável com sua rotina alimentar. Ela não disse que pode comer qualquer coisa, em qualquer quantidade e a qualquer hora. Em vez disso, segue uma lógica simples e flexível. Limita o consumo de ultraprocessados e embalados, capricha no café da manhã para reduzir os desejos ao longo do dia, inclui uma boa dose de proteínas nas refeições e faz pequenos lanches quando sente fome. O que mais me impressionou foi sua maneira de incorporar doces e sobremesas ao cardápio. Não apenas pelo que ela escolhe fazer, mas pelo que passa para a família, incluindo sua filha, Kaia, que também é modelo de sucesso.

"Faz mal achar que doce faz mal. Eu evito cair nessa armadilha e não quero que Kaia acredite que precisa pensar assim. Seja fazendo tortas ou comendo um chocolatinho depois do almoço, procuro normalizar aquilo que fomos condicionados a considerar negativo. Mas o verdadeiro problema é a busca extrema pela perfeição."

Em um mundo saturado por falsas promessas de resultados imediatos, Cindy optou por mirar no longo prazo – e continua satisfeita, provando que abrir mão da busca pela perfeição é muito mais saudável (e mais gostoso). Enquanto tanta gente analisa cada refeição nos mínimos detalhes, a escolha mais simples de Cindy a poupa de sentir culpa ou vergonha e, consequentemente, de recorrer a medidas drásticas na esperança de compensar pequenos prazeres normais. Essas liberdades, afinal, fazem parte do plano.

A ARTE E A CIÊNCIA DE COMER BEM

Em *A sutil arte de ligar o f*da-se*, Mark Manson argumenta que o "culto à positividade" prejudica o desenvolvimento pessoal. Ele defende a indiferença seletiva como o verdadeiro caminho para a felicidade, a tranquilidade e a sensação de controle. Ele resume assim seu posicionamento: "Ligar o f*da-se não é ser indiferente; é estar à vontade em ser diferente." (Juro que esse foi o último palavrão. Sério.)

Em essência, Manson argumenta que não se pode dar importância a tudo – exatamente o que Cindy Crawford descobriu ao longo do caminho. Ficar estressado com cada decisão ou cada caloria leva ao esgotamento. Mas tem algumas coisas das quais não podemos deixar de cuidar com atenção. Essa é a grande revelação da alimentação saudável e o porquê de ser diferente de fazer dieta.

Dietas se baseiam em regras rígidas, enquanto comer bem inclui todo alimento e se baseia em tomar boas decisões com frequência – não sempre. Não dá para viver se preocupando com cada coisinha que se põe na boca. Isso prejudica mais do que ajuda.

A primeira vez que percebi isso foi com minha cliente Donna. Na época, ela tinha pouco mais de 40 anos e vivia uma batalha contra o peso desde os 25. Quando a conheci, ela estava a ponto de desistir de qualquer cuidado com o corpo. Além de cansada de tentar incluir mais hortaliças no prato, Donna não via sentido em se exercitar se o número na balança não mudava. Era melhor simplesmente comer de qualquer jeito e se poupar de tanto esforço em vão.

Um dia, orientei Donna a *ficar à vontade para fazer alguns desvios pelo caminho, desde que ela não saísse dos trilhos*. Mesmo me tomando por maluco (e até eu fiquei em dúvida se fazia sentido), ela voltou seis meses depois (com 10 quilos a menos), dizendo que aquele conselho tinha sido transformador. Minha sugestão fez Donna perceber que era possível ter bons resultados mantendo o prazer em comer. Antes, era uma questão de tudo ou nada. Cada vez que se permitia um doce, Donna sentia que estava "jogando no lixo" todos os seus esforços até então e acabava chutando o balde. Não compreendia que o fato de um alimento não ter valor nutricional não o tornava necessariamente prejudicial e inaceitável.

O que se acredita ser fundamental para a saúde não condiz com a realidade. Perceba que um mimo ocasional, uma sobremesa ou uma refeição prazerosa sem muito valor nutricional não comprometem sua evolução. O problema começa quando você se enreda em um ciclo de culpa, emendando com comportamentos de restrição ou negligência total.

É possível alcançar uma ótima saúde sendo "apenas" bom, em vez de impecável. Quando penso em adotar novos hábitos, presumo que aproximadamente 25% dos meus dias serão mais complicados, 50% serão dias comuns e os 25% restantes serão dias em que vou me sentir orgulhoso dos meus progressos.

Isso pode não parecer uma receita para o sucesso, mas a matemática está a seu favor. As semanas ruins, apesar de ruins, são melhores que nada.

As semanas comuns (os 50%) são aquelas em que você faz as pequenas mudanças incrementais que são a base para tudo na vida. E os 25% em que você se sai excepcionalmente bem dão aquele impulso extra na motivação.

Você perceberá que está progredindo nesses 75%, mesmo sentindo que não está atingindo seu pleno potencial, simplesmente porque não desistiu. Ter essa consciência alivia a pressão de tantas refeições imperfeitas que normalmente se tornam o ponto de ruptura. Adotar uma estratégia diferente envolve, por um lado, aprender um novo estilo de alimentação e, por outro, finalmente reconhecer como os métodos anteriores lhe faziam mal.

O TESTE DO ESTRESSE

"Quando foi a última vez que você simplesmente saboreou a comida sem se preocupar com seu valor nutricional?"

Já fiz essa pergunta a muitos clientes e vejo que nesse momento eles começam a perceber como sua relação com a comida está deteriorada, causando mais prejuízos do que imaginavam.

Comer é necessário. E é para ser também um prazer.

Só que a comida virou um terreno árido de puro estresse. E quanto mais você tenta controlar a ansiedade, mais intensa ela fica. Você vive preocupado ou com medo – se perguntando o que é aceitável comer, se está comendo muito (ou pouco dos alimentos "certos"), se está se prejudicando quando come algo que não é considerado saudável. E, mesmo que não se preocupe, definitivamente você se culpa.

A ansiedade relacionada à comida acompanha você por toda parte, o tempo todo: antes, durante e depois de comer. Essa presença constante é uma das principais razões para a dificuldade em encontrar um plano eficaz, o que leva as pessoas a apelar para soluções rápidas. Você só consegue suportar o estresse até certo ponto. Se passa desse limite, ele domina seu corpo e passa a influenciar tudo, desde a capacidade de tomar decisões até os hormônios que contribuem para seu desempenho ideal. Em situações de grande estresse, você tem menos força de vontade e maior probabilidade de tomar decisões ruins. Começa a desejar alimentos que está tentando evitar, e assim é mais fácil ganhar peso e mais difícil queimar gordura.

Para complicar ainda mais, o estresse interfere no sono, o que só piora a capacidade de tomar boas decisões, causa desequilíbrio hormonal, desejos intensificados e queda na concentração e na motivação. O estresse é parte intrínseca da vida, mas não precisa fazer parte da experiência à mesa. Se você se preocupar menos com questões alimentares, será mais fácil transformar sua relação com a comida, reduzir os episódios de descontrole e se permitir o prazer de comer.

Você deve estar se questionando qual é o equilíbrio ideal entre se permitir e se desafiar. A resposta vai na contramão do que costuma ser dito. Em vez de buscar a perfeição constante, procure apenas não ser totalmente imperfeito.

Como o estresse leva a excessos

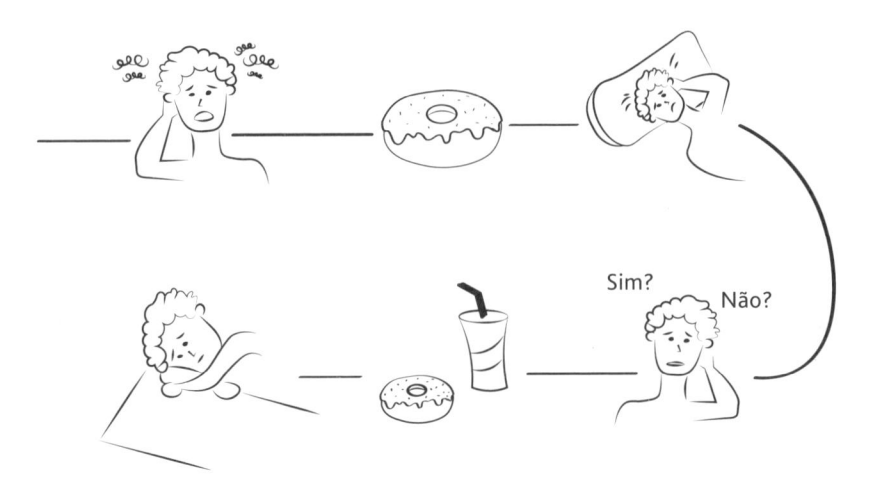

Evite semanas de 0%

Em *A sutil arte…*, Manson pontua: "Neste livro pretendo levar você a refletir de maneira mais clara sobre o que você decide valorizar na vida e o que opta por considerar irrelevante." Gostaria que *este* livro fizesse o mesmo por você em sua relação com a comida. Aqui, irrelevante é ser perfeito.

O problema surge quando a frustração leva à desistência. Você precisa reconhecer, em alguma medida, que esforços modestos mantidos ao longo do tempo têm o poder de formar hábitos regulares. Tal como no processo de criar músculos, o segredo está nas repetições. Esses hábitos promovem mudanças comportamentais que, por sua vez, trazem bons resultados. E, ao ver que conseguiu esses bons resultados sem grandes sacrifícios, você fica mais confiante e começa a promover novas mudanças – é quando se ganha impulso. Esse processo gradual se inicia quando você decide não desistir da sua saúde.

Se você dedicar 75% do tempo a fazer algo pela sua saúde, 25% a fazer quase tudo e 0% a não fazer nada, meses depois você terá avançado 110%. Aprender a equação da mentalidade "bom na medida" faz toda a diferença.

> Na semana passada, consegui manter a disciplina em torno de 85%. Tive alguns excessos no fim de semana, mas sem culpa, e retomei a rotina no dia seguinte. Nunca tinha feito isso antes. E adivinha só: perdi peso! É uma delícia emagrecer sem sentir que estou tentando emagrecer.
>
> — *Laura W.*

A saúde não precisa ser um jogo de barganha, em que tudo é sacrificado. Mesmo abrir exceções não é o fim do mundo. Ter essa consciência é fundamental para evitar que as coisas fujam do controle. Esse é o segredo para aprimorar o bem-estar. Quando não se sente constantemente culpado, você evita o ciclo prejudicial de ansiedade, estresse e excessos alimentares, além de não ceder tanto aos alimentos que gostaria de evitar.

Em vez de se concentrar apenas na balança, faça a si mesmo estas perguntas:

Qual é o nível de estresse e ansiedade que minha dieta gera?
Até que ponto a comida ocupa meus pensamentos e preocupações?
Com que frequência conto os dias para poder sair da dieta?
Minha alimentação está contribuindo para melhorar minha qualidade de vida?

Responder a essas perguntas vai ajudar você a se distanciar de planos inviáveis e se aproximar de uma estratégia mais sustentável e eficaz.

A obsessão doentia pela saúde

Vamos combinar: brownie de feijão nem merece ser chamado de brownie. Pizza com "massa" de couve-flor não se qualifica como pizza. E sobre o cookie de passas, bem, tecnicamente até é cookie, mas poucas coisas são mais brochantes que morder um cookie de "chocolate" que, na verdade, é de passas.

A crença de que todos os alimentos devem ter benefícios nutricionais levou a debates que nunca deveriam ter sido levantados. Se você quiser fazer "brownie" de feijão, vá em frente, faça. O mesmo se aplica à pizza sem farinha. Não há problema em ajustar ingredientes em guloseimas para torná-las mais saudáveis (inclusive darei algumas receitas mais adiante). O motivo para preocupação está na maneira como vemos as guloseimas e outros alimentos calóricos. O problema não está nas trocas em si, mas na carga de culpa que surge quando optamos por não fazê-las. A obsessão constante com a alimentação é perigosa. Embora contar calorias funcione como ferramenta, para muita gente a constante preocupação com cada caloria ou macronutriente se torna um fardo que causa mais prejuízos do que benefícios.

Sua saúde é o investimento mais valioso que você pode fazer, e a alimentação desempenha um papel crucial para que esse investimento se sustente a longo prazo. Isso não significa que você precise se iludir achando que feijão equivale a brownie ou pensar que uma única refeição ou sobremesa terá um impacto significativo na balança. Se essa descrição reflete como você se sente ao pedir delivery, comer sobremesa ou beber uma cerveja com amigos, é um sinal de alerta. Uma conta simples revela como isso pode rapidamente se tornar um problema. Três refeições por dia resultam em 21 fontes extras de estresse por semana. Ao seguir uma dieta por um mês, são quase 100 estressores extras, além dos desafios normais da vida. É demais. A batalha interna que você enfrenta dificulta mais ainda a perda de peso e a meta de alcançar uma saúde melhor do que qualquer predisposição genética que possa existir.

Pesquisadores da Universidade da Califórnia identificaram que mulheres experimentaram um nível maior de estresse ao adotarem uma dieta durante três semanas. Embora pareça insignificante, o aumento do estresse pode desencadear uma resposta adversa do corpo. No estudo, as participantes que estavam em dieta apresentaram uma probabilidade 66% maior de registrar um aumento nos níveis de cortisol,[1] que é o hormônio liberado pelo corpo em situações de estresse. Esse aumento de cortisol está associado a diversas complicações, incluindo, é claro, o ganho de peso.

O estresse é o grande inimigo da saúde e do emagrecimento. Se for esporádico, não há com o que se preocupar, pois o corpo consegue dar conta. Nosso corpo foi feito para sofrer algum estresse, na verdade. Mas, se é muito frequente, temos um problema. Cria-se um ponto de inflexão e os hormônios se desequilibram. Mesmo que não perceba claramente, você vai notar algo diferente no seu corpo. Quanto mais frequente o estresse se mostra em sua vida, maior o esforço necessário para manter ou melhorar a saúde.

Mesmo escolhas muito pequenas podem desencadear uma reação em cadeia. Suponha que você esteja com vontade de comer brownie. Mesmo sentindo culpa, você decide fazê-lo. Você saboreia alguns pedaços, mas sem aproveitar realmente. Logo em seguida bate a sensação de derrota. Fica pensando no açúcar e nas calorias que consumiu e se condena por não ter sido mais forte. E, já que "estragou tudo", a força de vontade se esvai e você come ainda mais.

Pode ser que a quantidade de calorias consumidas tenha ultrapassado o que você queria, mas uma refeição é apenas uma refeição. É fácil perder a noção do todo. Se consideramos a semana ou o mês inteiro, percebemos que esse incidente é apenas um pequeno desvio que terá um impacto mínimo, ou até nenhum, na sua saúde – desde que você retome sua rotina alimentar equilibrada. O corpo não vai perceber e a mente ficará satisfeita. Importa muito mais o que está acontecendo no seu emocional. Nesse cenário, o brownie não é o verdadeiro problema, e sim a carga de ansiedade gerada em questão de minutos. Esses estressores começam a alterar o funcionamento do seu corpo.

Normalmente, quando comemos, nosso corpo recebe sinais de saciedade. Mas quando estamos sob muito estresse é mais difícil sentir esses sinais. Além disso, a ansiedade costuma afetar o sono, o que pode aumentar a fome e a vontade de comer todas as "besteiras" que estamos tentando evitar. Para completar, o estresse dificulta a recuperação, o raciocínio, a prática de exercícios físicos e a concentração no trabalho.

O que acontece quando não conseguimos nos exercitar, estamos exaustos e o trabalho nos estressa? Todos nós já passamos por isso. Fome e desejo intenso por tudo que há de menos saudável. No cenário alimentar atual, em que somos bombardeados por todo tipo de delícia, a mentalidade de "não coma isso, não coma aquilo" só gera mais estresse.

Como adotar a alimentação sem culpa
Quanto mais vergonha e culpa, maior a propensão a excessos, fome e ganho de peso.

O ciclo de comer por estresse

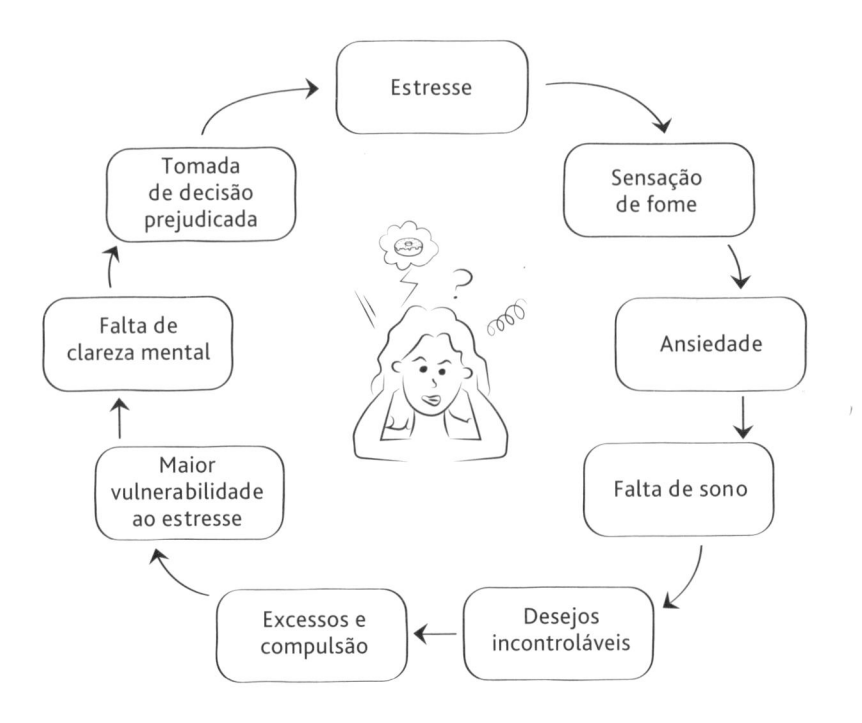

Estresse → Sensação de fome → Ansiedade → Falta de sono → Desejos incontroláveis → Excessos e compulsão → Maior vulnerabilidade ao estresse → Falta de clareza mental → Tomada de decisão prejudicada → Estresse

Mas e quem não vivencia essas emoções?

Pessoas que não se preocupam excessivamente com o que colocam na boca – e que até se sentem bem consumindo alimentos menos saudáveis ou quando não estão no peso ideal – costumam apresentar melhores resultados, enfrentar menos estresse e ter maior probabilidade de seguir planos. Isso faz todo o sentido quando levamos em conta o que aprendemos sobre autoimagem, o vaivém das dietas e como o estresse e a ansiedade associados a dietas bem-intencionadas podem desencadear uma espiral de negatividade.

Uma relação melhor com a saúde não se resume aos alimentos escolhidos. Inclui também como você se sente quando não come tão bem assim. Na verdade, quando deixa de rotular tudo como saudável ou não saudável, você pode ter um aumento significativo na sensação de saciedade, e isso é crucial para administrar a fome, desafio comum para a maioria das pessoas em processo de mudanças na alimentação. Isso porque o cérebro interpreta a palavra "saudável" como "insatisfatório". Em um estudo, os participantes recebiam um chocolate "saudável", um chocolate "delicioso" ou não recebiam nada. Mesmo que os dois chocolates fossem idênticos, os que comeram o "saudável" tiveram mais fome do que os outros dois grupos.[2]

Na vida real não temos como induzir nosso cérebro dessa maneira. Além do mais, quando tentamos comer melhor, é natural escolhermos alimentos que são promovidos como benéficos. E, ao fazer isso (não importando se são de fato mais benéficos), é provável que a sensação de fome e, consequentemente, o desejo por comida aumentem. Levando-se em consideração esse e outros fatores que discutimos, é imprescindível repensar a maneira como você encara a comida e incorporar um novo estilo de comer.

Sim, há limites para comer. E, claro, é recomendável selecionar opções mais saudáveis, o que pode demandar tempo e algumas adaptações. Porém o ajuste mais significativo está na sua autoimagem e na forma como você avalia e compara os alimentos. Isso porque a percepção que você tem da comida pode influenciar as reações químicas que acontecem no corpo.

Estudos indicam que a percepção de saciedade pode desencadear a liberação do hormônio GLP-1, conhecido por ser um poderoso inibidor de apetite.[3] Medicamentos que acionam o GLP-1 vêm sendo cada vez mais ministrados para tratamentos de emagrecimento a longo prazo, com resultados inovadores, porém esses medicamentos ainda são recentes e têm um custo elevado. Modificar a maneira de perceber a comida oferece benefícios sem a necessidade de se medicar.

Isso pode parecer uma mudança grande demais, mas você está mais capacitado do que imagina. Para tanto, pense menos no valor nutricional dos alimentos, aceite suas imperfeições e construa resiliência.

QUEM EVITA EXTREMOS PERDE PESO

A capacidade de evitar um pensamento binário pode ser decisiva para sair do ciclo incessante de dietas. Essa habilidade é típica de quem consegue perder peso e se manter na faixa saudável.[4] Em outras palavras, se você busca uma relação mais saudável com a comida (e ótimos resultados), procure não categorizar cada alimento, ingrediente ou refeição como tudo ou nada, saudável ou não saudável, bom ou ruim.

Pessoas que alcançam bons resultados não buscam ser perfeitas. Não se abalam com pequenas variações na balança. Reconhecem que até mesmo a menor conquista, como incorporar proteína em uma refeição, ajuda a atingir a meta de uma saúde melhor.

Como mencionei anteriormente no capítulo sobre mudanças de comportamento, é preciso lembrar que os vencedores celebram cada conquista. Aqueles que têm mais dificuldades se preocupam excessivamente com cada possível deslize. Contudo, construir um plano bem-sucedido alicerçado no estresse é tão arriscado quanto erguer uma casa sobre uma fundação frágil. Mesmo com os melhores materiais (os melhores alimentos), se não houver uma base capaz de resistir às tempestades da vida real, tudo desmorona. Para aliviar o estresse, é fundamental entender que é impossível comprometer sua saúde com um único alimento ou uma única refeição. Nada é proibido.

Histórico complicado = futuro mais feliz

Um dos erros mais frequentes no processo de melhorar a saúde é ceder à tentação de adotar uma nova e reluzente dieta ou um plano de exercícios que promete resultados melhores e mais rápidos. Pesquisas realizadas há meio século revelam por que é tão difícil resistir a essa armadilha.

Em 1972, um experimento com crianças lançou as bases para décadas de manipulação psicológica ainda empregada por profissionais de marketing. A pesquisa foi realizada nos Estados Unidos, na Universidade Stanford, sob a liderança de Walter Mischel, que procurava investigar os mecanismos de gratificação adiada. Mais especificamente, seu objetivo era compreender o que motivava alguém a recusar uma recompensa imediata e escolher esperar mais em troca de uma recompensa maior.

Esse estudo representou um marco significativo no entendimento dos mecanismos de discernimento, tomada de decisões e comportamentos de longo prazo. Embora análises posteriores tenham apontado falhas nas conclusões divulgadas, um dos princípios fundamentais da pesquisa pode ajudar a evitar diversos erros e frustrações comuns na busca por uma saúde melhor.

No experimento, uma criança de cada vez era colocada diante de uma mesa numa sala vazia. Os pesquisadores deixavam diante da criança um doce (um marshmallow) e lhe faziam uma proposta simples: comer logo o doce ou aguardar 15 minutos para receber dois doces. A criança então era deixada sozinha na sala.

Os pesquisadores acreditavam que a promessa de uma recompensa maior (mais marshmallows!) bastaria para adiar a gratificação, mas, conforme foi verificado, a maioria das crianças não conseguiu resistir à tentação. A pesquisa contribuiu para a formulação de princípios relacionados ao foco e à ação. Em especial, esclareceu que é mais difícil esperar uma recompensa maior quando não se consegue desviar o foco da solução aparentemente mais fácil. Ao contrário do que os pesquisadores previam, concentrar-se em ganhar mais marshmallows fazia as crianças desejarem ainda mais a solução rápida, isto é, o doce já disponível à sua frente.

A espera por algo melhor não dependia de pensar na recompensa que viria, e sim de conseguir se distrair da recompensa imediata. Mesmo à medida que crescemos e amadurecemos, o mecanismo psicológico da gratificação guarda notáveis semelhanças com nossos instintos infantis. O desejo desencadeia uma forma de desespero que estreita nossa visão, prejudicando a decisão racional. Esse fenômeno acontece com frequência quando você está de dieta. Escolher uma vitória rápida, como perder 5 quilos em cinco dias, só leva você a perder a recompensa maior e a se frustrar repetidamente com as experiências e os resultados.

Ter consciência de que não devemos nos centrar em metas de curto prazo não ajuda muito na tarefa. Pelo contrário, pode só complicar as coisas. Esse ponto era o que intrigava a pesquisadora Angela Duckworth, autora de *Garra*.

Duckworth estava menos interessada em saber *se* era possível se distrair da gratificação imediata e mais em como desenvolver foco e persistência. Sua pesquisa identificou a importância de duas qualidades: motivação e volição. E ter apenas uma delas não representa meio caminho andado – se não tiver *ambas*, suas chances de sucesso são limitadas.

Para a maioria das pessoas, a motivação não é o problema. Não é uma questão de querer ou não querer ter saúde, força ou determinada aparência física. O desafio reside na volição, ou seja, no autocontrole e na força de vontade para persistir quando a situação se complica, o estresse é avassalador e a ideia de consumir um pote de sorvete se torna irresistível. Quando se possui ambas, é mais fácil manter o rumo. Contudo, há uma outra peça que realmente determina a maior probabilidade de sucesso: a *perseverança*.

A perseverança é o fator decisivo para atingir metas de longo prazo, como uma vida mais saudável. Ela representa um compromisso com uma missão específica, como adquirir a capacidade de levar a vida que se quer. Ao contemplar a relevância de transformar sua autoimagem, fica evidente como essas peças do quebra-cabeça se encaixam. Se você acredita ser uma pessoa saudável, é fácil atribuir um propósito mais forte à sua meta, o que significa que você pode desenvolver a perseverança necessária para chegar lá.

Mas, afinal, por onde começar para desenvolver perseverança? Reconheça insucessos anteriores não como fracassos, mas como partes da jornada de aprendizado e autodesenvolvimento. As conclusões da pesquisa de Duckworth refletem um ditado muito comum: é errando que se aprende. Se você conseguir aprender com seus erros em vez de se punir por eles, poderá adquirir a perseverança que tanto vai ajudá-lo no longo prazo. É uma habilidade inestimável para quem está transformando sua relação com a comida, principalmente se você se livrar da culpa por tudo que consome e saboreia.

É hora de transformar sua forma de encarar suas tentativas anteriores. Provavelmente você se condenava por comer doces ou por perder um dia de treino, mas agora, em vez de considerar esses momentos o fim da linha, reconheça que foram etapas necessárias no processo, pois o ajudarão a descobrir o que realmente funciona.

Ao encarar essas experiências como lições e não como erros, você vai modificar sua mentalidade, adquirir perseverança e estabelecer uma perspectiva que facilitará uma alimentação mais saudável, uma maior apreciação da vida e a redução do estresse. Isso significa não apenas abandonar a culpa, mas também resistir às atrativas promessas de recompensa imediata feitas por diversas dietas. Chegou o momento de aceitar que as garantias de perda de peso rápida em quatro semanas não passam de ilusão.

Entre uma dieta que promete perder 5 quilos em quatro semanas e outra que propõe reduzir 10 quilos em 12 meses, qual você escolheria? A maioria das pessoas opta pela de quatro semanas (isso supondo que o plano realmente leve à perda de peso sugerida).

Curiosamente, as promessas manipuladoras são um dos aspectos mais cientificamente corretos das dietas que recomendo evitar. Elas alardeiam resultados de curto prazo porque sabem que são mais atraentes e porque os benefícios tendem a diminuir e se reverter assim que se alcança toda a perda de peso inicial.

Sei que é frustrante, mas, se você estiver ciente de que essas promessas de resultados rápidos são uma cilada, poderá evitar muitos problemas a longo prazo. Lembre-se: cada vez que você começa uma dieta inadequada, pode sofrer mais prejuízos e acabar até com mais peso do que quando começou. Portanto mantenha o foco, tenha perseverança e confie que o corpo cuidará do restante.

RESUMO DO CAPÍTULO

- Cultive a mentalidade de "80% de disciplina em 80% do tempo" para minimizar o estresse, aproveitar pequenos prazeres e permanecer no caminho certo.
- Evite semanas de 0%. O único "erro" em dietas é desistir dos hábitos saudáveis.

- Modificar sua percepção de alimentos saudáveis e não saudáveis pode contribuir para você se sentir mais satisfeito após cada refeição.
- Suas experiências anteriores são a chave para desenvolver perseverança, desde que você as encare como parte do processo de aprendizado, não como se seu corpo estivesse danificado para sempre. Ao reformular seu passado, você estará na posição ideal para alcançar uma saúde melhor do que nunca.

Capítulo 7

AS ARMADILHAS

MARION NESTLE É UMA AUTORIDADE no campo da ciência nutricional. Com mais de 50 anos de experiência em ensino, pesquisas e saúde pública, ela acumulou inúmeros prêmios e há tempos lidera a vanguarda das pesquisas científicas voltadas para a promoção de saúde.

Em uma entrevista à *Newsweek*, Nestle, conhecida por evitar sensacionalismos, fez uma declaração impactante:

> *Conseguimos coletar um volume robusto de evidências, principalmente nos últimos cinco anos, de que alimentos ultraprocessados contribuem para um maior risco de desenvolver obesidade, diabetes, doenças cardiovasculares, depressão e câncer, além de problemas renais e hepáticos. São centenas e centenas de pesquisas nesse sentido. Não há dúvida dos malefícios. Isso é um problema.*

O termo "ultraprocessado" se refere a uma mudança na fabricação de alimentos. De acordo com a perspectiva de Nestle (e de muitos outros cientistas proeminentes), essa alteração é considerada uma das principais razões para o aumento de peso e a deterioração da saúde pública nos últimos 50 anos.

Hoje, as prateleiras da maioria dos supermercados estão repletas de ultraprocessados. Esses produtos embalados são concebidos para oferecer praticidade a preço baixo, portanto são adquiridos com frequência e em quantidades expressivas.

Isso não significa que todos os alimentos industrializados sejam prejudiciais. Para entender por quê, é útil ter uma compreensão básica dos quatro níveis de processamento dos alimentos.

Nível 1: Alimentos minimamente processados

Alimentos em seu estado natural (frutas, hortaliças ou proteína animal). Podem passar por processamentos simples como congelamento ou embalagem a vácuo, métodos que visam estender o tempo de vida útil desses produtos – chamado pelo comércio de "tempo de prateleira".

Nível 2: Ingredientes processados

Você gosta de azeite de oliva? Eu também. A opinião geral é que ele traz diversos benefícios à saúde, e é um exemplo de item processado. Esse tipo de processamento consiste em produzir um alimento a partir de ingredientes naturais. Alguns exemplos são o leite de coco de garrafinha (extraído da polpa do coco) e o açúcar (proveniente da cana-de-açúcar). Mesmo tendo algum nível de processamento, isso não torna esses ingredientes necessariamente prejudiciais.

Nível 3: Alimentos processados

Pães, queijos e peixes enlatados. Todos eles podem integrar uma dieta saudável. É considerado processado o alimento ao qual foram adicionados certos ingredientes (em geral sal e/ou açúcar). Embora haja um esforço adicional na produção, nenhum aditivo é introduzido para manipular como o cérebro vai responder ao consumo desses alimentos. Isso nos leva ao nível 4...

Nível 4: Alimentos ultraprocessados

Esta é a zona em que "se você está consumindo esses alimentos com frequência, é melhor abrir o olho". Não é necessário eliminar nenhum deles, mas, se há um tipo de alimento que causa mais malefícios do que benefícios, é este. Esses itens contêm muitos ingredientes conhecidos, mas são manipulados para adquirir um sabor específico que nos transforma em máquinas de comer. São formulados para incorporar açúcar, gordura e sal de uma maneira não natural que intensifica os desejos e aumenta a probabilidade de comer em excesso e comprar mais deles. Alguns exemplos: bebidas açucaradas, biscoitos, salgadinhos, refeições congeladas e alguns embutidos.

Coma mais, perca mais
(a ciência da densidade energética)

OS QUATRO NÍVEIS DO PROCESSAMENTO DE ALIMENTOS

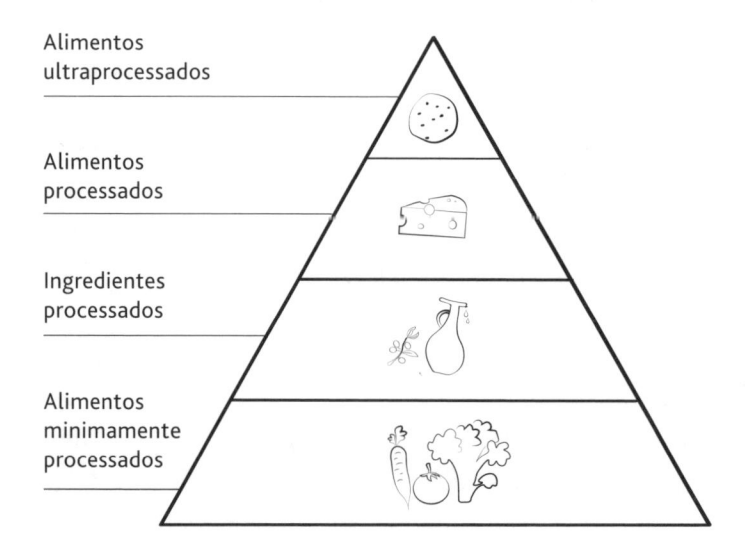

- Alimentos ultraprocessados
- Alimentos processados
- Ingredientes processados
- Alimentos minimamente processados

Se você consome alimentos ultraprocessados algumas vezes por semana, tudo bem. Eu, por exemplo, falo abertamente do meu apreço pelo cereal matinal de milho açucarado – por mais que os nutricionistas façam careta –, que saboreio algumas vezes por semana, apreciando cada colherada. Não tem nada de nutritivo, mas acho uma delícia. Como limito o consumo a uma tigela alguns dias da semana, isso não compromete a qualidade geral da minha alimentação. Mas atenção: uma tigela não são várias tigelas, e me deliciar com uma tigela de cereal açucarado é diferente de passar o dia inteiro consumindo ultraprocessados.

O CÉREBRO À BASE DE ULTRAPROCESSADOS

Michael Moss, jornalista premiado com o Pulitzer, está no panteão dos grandes nomes quando o assunto é alimentação. Em sua obra *Sal, açúcar, gordura*, Moss expõe detalhadamente "como os gigantes da alimentação nos seduziram". No centro desse livro-reportagem está a ciência por trás dos alimentos que nos levam ao "ponto de felicidade", ou seja, alimentos ultraprocessados e quimicamente transformados para alterar nossa química cerebral e levar a um curto-circuito dos sinais vitais de fome.

Caso você já tenha se perguntado como é possível comer tanto e nunca se sentir satisfeito, é possível que o culpado seja o ponto de felicidade. Esse termo indica a combinação ideal de sal, açúcar e gordura pensada para instigar um perigoso desejo incontrolável por alguns alimentos. Em vez de proporcionar saciedade, alimentos com esse tipo de formulação funcionam como um coquetel molotov na desregulação dos nossos hormônios. À medida que você os consome, o cérebro é reprogramado para ansiar por quantidades cada vez maiores.

Apesar de seu impacto, o livro de Moss não é completamente condenatório, pois na época de seu lançamento as pesquisas ainda não haviam conseguido demonstrar de forma conclusiva os danos causados pelos alimentos do ponto de felicidade. Isso mudou quando um pesquisador, movido pelo ceticismo, decidiu testar uma hipótese ousada.

Durante décadas as investigações se concentraram na relação entre calorias e ganho de peso. Confirmou-se repetidamente que quanto mais comemos, mais peso ganhamos, mas sem jamais responder à questão crucial: por que algumas pessoas comem excessivamente e outras comem menos? E por que, nos últimos 50 anos, parece que todos estão comendo mais?

Uma hipótese era o aumento na disponibilidade de ultraprocessados. O já mencionado Kevin Hall duvidava que essa fosse a causa, chegando a rotular essa teoria publicamente como "absurda". Para testá-la, ele conduziu um estudo relativamente simples em que observou os efeitos do aumento no consumo de ultraprocessados.

Vinte participantes foram instalados em um laboratório por um mês e monitorados detalhadamente. Um grupo seguiu uma dieta composta principalmente por alimentos minimamente processados, concentrando-se em itens como massas, carnes, frutos do mar e iogurte. O segundo grupo consumiu mais alimentos processados, entre eles cereais matinais doces, macarrão enlatado e outras opções industrializadas.

Apesar de os dois cardápios serem diferentes quanto aos itens e preparos, Hall e sua equipe garantiram que cada refeição tivesse a mesma composição de macronutrientes em ambos os grupos. Se um grupo comia macarrão enlatado, por exemplo, o outro comia uma versão menos processada do prato, mas com a mesma quantidade de carboidratos, gorduras e proteínas que o enlatado; o iogurte que um grupo comia tinha a mesma quantidade de proteínas, carboidratos, gorduras e calorias que a combinação de cereal e leite oferecida ao outro grupo. Mas tinha uma coisa: os participantes foram orientados a comer quanto quisessem, dispondo de 60 minutos para cada uma das três refeições diárias. O foco do estudo não era tanto a quantidade de calorias e mais o impacto de diferentes categorias de alimentos sobre os padrões alimentares.

Após um mês, o grupo da dieta composta majoritariamente por ultraprocessados ganhou em média 1 quilo por semana e consumiu mais de 500 calorias a mais por dia, em comparação com o outro grupo.

Sabe o que é ainda mais surpreendente? Hall e sua equipe decidiram investigar o que ocorria quando os participantes trocavam de grupos. Aqueles que inicialmente haviam seguido uma dieta ultraprocessada e posteriormente passaram a comer alimentos menos processados conseguiram perder os quilos adquiridos na primeira etapa do experimento.[1] Estudos subsequentes corroboraram as descobertas de Hall, indicando que a proporção de alimentos ultraprocessados na rotina está diretamente relacionada à quantidade que se consome. Isso talvez não seja uma surpresa. Em uma entrevista à *Newsweek*, Michael Moss sustentou que o verdadeiro problema não era o açúcar dos doces, e sim o processo promovido pela indústria alimentícia de transformar alimentos comuns (como pão e iogurte) em opções hiperpalatáveis que nos fazem querer mais e criam a expectativa do sabor doce em praticamente tudo.

Dessa forma, em vez de o doce ser um simples prazer ocasional, estamos sendo condicionados a desejar alimentos modificados para se assemelhar a sobremesas e, consequentemente, a ansiar por esses produtos com maior regularidade. Para complicar ainda mais, isso levou Hall a desenvolver a hipótese de que os alimentos ultraprocessados desencadeiam três grandes problemas:

1. Interferem na química cerebral, despertando o desejo por mais comida.
2. Por terem uma densidade calórica absurdamente alta, nosso consumo é muito maior do que percebemos.
3. Fazem as pessoas comerem mais rápido.

Ultraprocessados são um desafio. No entanto, acreditar que é necessário eliminá-los completamente e preparar cada refeição do zero não é uma solução prática, a menos que seja possível manter o hábito – o que parece restritivo e insustentável. Conforme será explicado nos próximos capítulos, se você conseguir usar a comida para contornar os problemas identificados por Hall, é possível seguir um plano saudável sem cair na armadilha da restrição absoluta.

MAS POR QUE DEMOROU TANTO?

Talvez você esteja se questionando por que os pesquisadores levaram tanto tempo para entender o papel dos ultraprocessados. A verdade é que eles não dispunham de bons meios para medir o nível de processamento.

Durante muito tempo a análise dos alimentos se baseou no teor calórico ou nos macronutrientes (proteínas, carboidratos e gorduras). A virada aconteceu em 2009, quando o pesquisador brasileiro Carlos Monteiro, da Universidade de São Paulo, desenvolveu um novo método de análise. Conhecido como Sistema de Classificação NOVA, ele leva em conta o grau de processamento. Alimentos ultraprocessados seriam aqueles modificados ou feitos inteiramente de substâncias extraídas da comida (como gordura, açúcar, sal ou amido). Os suspeitos de sempre incluíam alimentos hoje sabidamente problemáticos, como refrigerantes com açúcar, biscoitos, bolos, pães, salgadinhos e comidas congeladas.

A classificação NOVA deu aos pesquisadores uma nova abordagem para classificar e testar alimentos, e as descobertas subsequentes contribuíram para que compreendêssemos melhor por que é tão fácil comer mais do que precisamos.

E OS FATORES GENÉTICOS?

Que fique claro: a genética tem sua importância. Pontuo isso porque é o que você deve estar se perguntando ao considerar os resultados que pode esperar alcançar. Uma genética "favorável" sem dúvida facilita a jornada, mas é importante compreender como a genética opera para não cair nos muitos mitos criados em torno do assunto – seja a ideia do metabolismo mais acelerado ou a capacidade de perder peso sem reduzir a ingestão calórica.

Se seu objetivo é romper com os padrões negativos de sempre, este é o momento de desfazer algumas crenças arraigadas que estão bloqueando seu caminho.

Diversos fatores exercem influência sobre o ganho de peso, sendo quatro deles os mais relevantes:

- HEREDITARIEDADE: genética e epigenética
- DESENVOLVIMENTO: sua criação, sua alimentação durante a infância
- ESTILO DE VIDA: comportamentos como prática de atividade física, padrão de sono e nível de estresse
- ALIMENTAÇÃO: o que você come e o ambiente alimentar em que vive

Como é possível observar, muitos desses elementos estão além do seu controle. Sua genética e sua criação são exemplos disso. Ambas podem facilitar ou dificultar o processo, mas jamais serão obstáculos intransponíveis.

Durante muitos anos se acreditou que emagrecer era uma questão de sorte. Havia os privilegiados e os não privilegiados. Ou você tinha um metabolismo excelente e um ambiente favorável na infância, ou não tinha. Aqueles que enfrentavam mais dificuldades na busca por uma vida saudável se questionavam se seus esforços faziam alguma diferença ou se deveriam se resignar ao corpo que tinham.

A ciência apresenta uma perspectiva completamente diferente: a genética desempenha um papel significativo no ganho de peso, mas não tanto na perda de peso.

Há aproximadamente 100 marcadores genéticos associados ao ganho de peso e à obesidade. Essa é a parte menos animadora. Mas mesmo que você carregue um desses traços não significa que está fadado a ter sobrepeso. Estudos mostram que indivíduos com um desses genes têm um risco aumentado de 20% a 30% para a obesidade em comparação com aqueles sem esses marcadores. Além disso, a prática regular de atividade física pode reduzir esse percentual.

Acima de tudo, os genes não impedem a perda de peso. Em uma pesquisa que contou com 9 mil participantes, verificou-se que a presença do "gene do ganho de peso" não teve impacto na capacidade de reduzir a gordura corporal. Conforme destacado pelo autor do estudo, o professor John Mathers, "carregar a variante de alto risco desse gene pode tornar a pessoa um pouco mais pesada, mas não deve ser um impedimento para a perda".[2]

Assim, não é preciso voltar no tempo nem amaldiçoar o dia em que você nasceu. Qualquer que seja sua situação atual, você tem o poder de alterar suas condições de saúde. O caminho é se concentrar no estilo de vida e na alimentação. Observe que não mencionei reprogramar o metabolismo. Por mais comum que seja essa ideia, não é à toa que todas as suas tentativas de "reset metabólico" falharam em transformar você numa máquina de queimar calorias.

Os mitos do metabolismo (sim, são muitos)

Os primeiros estudos sobre metabolismo datam do início do século XVII, quando Santorio Santorio (que nome fascinante) decidiu monitorar a si mesmo. Ele passou a fazer registros de seu peso após diferentes atividades, como dormir, comer, trabalhar e até mesmo após relações sexuais (contrariando quem pensa que cientistas não sabem aproveitar a vida).

Ao longo dos quatro séculos seguintes, as pesquisas sobre o metabolismo humano exploraram todos os ângulos concebíveis, e continuamos aprendendo mais e mais sobre como nosso corpo queima calorias e obtém energia para funcionar. Ainda assim, uma ideia persiste até hoje na galeria mística da ciência: a do metabolismo acelerado. É tão sedutora a possibilidade de fazer nosso corpo aumentar a queima de calorias que 100 anos atrás já se comercializavam produtos prometendo tal feito.

Sabe o que é mais impressionante? Praticamente nenhum dos mitos relacionados ao metabolismo é respaldado pela ciência. Você foi levado a acreditar que o segredo para o emagrecimento está em um metabolismo "rápido". Também foi levado a acreditar que o metabolismo fica mais lento com a idade. Talvez imagine que seu metabolismo "para de funcionar" nos seus 20 anos, enquanto outros dirão que isso ocorre nos 30, 40 ou até mesmo 50 anos.

Como já passei dos 40, eu te entendo. Infelizmente, pesquisas indicam que muitas dessas crenças estão bastante equivocadas. É verdade que tendemos a ganhar peso com o passar dos anos. E, sim, alguns alimentos parecem se acumular na barriga mais facilmente aos 40 do que aos 20. Mas o problema não é que o metabolismo pifa. Ele só começa a se tornar um adversário em idades mais avançadas.

Um estudo pioneiro, resultante da colaboração de mais de 80 pesquisadores e envolvendo 6.500 participantes com idades entre 8 dias e 95 anos, abalou as bases do conhecimento sobre a perda de peso. O estudo revelou que o metabolismo permanece relativamente estável dos 20 aos 60 anos, sofrendo uma redução de aproximadamente 1% ao ano após os 60.[3] Ou seja, fique tranquilo que até os 60 seu corpo não está tramando contra você.

E isso não é nem a revelação mais surpreendente. Quem aqui já sabia que pessoas com maior peso têm o metabolismo mais acelerado?

Pois é. De maneira geral, quanto maior o peso, mais calorias a pessoa queima. Tudo por causa da energia necessária para manter o corpo funcionando no dia a dia. Costumamos imaginar nosso metabolismo como um interruptor que pode ser ligado durante o exercício ou as refeições e desligado quando estamos no sofá, mas na realidade o metabolismo está sempre ativo, pois o corpo depende dele para funcionar. Há uma necessidade constante de energia para processos como pensar, respirar e manter o coração batendo. Esse é o conceito de taxa metabólica basal (TMB), que representa aproximadamente 60% a 80% do metabolismo.

Embora não seja ideal pensar no corpo como uma máquina (já que contribui para a preocupação generalizada com alimentos bons versus ruins, ao considerar que a comida é convertida em combustível), essa comparação ajuda a entender o seguinte: se a maior parte do metabolismo é dedicada a alimentar cada movimento e cada ação, então quanto maior o corpo, mais energia é necessária.

Algumas pessoas são mais "aceleradas" e queimam mais calorias, o que auxilia na manutenção do peso. Entretanto, elas queimam mais calorias quando comparadas a pessoas com o mesmo peso. À medida que o peso aumenta, o corpo demanda um maior esforço para se manter em funcionamento. Ao compararmos uma pessoa de 75 quilos com uma pessoa de 100 quilos, esta última queimará mais calorias diariamente em sua taxa metabólica basal.

O metabolismo se adapta, aumentando ou diminuindo, à medida que o peso aumenta ou diminui. No entanto, dietas radicais podem desregular essas adaptações, recalibrando o metabolismo de uma maneira contraproducente e favorecendo o reganho de peso. A perda de peso rápida pode causar alterações irreversíveis na TMB, resultando em desregulações metabólicas imprevisíveis.

Direto para o inferno

Buscar o emagrecimento rápido pode ser um pacto com o diabo. Essa cláusula aparece em letras miúdas no contrato da maioria das dietas.

Quando ocorre perda de peso, o metabolismo tende a desacelerar. Isso não é necessariamente prejudicial, contanto que a redução de peso aconteça de forma saudável. Estudos indicam que dietas radicais, como as de restrição calórica intensa, são as que têm o maior impacto negativo no metabolismo em repouso.

Se você intencionalmente perde uma grande porcentagem do seu peso em pouco tempo, você acha ótimo – no início. Tanto a perda gradual quanto a rápida podem funcionar bem para resultados de longo prazo, mas, ao optar pela perda rápida, sua TMB (a maior parcela do metabolismo) pode desacelerar e nunca mais voltar ao que era antes, ou seja, você gerou uma dificuldade maior para a manutenção do peso no longo prazo.

Esse fenômeno é chamado pelos pesquisadores de "adaptação metabólica". Na perda de peso, o metabolismo naturalmente regride para se adequar às novas necessidades energéticas do organismo; portanto, se você reduzir de 77 quilos para 72, é lógico que o metabolismo também vai se ajustar.

Além disso, o metabolismo consegue desacelerar a uma taxa significativamente mais rápida do que a quantidade de peso perdido. Imagine perder 5 quilos e seu metabolismo desacelerar como se você tivesse perdido 25. Manter o novo peso se torna mais difícil. Problema maior é quando o metabolismo não se recalibra. Você recupera os 5 quilos, mas, ao contrário do que seria esperado, não queima mais calorias.

Isso não é mera especulação; é um exemplo concreto do que ocorre quando se sucumbe a radicalismos. Pesquisadores examinaram os participantes do programa de televisão *The Biggest Loser* para entender as consequências da perda de peso rápida. O estudo, divulgado no periódico *Obesity*, analisou os participantes no início do programa, no desfecho e novamente seis anos depois.

Todos tiveram um emagrecimento significativo, um deles chegando a eliminar mais de 100 quilos. Porém, na fase de reavaliação, 13 dos 14 participantes tinham recuperado uma quantidade considerável de peso e quatro deles acabaram com mais peso do que no início. O aspecto mais intrigante foi a alteração metabólica observada. Vale ressaltar que, em um metabolismo saudável, a quantidade de calorias queimada varia de acordo com o tamanho do corpo. À medida que ganha peso, a pessoa queima mais calorias; e à medida que perde, queima menos.

Os integrantes do programa, todos eles submetidos a uma perda rápida, estavam queimando aproximadamente 500 calorias a menos (por dia) do que seria previsto para seu peso. Mesmo ao recuperarem o peso, o metabolismo deles não se reajustou, o que dificultou a perda de peso e facilitou o ganho. Infelizmente, essa é só metade da história. Os participantes também passaram por mudanças hormonais que explicam o reganho de peso.

No final do programa, o hormônio que regula a fome (leptina) estava quase completamente esgotado, ou seja, o cérebro dessas pessoas não recebia a substância química que sinaliza a saciedade durante a alimentação, deixando-as em um estado de fome constante. Imagine comer e nunca se sentir saciado ou satisfeito. Dada a combinação de metabolismo mais lento e leptina baixa, não surpreende que essas pessoas tenham recuperado o peso.

Para completar, seis anos após recuperarem o peso, o nível de leptina desses participantes era apenas cerca de 60% do que antes da perda de peso.[4]

Pensemos nesses dados como uma advertência. Existe um limite de segurança para o ritmo de emagrecimento.

Em contrapartida, diversos estudos indicam que nem todas as perdas de peso acarretam essas mudanças. A ressalva é que é preciso estar disposto a um emagrecimento mais gradual, permitindo assim que o metabolismo se ajuste e auxilie na manutenção do novo peso.

Upgrade no metabolismo

Mesmo que a maior parte da queima diária de calorias seja determinada pela TMB, ainda há uma parcela de 20% a 40% que você pode influenciar. As calorias adicionais que você queima com o metabolismo depende dos alimentos que você consome e dos exercícios que pratica.

A alimentação exerce uma influência de aproximadamente 10% a 30% sobre o metabolismo, e o restante cabe à atividade física, incluindo desde caminhadas até exercícios vigorosos. Se quiser aumentar a queima por meio da alimentação, saiba que as calorias não são todas iguais. Proteínas, carboidratos e gorduras são metabolizados de maneiras distintas. Consumir 100 calorias de proteínas é diferente de consumir 100 calorias de carboidratos. As proteínas possuem um maior efeito térmico dos alimentos (ETA), que é a medida de como os alimentos são processados metabolicamente.

Quando consumimos proteínas, até 30% das calorias podem ser gastas durante o processo de metabolismo. De cada 100 calorias de proteína, cerca de 70 são de fato absorvidas pelo corpo e 30 são queimadas devido ao alto ETA associado a esse tipo de molécula. Já carboidratos têm um ETA de apenas 5% a 10% e a gordura fica na faixa de 3% a 5%. Isso explica, em parte, por que dietas ricas em proteínas são mais associadas ao emagrecimento e à manutenção do peso e por que essa estratégia facilitará sua vida (e trará mais saciedade).

Você pode estar se indagando sobre maneiras "mais fáceis" de impulsionar o metabolismo. Afinal, não faltam produtos que prometem isso. E não apenas suplementos. Ingredientes "naturais", como café, pimenta e outras especiarias, têm a fama de potencializar a queima calórica. Em tese, esse efeito é real, mas não a ponto de gerar mudanças visíveis na balança. Assim como adicionar mais gasolina a um tanque já cheio não vai fazer o carro percorrer uma distância maior, pequenas modificações no metabolismo não têm um impacto significativo na queima de calorias.

O músculo é o melhor acelerador do metabolismo. Quanto mais massa magra – e quanto menos gordura – você tem, maior a taxa metabólica. Isso porque o músculo demanda mais energia. Vale lembrar que o ponto-chave para um metabolismo que trabalhe a seu favor (em vez de contra você) é a sua TMB. Ela é responsável por fornecer energia a tudo que faz parte do seu corpo, incluindo órgãos como coração, pulmões e cérebro, além de abastecer as células. A gordura exige pouca energia, acumulando-se passivamente. Ela é de baixa manutenção, o que é uma desvantagem e um dos motivos pelos quais é fácil acumulá-la. O músculo, por outro lado, exige mais energia mesmo em repouso, e, quando você o utiliza (como durante os exercícios), contribui para queimar mais calorias.

Que fique claro: você não precisa virar fisiculturista. A questão não é ter um corpo musculoso e malhado, e sim a proporção entre a quantidade de músculos do seu corpo, seja de que tamanho for, e a quantidade de gordura. Lembra o exemplo da pessoa de 75 quilos? Desconsiderando-se a genética, se você tiver 20% de gordura corporal e pesar 75 quilos, seu metabolismo queimará menos calorias do que o de alguém com 15% de gordura corporal e os mesmos 75 quilos. Os músculos simplesmente melhoram a eficiência do corpo e ajudam a processar alimentos de modo mais eficaz.

Alimentação e atividade física são duas variáveis que você pode controlar – em breve veremos como fazer isso. Agora que entende os erros mais comuns que podem atrapalhar seu caminho, você vai descobrir uma forma inovadora de se alimentar, comer com prazer e escolher o tipo de dieta que vai finalmente funcionar para você.

RESUMO DO CAPÍTULO

- Quanto mais ultraprocessados você inclui no seu cardápio, mais calorias ingere. Algumas vezes por semana é uma frequência de consumo aceitável, mas todo dia é prejudicial.
- Apesar de relevante, a genética não impede a perda de peso.
- À medida que você perde peso, o metabolismo desacelera. Isso é um processo normal. Mas, dependendo da rapidez com que você perde peso, o metabolismo pode desacelerar de modo não natural. O melhor "acelerador" do metabolismo é a perda de peso gradual, mantendo assim uma queima de calorias mais elevada.

PARTE 3

DESSA VEZ SEU PLANO ALIMENTAR VAI DAR CERTO

Capítulo 8

APRENDENDO A SE ALIMENTAR

ATÉ ESTE PONTO DO LIVRO, cada aspecto foi meticulosamente abordado para guiar você em direção a uma alimentação mais saudável, contribuindo assim para que você melhore sua saúde e alcance seus objetivos – seja perder peso, ganhar músculos ou simplesmente ter mais energia. Dedicamos atenção à sua mentalidade, à sua autoimagem, aos erros comuns, às armadilhas e a uma filosofia alimentar mais aprimorada, mas ainda é fundamental que você saiba o que comer e como lidar com todas as inúmeras opções.

Ao iniciar um método diferente, é necessário redefinir seus objetivos. Conforme abordado nas Partes 1 e 2, há diversos bons estilos alimentares. Low carb, jejum intermitente ou contagem de macros – todos esses métodos podem ter bons resultados. O que não funciona é começar algo que você sabe que tem prazo de validade. Em vez de se angustiar com a distinção entre alimentos bons e ruins – ou com qualquer outra coisa –, é hora de aceitar a comida e estabelecer limites que lhe tragam mais liberdade. Aqui estão os quatro objetivos necessários para promover uma alimentação mais saudável:

OBJETIVO 1: Pare de tentar ser perfeito.
OBJETIVO 2: Consuma alimentos mais satisfatórios.
OBJETIVO 3: Consuma menos alimentos que aumentam a fome.
OBJETIVO 4: Inclua os alimentos que você ama.

Lembre-se: *é impossível não dar certo, desde que você não tente compensar de forma desmedida quando comer algo que gostaria de ter evitado.* Para ajudar no alcance desses objetivos, confira a seguir cinco recursos simples que você pode incorporar à sua rotina, sejam quais forem suas preferências ou restrições alimentares.

FERRAMENTAS SIMPLES > REGRAS RESTRITIVAS

Você vai ampliar sua zona de conforto ao utilizar ferramentas que promovem a saciedade e a variedade na alimentação. Isso significa que você pode aplicar essas estratégias a qualquer cardápio, preferência alimentar ou contexto. Prefere uma alimentação vegana? Sem problema. É mais inclinado ao estilo paleolítico? Também funciona. Precisa recorrer a refeições prontas? Tranquilo.

As cinco ferramentas a seguir foram pensadas para se ajustar ao seu estilo de vida, em vez de impor mudanças – o que facilita a adoção duradoura de hábitos saudáveis. Com limites e entendendo como utilizar essas ferramentas a seu favor, é possível comer qualquer coisa de vez em quando.

Não é necessário empregar todas as ferramentas o tempo todo. Incorporar as cinco proporcionará todos os elementos essenciais para alcançar seus objetivos da melhor forma possível, mas mesmo começando com apenas uma você ainda estará progredindo e fazendo o que é necessário para melhorar sua saúde.

Essas ferramentas foram desenvolvidas para ser a integração perfeita entre mente e corpo. Muitos planos tentam separar os aspectos fisiológicos dos psicológicos, mas aqueles que comprometem sua saúde mental também não funcionam no aspecto físico, no fim das contas.

Ao procurar implementar essas ferramentas, tenha em mente que o objetivo não é alcançar 100% todas as semanas, mas evitar semanas de 0%. Está pronto para começar a construir uma alimentação mais saudável? Estas são as ferramentas necessárias:

FERRAMENTA 1: Estabelecer limites de horários para as refeições.
FERRAMENTA 2: Priorizar proteínas e fibras.

FERRAMENTA 3: Acrescentar um extra.
FERRAMENTA 4: Comer mais devagar.
FERRAMENTA 5: Usar o delivery (e os alimentos processados) a seu favor.

Ferramenta 1: Estabelecer limites de horários para as refeições

O cenário atual do mundo do trabalho traz um exemplo claro de como nossos padrões alimentares se desregularam. Ao longo das últimas décadas, o dia de trabalho se estendeu além do tradicional horário das 9 às 18. Seja você profissional de atendimento ou de escritório, a sobrecarga é uma realidade. Esse cenário é agravado pelo fato de a tecnologia ter incorporado o trabalho ao ambiente doméstico. Com e-mails, aplicativos de mensagens e plataformas como Slack e Teams, estamos sempre conectados e nunca paramos realmente de trabalhar.

A quebra das fronteiras entre trabalho e vida pessoal trouxe consequências prejudiciais. Pesquisadores examinaram mais de 200 estudos ao longo das últimas duas décadas e constataram que jornadas de trabalho prolongadas estão ligadas a uma maior incidência de problemas cardiovasculares, qualidade de sono prejudicada, declínio da saúde e um aumento nos hábitos de tabagismo, consumo de álcool e uso de substâncias entorpecentes.[1] Não é que trabalhar seja um risco em si, e sim que é preciso ter momentos e ambientes adequados.

Com a alimentação, o padrão é parecido. Se você deixar a agenda aberta para comer a qualquer momento, é certo que vai exagerar. É surpreendente quantos excessos alimentares ocorrem simplesmente porque as pessoas não definem horários para comer. Seja beliscando o café da manhã do filho antes do almoço ou devorando um pacote de batatas chips enquanto vê TV à noite, a falta de limites resulta em lanches impulsivos que podem facilmente desorganizar um bom dia alimentar. É por essa razão que definir parâmetros para os períodos de comer e não comer pode ser tremendamente vantajoso.

A reação típica a essa proposta pode ser: "Você está indicando o jejum intermitente, é isso?" Não exatamente.

Já fui um entusiasta do jejum intermitente. Segui esse método por cerca de cinco anos, mas parei devido a dois fatores importantes:

1. Virei pai
2. Estudos já indicam que o jejum intermitente não apresenta vantagem em relação a outros padrões alimentares quando se mantém o equilíbrio no consumo e gasto de calorias

Quando me tornei pai, desejava estar junto do meu filho no café da manhã. Não queria complicações nem passar vontade enquanto o acompanhasse à mesa. Optei por valorizar as lembranças de comer com ele, considerando-as mais importantes que qualquer possível benefício do jejum.

E hoje sabemos que muitos dos benefícios inicialmente atribuídos ao jejum foram superdimensionados. As alegações sobre autofagia e perda de peso simplesmente não se sustentaram nos testes – e quem diz isso é alguém que, repito, já foi um grande defensor do jejum. Se você está consumindo a mesma quantidade em um dia (tanto em calorias quanto em tipos de alimentos), não faz diferença se você a restringe a uma pequena janela de tempo ou a uma janela maior.

Trocando em miúdos: se períodos prolongados sem comer se ajustam ao seu estilo de vida, continue fazendo isso! Só não há necessidade de se sentir compelido a começar essa prática, simplesmente porque o que realmente importa é o que você come em um dia – seja ao longo de 8 ou 16 horas.

A maior vantagem do jejum intermitente talvez seja a rotina estruturada que ele oferece. Ao estabelecer limites, ele facilita a adesão ao plano. Da mesma forma que ter um horário de trabalho definido permite organizar seu dia, estabelecer um limite de horário para refeições traz benefícios fisiológicos e psicológicos.

A primeira ferramenta é estabelecer um período de alimentação com base nos horários em que você acorda e vai dormir.

Como controlar a ingestão calórica sem contar calorias
Estabelecer uma "janela de alimentação" ajuda a reduzir o tipo de excesso não intencional que é comum para tantas pessoas. O aspecto mais difícil da alimentação é que não comemos apenas por fome. Comemos por tédio e estresse, comemos em situações sociais, comemos quando estamos felizes ou tristes, comemos por distração...

É aí que os limites podem ser úteis, ao atuar no aspecto psicológico. Da mesma forma que definir um horário para encerrar o expediente de trabalho (não responder a e-mails tarde da noite), estabelecer horários específicos para comer (e outros para não comer) pode ajudar você a ter um controle maior.

Estudos apontam que simplesmente modificar os horários de começar e parar de comer no dia – sem qualquer outra modificação – pode ter benefícios notáveis. Em uma pesquisa realizada no Reino Unido, os participantes foram orientados a efetuar uma única mudança: tomar o café da manhã uma hora e meia depois do habitual e jantar uma hora e meia antes do habitual. Não houve outras alterações, seja no cardápio, na frequência ou na quantidade. No fim, aqueles que estabeleceram esses limites acabaram comendo menos durante o breve período de teste.[2]

Em outra pesquisa, divulgada na revista *Cell Metabolism*, os participantes tiveram a oportunidade de escolher uma janela de alimentação que variava de 10 a 12 horas. Assim como no estudo anteriormente mencionado, não foram estabelecidos critérios quanto ao que comer, apenas um intervalo de tempo definido no dia, sendo que as refeições podem ocorrer a quaisquer momentos desse período.

Ao longo das 16 semanas do estudo, os participantes que definiram esses limites alcançaram uma redução de mais de 2,5 quilos e conseguiram manter o novo peso durante o período de acompanhamento de um ano.[3] É um resultado notável, dada a propensão geral ao reganho de peso.

Lembrando que não existe mágica. Quando os estudos são conduzidos sob condições mais rigorosamente controladas – como limitar as pessoas a "janelas de alimentação" e monitorar com precisão a quantidade de calorias ingerida, comparando-as com uma estrutura de "alimentação aberta" na qual consomem a *mesma quantidade de calorias* –, os resultados de perda de peso são semelhantes.

Mas a questão não se resume a contar calorias. Compreendemos a importância delas e seu papel no ganho ou na perda de peso. Nosso objetivo é introduzir métodos simples que ajudem a não comer demais, não se estressar e não complicar as coisas. Os limites de tempo ajudam a seguir o plano e restringir os momentos em que a fome não é o principal motivador para comer. Isso explica por que tantas pessoas conseguem ir bem e obter ótimos resultados.

Como colocar isso em prática? Uma maneira simples é adotar uma regra de duas horas em torno dos horários de acordar e dormir. Ao começar o dia, em vez de tomar café logo ao acordar, espere duas horas. No final do dia, não coma mais nada por duas horas antes de ir dormir.

Se você desperta às seis, por exemplo, só vai comer às oito. Bebidas com poucas calorias ou mesmo nenhuma, como água e café ou chá sem açúcar, estão liberadas. Aliás, é recomendável tomar cerca de meio litro de água logo ao acordar.

No fim do dia, se você vai dormir geralmente às dez, faça sua última refeição no máximo às oito da noite.

O ajuste de duas horas não é uma regra fixa. Encontre o que se adéqua melhor ao seu estilo de vida. Por exemplo, em um grupo de teste com 500 pessoas, algumas preferiram ajustá-lo para uma hora após acordar (devido à rotina que tinham) e outras optaram por três horas antes de dormir. O mais importante é definir bem os horários de limite, sem se ater a um intervalo de tempo específico. No entanto, observou-se que o período de duas horas parece ser mais eficaz para ajustar as responsabilidades matinais e noturnas de maneira realista, ajudando a controlar a fome pela manhã e aprimorar a qualidade do sono.

De maneira geral, os horários de acordar e dormir funcionam bem como pontos de referência. Apesar de um estudo sugerir antecipar o jantar em uma hora e meia, pode não ser uma opção viável para todos. Na minha família, o jantar costuma ser às 17h30 e não daria para acontecer às 16 horas, pois nesse horário meus filhos ainda estão na escola (e, sinceramente, quem janta às quatro da tarde?). Além disso, qualquer medida que você adote para melhorar sua saúde deve se alinhar com a dinâmica da sua *família*, para não gerar estresse. Assim como você, seus filhos não devem ficar obcecados com cada refeição. Estipular horários para as refeições contribuirá para a formação de hábitos saudáveis que podem ser mantidos para o resto da vida.

Lembre-se: não se preocupe muito com pormenores. Não se trata da duração exata do intervalo de tempo para refeições (nenhum estudo sugere que oito horas é melhor que 12 horas, por exemplo) e não importa a hora em que você começa ou para (há quem acredite que a metabolização dos alimentos é pior à noite, o que levaria ao acúmulo de gordura, mas isso é um mito). No fim das contas, a questão é estabelecer limites e evitar excessos durante a noite, quando é comum o consumo de muitas calorias extras.

Quando estabelece horários-limite para as refeições do dia, você constrói uma estrutura que o coloca no comando da sua alimentação, o que já proporciona avanços significativos sem a necessidade de mais nada. Com essa estratégia, você evita os episódios de comer e beliscar de modo distraído ou sem necessidade.

E A AUTOFAGIA?

Lancei um livro sobre o jejum intermitente em 2012, período em que eu endossava fervorosamente muitos dos supostos benefícios dessa prática. Um dos principais é a autofagia, processo de "limpeza" celular em que o corpo realiza autorreparos. Há evidências de seu papel no processo natural de antienvelhecimento e na promoção da saúde global. O jejum se apresenta como uma ferramenta que pode favorecer a autofagia.

Porém – e isto é um grande porém – essa não é a única maneira (talvez nem seja a "ideal") de estimular a autofagia. Muitas pesquisas sobre jejum e autofagia são conduzidas em animais, em geral camundongos. Se você procura métodos comprovados para potencializar a autofagia e melhorar a saúde celular, as melhores opções são a restrição calórica (comer menos), a prática de atividade física e a melhoria na qualidade do sono.

Não existem estudos indicando que a autofagia impulsionada pelo jejum seja superior àquela que resulta da restrição calórica ou dos exercícios. Na atualidade, as pesquisas sinalizam que os exercícios e a redução da ingestão alimentar funcionam até melhor. Você pode adotar o jejum se quiser, mas os benefícios não são tão expressivos quanto se imagina.

DEVO PULAR O CAFÉ DA MANHÃ?

Planos mais flexíveis, que você pode ajustar do modo que funcionar melhor para você, aumentam suas chances de sucesso. No entanto, numerosas pesquisas indicam que pular o café da manhã pode não ser muito recomendável.

Como acabamos de ver, atrasar o café da manhã por algumas horas pode funcionar como uma espécie de salvaguarda. Contudo, pesquisas apontam que prolongar excessivamente esse intervalo pode modificar o processo de metabolismo dos alimentos. Especificamente, deixar para começar a comer só à tarde ou à noite pode ter efeitos adversos sobre o metabolismo, o apetite e a quantidade de energia gasta.[4]

Se você se sente bem passando a manhã sem comer, ótimo, não precisa mudar nada. Apenas saiba que não é necessário passar a fazer isso e que consumir proteína pela manhã é vantajoso – o que nos leva à próxima ferramenta.

Ferramenta 2: Priorizar proteínas e fibras

E se eu te dissesse que é possível comer três vezes mais e não engordar por isso? Parece mentira, mas não é. O "segredo" está no conceito de densidade energética, uma das melhores maneiras de comer mais, se sentir satisfeito e evitar excessos.

Lembra da pesquisa que analisou o consumo de ultraprocessados, mostrando que pode levar ao consumo de cerca de 500 calorias a mais por dia? A principal conclusão desse estudo é que, quando temos total liberdade em relação às quantidades, tendemos a comer mais quando estamos consumindo alimentos ultraprocessados. No entanto, a situação é mais complexa do que parece.

Se examinarmos essas 500 calorias adicionais, notaremos uma tendência intrigante: quase todas se originam de carboidratos e gorduras; muito poucas vêm de proteínas. Isso explica por que algumas pessoas podem consumir grandes quantidades de comida sem ganhar peso e sem sentir fome o tempo todo, enquanto outras ganham peso consumindo menos comida e ainda enfrentam a sensação de fome. Não se trata de uma ilusão; é a magia real da densidade energética.

Esse conceito é uma forma de descrever pequenas quantidades de alimentos com uma quantidade surpreendente de calorias. Ao comer alimentos de alta densidade energética, você consome muitas calorias sem ingerir um grande volume. Privilegiar alimentos de baixa densidade energética favorece o controle da fome e promove saciedade por mais tempo, já que você pode consumir quantidades maiores sem exagerar nas calorias.

A ilustração a seguir mostra duas refeições com quantidades de calorias equivalentes, mas a da direita tem um volume três vezes maior. Isso ajuda a entender como algumas pessoas podem comer mais e mesmo assim perder mais peso. A refeição da esquerda tem alta densidade energética, enquanto a da direita apresenta baixa densidade energética. Aprender a explorar esse aspecto é uma maneira fácil de conseguir consumir menos comendo mais.

DENSIDADE ENERGÉTICA

ALTA DENSIDADE
ENERGÉTICA

BAIXA DENSIDADE
ENERGÉTICA

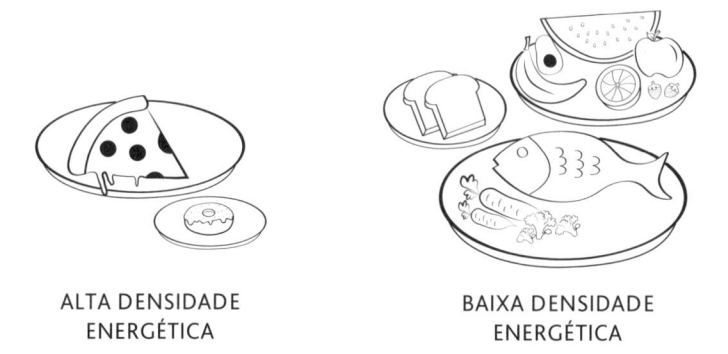

Coma mais, sinta menos desejos
Conhecer o conceito de densidade energética é importante por causa de uma pequena complicação que ocorre durante o processo de perda de peso. *À medida que o ponteiro da balança desce, o cérebro faz o apetite aumentar.* Se você já fez dieta e sentiu que seu corpo parecia estar conspi-

rando contra você, bem, tinha um fundo de verdade aí. Não é algo permanente, mas dura tempo suficiente para que os desejos levem você a comer mais e recuperar o peso.

Para enganar o cérebro, você precisa investir nos alimentos que proporcionam saciedade, evitando que você se torne uma máquina de comer. Nesse quesito, os astros são os alimentos de baixa densidade energética, com destaque para as proteínas e as fibras.

Estudos revelam uma relação simples mas impactante no controle da fome e dos desejos e na manutenção de mudanças positivas no peso. Quanto mais você aumenta a densidade energética (comendo alimentos altamente calóricos), mais calorias consome. Por outro lado, quanto mais reduz a densidade calórica (comendo mais proteínas e fibras, por exemplo), mais fácil é comer menos.[5]

Imagine a seguinte situação: três pratos de comida, todos com o mesmo peso. A única diferença entre eles é a quantidade de gordura. O primeiro tem a menor quantidade (baixa densidade energética); o segundo tem o dobro de gordura do primeiro (densidade energética maior); e o terceiro contém três vezes mais gordura que o primeiro. Se considerássemos apenas a quantidade de comida, seria lógico supor que as pessoas consumiriam a mesma quantidade. Mas não é isso que acontece.

Esse conceito foi submetido a testes e os pesquisadores observaram que, quanto mais gordura se acrescentava ao prato, mais as pessoas comiam.[6] Isso não significa que a gordura seja prejudicial, pois ela é parte essencial da nossa alimentação, e sim que acrescentar gordura é a maneira mais rápida de aumentar a densidade energética, o que contribui para que a pessoa coma mais. Há mais espaço para a ingestão de proteínas e fibras, mas é recomendável ficar atento à quantidade de gordura que se consome.

Alimentos com mais proteínas e/ou mais fibras trazem mais saciedade e satisfação. Por outro lado, opções como carboidratos e gorduras estimulam o desejo por mais carboidratos e gorduras.

Os astros da baixa densidade energética
- Hortaliças
- Frutas

- Grãos integrais e aveia
- Feijões e leguminosas
- Carnes magras (como alcatra, contrafilé, filé-mignon e carnes de caça como alce e veado)
- Frango
- Laticínios com baixo teor de gordura
- Clara do ovo

A ciência da satisfação

Apesar de todo o debate sobre o papel dos carboidratos ou das gorduras no ganho de peso (na realidade, qualquer um dos dois em excesso pode ser um problema), o verdadeiro segredo está na satisfação. Para saciar a fome, comece com proteínas. Elas são fundamentais para prolongar a saciedade e também para promover longevidade e envelhecimento saudável. Além disso, o simples ato de consumir proteínas contribui para queimar mais calorias.

Como vimos no último capítulo, cerca de 10% a 30% do metabolismo é determinado pelo que você come, conhecido como o efeito térmico dos alimentos (ETA). As proteínas têm ETA mais alto, variando de 20% a 30%. Quanto maior a ingestão de proteínas, mais calorias você queima para metabolizá-las.

Melhor ainda é que quanto maior a ingestão de proteínas, menos calorias você tende a consumir no total. A esse respeito, um estudo analisou os efeitos da transição de uma dieta com baixo teor de proteínas para uma dieta com teor moderado de proteínas. Ao duplicarem a quantidade de proteínas consumidas (de 15% para 30%), os participantes perderam 5 quilos, sem fazer nenhuma outra modificação. Incluir mais proteínas aumentou a sensação de saciedade, resultando na redução espontânea de cerca de 450 calorias diárias.[7] Perceba como pequenas alterações podem levar a resultados significativos. Diminuir o consumo de alimentos ultraprocessados pode representar 500 calorias a menos por dia, enquanto o aumento do consumo de proteínas elimina mais 450 (estamos falando de médias e de tendências, não de quantidades exatas). Sozinhas, essas duas mudanças teoricamente poderiam representar uma "economia" de milhares de calorias por semana.

O método da "zona de conforto" começaria por incluir alimentos proteicos de que você goste – frango, peru, o que for. Não precisa ser sem osso, sem pele nem sem graça, apenas evite fritura. Basta incluí-los no seu cardápio. Se preferir carne moída (que tal a noite do hambúrguer?), use cortes pelo menos 90% magros. Para aqueles que não curtem carne vermelha, os ovos são uma excelente fonte de proteína de alta qualidade, assim como laticínios – leite, iogurte grego, queijo cottage, etc. Opções vegetarianas incluem lentilha, feijão, quinoa e queijos duros.

O outro fator da equação da fome são as fibras. É fácil ignorá-las, já que muitos as associam à velhice ou a um sabor menos agradável, mas a realidade é que as fibras são a combinação perfeita de saudável e agradável. São encontradas em diversos alimentos populares ricos em carboidratos e se destacam como um verdadeiro superalimento, graças às suas propriedades benéficas para o intestino.

Sabe o que é melhor? As fibras fazem parte da zona de conforto de qualquer pessoa, portanto são uma escolha fácil, além de conveniente. Com o tempo, é aconselhável ampliar essa zona incluindo mais hortaliças, não só porque fazem muito bem para a saúde no geral, mas também por serem excelentes fontes de fibras. Mesmo que você não seja fã de legumes e verduras, há opções populares para garantir a ingestão de fibras. Você pode começar com pães ou wraps de farinha integral (procure opções com mais de 4 gramas de fibras por porção), macarrão integral, batata assada, maçã, banana, abacate (1 xícara contém cerca de 10 gramas de fibras), oleaginosas (como amêndoas), feijão e lentilhas. Caso essas opções também não sejam do seu agrado, ainda é possível saborear algumas xícaras de pipoca sem óleo ou um pouco de chocolate amargo, ambos ricos em fibras.

Recordemos as imagens anteriores, que destacam a diferença entre alimentos de alta e baixa densidade energética. A questão não é que a gordura ou os carboidratos em si levem ao ganho de peso. O problema surge quando um deles está presente em alimentos muito calóricos, como as opções ultraprocessadas que é recomendável limitar. Ao consumir esses alimentos densos em calorias, a tendência é continuar comendo e comendo e comendo... sem conseguir parar. É por isso que as pessoas acabam consumindo, em média, 500 calorias a mais por dia ao se depararem com alimentos que proporcionam o já mencionado ponto de felicidade.

Não seria fantástico ter um interruptor que sinalizasse quando você está prestes a exagerar na comida? A boa notícia é que esse interruptor existe e ele se chama *fibras*. Quando são acrescentadas aos alimentos, as fibras alteram sua densidade calórica, levando a um consumo menor. Seus benefícios são inegáveis. Alimentos ricos em fibras demandam mais tempo para mastigar, auxiliando o cérebro a reconhecer a sensação de saciedade. Além disso, as fibras retardam a digestão, prolongando a sensação de saciedade, o que reduz a necessidade de mais comida. Por fim, elas acalmam o "cérebro faminto", contribuindo para a supressão dos desejos.

As fibras também podem ser consideradas um trunfo para a longevidade. Uma análise abrangente de oito estudos revelou que um incremento de 10 gramas de fibras na alimentação está correlacionado a uma redução de 10% no risco de mortalidade, por qualquer causa. Nada mau, não é mesmo? Como se isso não bastasse, ao revisar 185 estudos, pesquisadores constataram que o consumo de fibras está associado à longevidade e a outros benefícios para a saúde.[8] Se unir fibras e proteínas, você obtém satisfação, formando uma base sólida para qualquer dieta.

O conceito de satisfação se perdeu na cultura das dietas. Não basta nutrir o corpo; também é preciso ter prazer em comer e saber quando parar. Desse modo o cérebro pode agir a seu favor, e não contra você, contribuindo para manter a satisfação e ainda deixando espaço para outros alimentos, como proteínas e carboidratos.

Nenhum macronutriente é ruim por si só ou faz engordar. O aconselhável é limitar refeições com quantidades muito altas tanto de carboidratos quanto de gorduras e garantir um consumo adequado de proteínas e fibras para evitar que o cérebro entre no modo insaciável (se quiser fazer alguém engordar, basta fazê-lo comer menos proteínas e fibras).

Isso é o que as pesquisas têm mostrado. Não é necessário uma quantidade exorbitante de proteínas, mas, se for insuficiente, a sensação de fome tende a aumentar, assim como o peso corporal. Entre a década de 1960 e o início dos anos 2000, período em que o peso médio dos americanos aumentou, o consumo de proteínas diminuiu, ao passo que o teor de carboidratos e gorduras aumentou.[9]

O cérebro à base de ultraprocessados

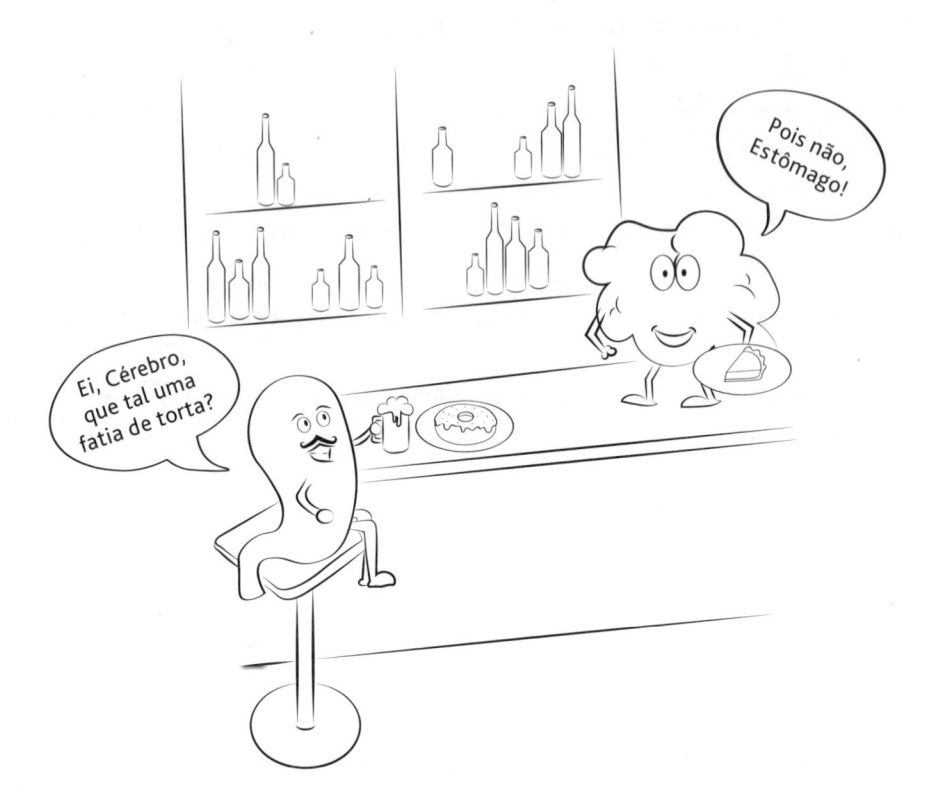

Se você pensa que é mera coincidência, a ciência revela o que pode estar acontecendo. O corpo parece ter uma capacidade quase ilimitada de consumir e armazenar carboidratos e gorduras, como indicam estudos que investigam a superalimentação. Quando as pessoas se excedem nas quantidades, as calorias adicionais raramente provêm de proteínas. Em geral, vêm de mais gorduras ou carboidratos.

Infelizmente, fomos programados para armazenar muita gordura. Culpe a evolução, se quiser. É por isso que a questão da fome é complexa. Como a capacidade de armazenamento de energia é ilimitada, é muito fácil acabar comendo em excesso – a menos que você saiba controlar a fome.

Garçom, traz a conta

Embora o combustível do corpo sejam as calorias, a fome é regulada pela sensação de satisfação.

A fome se dá pela comunicação entre estômago e cérebro. É uma relação como a de garçom e cliente: o estômago está no balcão pedindo bebidas e o cérebro é o bartender.

Quando você consome alimentos que estimulam a satisfação e a saciedade, o corpo envia um sinal ao cérebro avisando que pode parar. Chega de comida.

Ao consumir alimentos pensados não para satisfazer a fome, mas para agradar o paladar, o bartender simplesmente continua completando seu copo. E é assim que nos "embriagamos" de comida – exageramos na quantidade e nos questionamos por que ninguém parou de nos oferecer quando claramente já tínhamos passado do ponto.

Se você incluir o suficiente de proteínas e fibras na sua alimentação – elas devem constituir pelo menos 50% do seu prato –, pode ficar tranquilo para comer o que gosta que dificilmente vai exagerar.

POR QUE NUNCA ME SINTO SACIADO?

Você sempre encontra espaço para a sobremesa? Pois saiba que a forma como você organiza o seu prato pode aumentar a probabilidade de comer mais, mesmo quando já deveria estar saciado.

A alternância de sabores pode iludir a mente, levando você a acreditar que pode continuar comendo mesmo quando normalmente já estaria satisfeito. Esse fenômeno é conhecido como saciedade sensorial específica. A sensação de estar "cheio" pode se aplicar a um sabor e não ao outro. Trocando em miúdos, você pode não querer mais comer nada de um sabor específico (doce, salgado, etc.), mas, quando uma nova experiência sensorial entra em cena, o corpo "magicamente" encontra espaço para ela.

Comer alimentos doces e salgados pode contribuir para que você consuma mais de ambos, enquanto se concentrar em um único tipo de sabor pode ajudar a se saciar mais depressa. Embora existam sobremesas superdoces, a maioria das melhores guloseimas tem uma combinação de sabores, incluindo o doce, o salgado e o azedo. Ao chegar à sobremesa, é mais provável que você coma uma quantidade maior, independentemente do que consumiu durante a refeição, portanto a verdadeira magia ocorre antes disso.

Um estudo explorou esse tema oferecendo aos participantes uma refeição de quatro pratos. *Aqueles que optaram pelo mesmo tipo de alimento em todos os pratos consumiram quase 60% menos do que aqueles que variaram suas escolhas.*[10] Essa dinâmica pode ser observada mesmo quando são alimentos de que você gosta. A Vox Media reproduziu esse experimento. Os participantes foram servidos de macarrão com queijo e comeram uma grande quantidade. Depois, foram apresentadas duas opções: mais macarrão com queijo ou sorvete. Quando mais macarrão foi oferecido, o interesse dos participantes caiu de 6 para 1, em uma escala de 10 pontos. No entanto, mesmo saciados, quando foram oferecidas opções de sorvete (em vez de mais macarrão), eles consumiram *três vezes* mais. A conclusão? Sim, é como se existisse o famoso estômago separado para a sobremesa. Portanto, se você for esperar a sobremesa para ficar satisfeito, é bem provável que acabe exagerando.

Como evitar isso? Uma possibilidade é usar a ciência a seu favor. Estudos indicam que as crianças comem mais hortaliças quando há variedade delas no prato[11] (se funciona para crianças, vai funcionar para você também!). Experimente, por exemplo, misturar cenoura com vagem: você provavelmente vai comer mais tanto das cenouras quanto das vagens. Além disso, capriche nas proteínas e nas fibras, que contribuem para a satisfação e a saciedade. E busque maximizar o sabor da refeição sem variar muito os tipos de sabor.

Como você verá na Ferramenta 5, não dá para comer uma fatia de torta todo dia, portanto procure se saciar e questionar a crença de que a sobremesa é obrigatória (porque, lembre-se, sempre vai ter espaço no "estômago da sobremesa"). Quando estiver com vontade de um docinho, experimente acrescentar um toque de doçura natural à refeição para ajudar a controlar a vontade quando chegar o momento da sobremesa. Você pode fazer isso com medidas simples, como incluir uma porção de batata-doce, adicionar frutas à salada ou usar um pouco de mel no molho da carne. Isso ajuda a moderar a quantidade da sobremesa, pois estudos sugerem que ficamos mais propensos a desejar outro alimento quando ele traz um novo sabor.

Compreender como funciona a saciedade é uma maneira descomplicada de garantir que suas escolhas e sua liberdade trabalhem a seu favor, não contra você. Assim você poderá saborear o jantar – e adoçar a vida – sem receio de cair em um ciclo de descontrole.

Ferramenta 3: Acrescentar um extra

Carboidrato ou gordura, o que você prefere? Na verdade, não precisa escolher, pois há espaço para qualquer um dos dois – ou ambos – em qualquer plano alimentar.

Depois das proteínas e fibras, o próximo passo para montar um prato saudável é incluir suas preferências. Para quem já tentou várias dietas, pode parecer estranho ouvir que você tem algum poder de escolha sobre o que vai comer, mas lembre-se: aqui nós trabalhamos com flexibilidade, sustentabilidade e um pouco de prazer. Se as proteínas e fibras são os elementos que ampliam a sua zona de conforto, trazendo algo novo e não habitual à sua rotina alimentar, então os carboidratos e gorduras que você escolher devem estar dentro dessa zona de conforto.

A ideia do extra pode ser resumida em uma pergunta descontraída: você prefere mais pão e massa (carboidratos) na sua vida, ou é mais do tipo queijo e pasta de amendoim (gorduras)?

Sugiro montar suas refeições em três passos:

- Passo 1 - Proteína: 1 ou 2 porções (do tamanho da palma da sua mão)
- Passo 2 - Fibras: 1 ou 2 porções (carboidratos ricos em fibras, do tamanho da palma da sua mão)
- Passo 3 - Extra: 1 ou 2 porções

O extra pode ser carboidrato ou gordura. Cada refeição é uma chance para você aproveitar um ou outro. Mas atenção: é prudente não comer muito de *ambos* na mesma refeição.

É mais fácil exagerar quando temos porções generosas de carboidratos e gorduras juntas. Primeiro porque, como já mencionado, é possível armazenar quantidades praticamente ilimitadas tanto de um quanto de outro. Segundo porque, quando combinados em grandes proporções, tem-se uma refeição de alta densidade energética – mais calorias em menor quantidade –, o que é melhor evitar. O extra é ótimo para preservar a variedade, aspecto que costuma ser negligenciado na busca pela alimentação saudável.

Em breve veremos detalhes sobre os tamanhos das porções, mas por ora você pode estar se indagando: "Como saber se devo optar por uma ou duas porções?" Quero deixar claro que o objetivo é ingerir o máximo possível de alimentos satisfatórios (de baixa densidade energética) e, posteriormente, fazer ajustes conforme necessário para atingir as mudanças desejadas. Dois fatores a serem considerados são: a) a frequência das refeições ao longo do dia e b) seus objetivos.

Se você costuma comer três vezes ou menos por dia, é aconselhável colocar duas porções de proteínas e fibras em cada refeição, depois ajustar a quantidade do extra de acordo com seu nível de fome. Para quem faz quatro refeições ou mais por dia, o ideal é apenas uma porção em cada.

Pense no número de refeições e depois ajuste as quantidades de acordo com seus objetivos.

Se seu objetivo é perder peso, mantenha os níveis de proteína elevados, com duas porções por refeição. Tendo definido a quantidade de proteína, siga o que recomendei de acordo com a quantidade de refeições no dia: duas porções de fibra e duas de bônus se você fizer três refeições ou menos. Caso não veja mudanças após uma ou duas semanas (tenha paciência!), limite o bônus a uma porção por refeição. Isso deve resolver. Caso chegue a um platô, apenas tenha paciência (sim, de novo) e observe. Como discutiremos mais adiante, os platôs fazem parte do processo. Você não vai perder peso toda semana. Mas se o platô não terminar nunca, reduza as fibras para uma porção nas refeições em que estiver com *menos* fome. Você não deve deixar de priorizar as fibras e a satisfação, portanto faça pequenas mudanças, nada drástico. Ajustes sutis podem ter resultados surpreendentes.

Se, por outro lado, sua intenção é ganhar peso e massa muscular, faça o inverso: duas porções de cada categoria em cada refeição. Caso não veja resultados, passe a fazer mais uma refeição no dia ou mantenha a quantidade de refeições e aumente para três porções de proteínas e três de fibras em cada uma.

NÃO SE PREOCUPE COM DETALHES

Às vezes, ao incluir uma fonte de carboidratos como extra, pode vir um pouco de gordura junto. Tudo bem. Gordura não faz mal.

Outras vezes, ao adicionar uma fonte de gordura como extra, pode vir junto um pouco de carboidrato. Tudo bem também. Mais adiante lhe darei orientações para simplificar o processo, mas, de modo geral, não é preciso se preocupar com cada grama de comida que entra no seu corpo.

Juntando tudo

Como regra geral, prefiro evitar contar calorias porque sou péssimo em matemática... e porque transformar a alimentação em números traz o risco de causar estresse e ansiedade. Isso não significa que você não possa contar calorias. Poder, pode; funciona, sem dúvida. Só saiba que não é essencial contar calorias, anotar tudo que come nem calcular macros para alcançar seus objetivos.

Dito isso, é fato que não tem como fugir totalmente dos números. Você vai ao mercado e se depara com embalagens que destacam as quantidades de calorias, açúcar, proteína, gordura e carboidratos. Num mundo repleto de produtos industrializados, é útil compreender o que está escrito ali. Do contrário, corre o risco de se estressar ao olhar rótulos, o que vai contra nosso propósito. Assim, vamos ver os números que fundamentam nosso plano alimentar.

Aqui, os números não são o principal. *Não precisa contar cada caloria.* Para medir qualquer porção e tamanho, sua mão serve perfeitamente. Mas, se você tem dificuldade em identificar a natureza dos alimentos (carboidratos/fibras, gordura ou proteína), isto vai facilitar sua vida.

Se for se basear em rótulos, monte sua base escolhendo alimentos dentro das seguintes faixas:

Passo 1: Proteínas
- BASE DE PROTEÍNAS = mínimo de 15 a 40 gramas (pode passar de 40, mas evite ficar abaixo de 15)

Passo 2: Fibras
- BASE DE FIBRAS = mínimo de 4 gramas a cada 15 a 30 gramas de carboidratos

Exemplo: Você pode comer duas fatias de pão, que contêm 30 gramas de carboidratos e 5 gramas de fibras. Observe que não se trata de um extra de carboidratos. Essa quantidade faz parte da base.

Passo 3: O extra
Como extra, você pode escolher consumir ou mais carboidratos ou mais uma pequena dose de gordura. É importante não confundir esse extra com a quantidade de carboidratos que você já terá na base de fibras, nem com a quantidade de gorduras que já terá na base de proteínas ou mesmo de fibras (seja no preparo ou do próprio alimento). Isso desde que não ultrapasse certos limites.

Se precisar de parâmetros, siga as orientações a seguir.

- GORDURAS EXTRAS: Se alguma porção de alimento da base tiver mais de 5 gramas de gordura (o ideal seria entre 5 e 15 gramas), considere-a seu extra.

- CARBOIDRATOS EXTRAS: Se sua base de fibras tiver mais de 15 gramas de carboidratos (a faixa recomendável é de 15 a 35 gramas), considere-a seu extra. Caso, além desse extra, você acrescente mais uma pequena porção de carboidratos (cerca de 10 gramas), não se preocupe: são apenas 40 calorias. Preocupar-se com cada detalhe do que você come só vai atrapalhar o processo.

Faça o sistema funcionar a seu favor
Saborear um hambúrguer é um exemplo perfeito de como aproveitar o sistema de extras. Se a pedida for hambúrguer com batata frita, é aconselhável reduzir a quantidade de gordura do hambúrguer (porque a batata vai

funcionar como o carboidrato extra). Caso queira um hambúrguer mais suculento (com bacon ou queijo), abra mão da batata (porque o bacon ou queijo do hambúrguer são gordura extra).

Alguns exemplos:

Hambúrguer com carboidrato extra
- Proteínas: Hambúrguer (idealmente, acima de 90% de carne magra)
- Fibras: Pão integral
- Gorduras: Do hambúrguer
- Carboidratos extras: Dois punhados de batata frita

Hambúrguer com gordura extra
- Proteínas: Hambúrguer (idealmente, acima de 90% de carne magra)
- Fibras: Pão integral
- Gorduras: Do hambúrguer
- Gorduras extras: Queijo

Detalhes mais precisos

Como sempre me pedem exemplos, vou mostrar a seguir de que modo refeições bastante variadas podem se encaixar nesse esquema. Os "tipos de refeição" não trazem quantidades exatas. Você tem flexibilidade para sair um pouco dessas faixas, mas elas oferecem uma ideia de como o sistema opera e demonstram que é possível ter *variedade*. Algumas refeições podem ser maiores, outras menores. Essas variações proporcionam tranquilidade na experiência alimentar. Lembre-se: a "base" consiste simplesmente na combinação de proteínas e fibras.

Tipos de refeição

Base + Mais carboidratos + Menos gorduras
- Proteínas: 20 a 60 gramas
- Carboidratos: 40 a 60 gramas (com pelo menos 4 gramas de fibras)
- Gorduras: 5 gramas

Base + Menos carboidratos + Mais gorduras
- Proteínas: 20 a 60 gramas

- Carboidratos: 20 gramas (com pelo menos 4 gramas de fibras)
- Gorduras: 20 gramas

Base + Carboidratos equilibrados + Gorduras equilibradas
- Proteínas: 20 a 60 gramas
- Carboidratos: 30 a 40 gramas (com pelo menos 4 gramas de fibra)
- Gorduras: 10 a 15 gramas

Exemplos de refeições

Peito de frango + Macarrão ao molho de tomate
- Proteínas: Filé de peito de frango sem pele
- Fibras: ½ xícara de macarrão integral
- Gorduras: Azeite do molho de tomate
- Carboidratos extras: mais ½ xícara de macarrão (totalizando 1 xícara)

Contrafilé na manteiga + batata assada
- Proteínas: Contrafilé
- Fibras: Da batata
- Gorduras: Do contrafilé
- Gorduras extras: Manteiga usada no preparo da carne e da batata

Tacos de peixe
- Proteínas: Filé de peixe
- Carboidratos: 1 tortilha integral + legumes
- Gorduras: ¼ de avocado (ou ⅛ de abacate comum)
- Carboidratos extras: 2 punhados de nachos

Arroz com frango e legumes
- Proteínas: Filé de peito de frango sem pele
- Fibras: ½ xícara de arroz branco + legumes
- Gorduras: Frango preparado com ¼ de colher (sopa) de azeite de oliva
- Carboidratos extras: ½ avocado

Torradas com ovos e bacon
- Proteínas: Ovos

- Fibras: 2 fatias de pão de fôrma integral torrado
- Gorduras: Dos ovos
- Gorduras extras: 2 fatias de bacon

Por que fazer dieta é como namorar

Sarah mora em Nova York, trabalha seis dias por semana e adora carboidratos. Motivada pelo conteúdo de sua influenciadora predileta no Instagram, vem experimentando diversas dietas no estilo low carb. Em geral, ela consegue reduzir os carboidratos por um período de quatro a seis semanas. Nesse tempo, emagrece e se sente ótima, mas, quando dá por si, Sarah se rende aos encantos de um dos melhores restaurantes italianos do Brooklyn e come mais do que o habitual. No dia seguinte, ao ver o efeito na balança, conclui que a culpa é dos carboidratos. A partir daí, passa a exagerar em todas as refeições, afinal, *acredita* que precisa viver em rigor constante. O que Sarah não compreende é que, ao restringir tão drasticamente algo como carboidratos, é normal haver oscilações na balança quando os come em maior quantidade, mas isso não reflete um ganho de peso "real".

O problema de Sarah não são os carboidratos. Nem o restaurante italiano. Se após o farto jantar ela tivesse voltado a comer, beber e dormir normalmente, o peso teria retornado ao ponto original e talvez até diminuído com o tempo. O verdadeiro problema é a crença de que ela não pode comer seus amados carboidratos. Seria mais construtivo encarar a alimentação saudável como um relacionamento romântico. Você namoraria alguém que detestasse desde o início? Então por que faria o mesmo com aquilo que come?

É totalmente possível ter uma alimentação saudável com teor maior ou menor de carboidratos. A premissa "faça o que funciona para seu corpo" é uma recomendação simples que funciona muito bem. Seu corpo é único, distinto dos de seus amigos e irmãos, então por que não fazer ajustes personalizados que melhor atendam às suas necessidades?

Tudo que parece difícil de tolerar vai ser um problema. O corpo pode até se adaptar, mas a mente não acompanha. Você vai desistir da dieta, passar a odiar nutrição e, provavelmente, sair mais confuso e com alguns quilos a mais do que quando começou.

É por isso que o sistema de extras funciona tão bem. Mudar é difícil, mas com familiaridade e prazer fica mais fácil. É assim que você amplia sua zona de conforto.

E QUANTO A PROTEÍNAS EXTRAS?

Se quiser incluir mais proteínas, tudo bem. Cada tipo de alimento tem seus limites, e a proteína é o macronutriente mais difícil de ser transformado em gordura. Para os veganos, as fontes diretas de proteína magra sem carboidratos ou gorduras são restritas. Isso não é um problema, mas nesse caso lembre que, ao aumentar a quantidade de proteínas, você geralmente estará aumentando também os carboidratos ou as gorduras.

Ferramenta 4: Comer mais devagar

No livro *Switch: Como mudar as coisas quando a mudança é difícil*, os autores Chip e Dan Heath afirmam que a falta de clareza impede as empresas de otimizar a produtividade. Eles defendem que, para manter a confiança e a motivação, os funcionários precisam saber exatamente quais mudanças implementar e ver os resultados dessas mudanças.

A mesma lógica se aplica à alimentação e à popularidade de dietas restritivas (embora muitas delas não esclareçam o que é necessário para se sentir saciado e satisfeito): as pessoas percebem que métodos radicais parecem funcionar e estão dispostas a suportar o desconforto. Mas, como discutimos, esses métodos são feitos para funcionar por um tempo limitado, gerar uma relação ruim com a comida e dificultar a perda de peso quando a pessoa para de segui-los.

Se você quer ter certeza de que seus esforços estão dando resultado, uma mudança que pode ser colocada em prática hoje mesmo – sem a necessidade de comprar nada nem fazer alterações no cardápio – é comer com calma. Essa é uma das estratégias mais eficazes de quem tem uma boa relação com a comida e consegue perder peso sem recuperá-lo logo depois.

Quando se come de forma apressada, o corpo não tem o tempo necessário para processar os alimentos e assimilar que já está satisfeito. Quando abordei esse assunto com as 500 pessoas que experimentaram o plano descrito neste livro, a maioria quase riu da ideia de que isso faria alguma diferença, mas, quando tentaram, perceberam que de fato comiam muito rápido e que *desacelerar ajudava imediatamente a reduzir a quantidade consumida*. Assim, antes de passarmos para a próxima ferramenta, sugiro que absorva essa ideia, pois é um daqueles comportamentos capazes de mudar tudo.

Como vimos, a fome é um processo regulado basicamente pelo cérebro e envolve sinais que vão desde o ato de mastigar até o tempo que o estômago leva para enviar a mensagem de saciedade. Tudo isso leva cerca de 20 minutos.

Estudos indicam que comer mais devagar aumenta a satisfação e estimula a produção dos hormônios intestinais que contribuem para a sensação de saciedade.[12] E isso é apenas parte da equação. Além do tempo, também faz diferença seu nível de consciência quanto ao que está comendo.

Estudos comprovam que comer de maneira distraída (mexendo no celular ou vendo TV, por exemplo) leva ao consumo de uma quantidade maior durante a refeição.[13] É uma combinação de desatenção, memória fraca e alterações nos sinais cerebrais. A sensação de fome não responde apenas à presença de comida no estômago, mas também a estímulos visuais. Quando você está distraído, o cérebro não recebe esses sinais, o que aumenta a probabilidade de você desejar mais comida.

Comer devagar concede ao organismo o tempo necessário para funcionar de modo adequado, permitindo que o corpo envie sinais de saciedade ao cérebro. Esse tempo extra também contribui para evitar problemas intestinais e excessos.

Quanto você pode evitar ao adotar a estratégia dos 20 minutos? Pelo menos em média 70 calorias por refeição, totalizando mais de 200 calorias diárias, ou mais de 1.400 semanais. Essa foi a conclusão de uma pesquisa conduzida pela Universidade de Rhode Island, nos Estados Unidos, que buscou comparar os efeitos de comer rápido vs. comer mais devagar. Durante o estudo, as mulheres foram orientadas a consumir suas refeições o mais depressa possível ou a pousar os talheres entre uma garfada e outra, prolongando a mastigação. Vale lembrar que essas quantidades de calorias se referem aos resultados do estudo e servem apenas para termos uma ideia do efeito de se comer com mais calma; não são valores exatos que você vai deixar de ingerir com essa estratégia. As mulheres do grupo que comeu rápido terminaram suas refeições em nove minutos, enquanto aquelas do grupo devagar levaram 29 minutos, em média. Seria de esperar que esses 20 minutos a mais resultariam num consumo muito maior de calorias, mas as mulheres que comeram devagar ingeriram, surpreendentemente, 70 calorias a menos. Não foram observadas outras discrepâncias, e os pesquisadores garantiram que ambos os grupos ingerissem a mesma quantidade de água (dado que a hidratação pode influenciar a sensação de saciedade).[14]

Reduzir o ritmo é uma mudança pequena que faz grande diferença. Muitas vezes nem notamos que comemos tão rápido, até que ativamos o cronômetro e nos obrigamos a dedicar pelo menos 20 minutos à refeição.

Como comer devagar

Fique avisado: não vai ser tão fácil, pois é provável que você coma muito mais rápido do que se dá conta.

Caso você esteja procurando uma forma descomplicada de fortalecer a disciplina para melhorar nesse aspecto, minha sugestão é seguir a tática do general Stanley McChrystal. Hoje reformado, ele já liderou o Comando de Operações Especiais Conjuntas dos Estados Unidos e supervisionou unidades notáveis, como os Navy SEALs e os Army Rangers.

De acordo com o escritor Eric Barker, para orientar seus soldados a atingir o máximo desempenho, McChrystal segue algumas etapas bem simples. Ele comunica o seguinte:

1. O que estou solicitando que você faça
2. Por que isso é importante
3. Por que eu confio na sua capacidade
4. Pense no que já fez antes
5. Agora vá e faça

Embora a alimentação não seja nem de longe uma guerra, talvez seja interessante você ter uma conversa semelhante com o seu corpo. Imagine algo como:

1. Estou pedindo que você dedique 20 minutos para cada refeição.
2. Essa mudança é essencial pois, enquanto não eliminar as distrações, você continuará em uma batalha contra a fome, a saúde e a balança.
3. Tenho certeza de que é capaz, pois você dedica 20 minutos para coisas muito menos importantes, como redes sociais e TV.
4. Você já enfrentou desafios maiores. Desacelerar para comer não é complicado, basta ter comprometimento.
5. Não repita os mesmos erros de sempre. Marque no relógio. Dedique-se às pequenas mudanças que podem trazer grandes benefícios para sua saúde.

Ferramenta 5: Usar o delivery (e os alimentos processados) a seu favor

Menos de 40% dos americanos afirmam gostar de comer – um dado preocupante, principalmente se considerarmos que, como sociedade, estamos comendo mais do que nunca.

O prazer em comer apresentou uma queda significativa a partir do final da década de 1980, segundo dados do Centro de Pesquisas Pew.[15] Essa queda está intimamente relacionada a vários fatores, como o gosto (ou desgosto) por cozinhar, os hábitos de comer fora e a prática de atividade física.

Embora o número de pessoas que cozinham em casa permaneça o mesmo, a frequência desse hábito diminuiu. Consequentemente, observa-se um aumento significativo na quantidade de pessoas que comem em restaurantes. Dados do Pew indicam que 33% das pessoas pedem delivery pelo menos uma vez por semana e outros 33% comem fora pelo menos duas vezes por semana.

E por que o prazer se esvaiu? Uma análise mais aprofundada indica que isso pode ocorrer quando a pessoa se estressa demais com a alimentação, passa muito tempo se culpando pelo que come e percebe que está fazendo más escolhas alimentares, principalmente ao optar pela comida pronta. É hora de transformar sua relação com o ambiente alimentar para resgatarmos o prazer em comer.

Mais liberdade, menos culpa

Como melhorar seus hábitos alimentares quando tudo de que você gosta é "proibido" e os itens que você é "obrigado" a comer apenas intensificam o desejo pelos proibidos?

A resposta: incluindo os alimentos "proibidos" no seu cardápio, de modo que não sejam mais proibidos.

Seria fantástico se você pudesse preparar todas as suas refeições. Se você já faz isso, ótimo. Sugiro que cozinhe o máximo possível e aproveite as receitas deste livro, que foram desenvolvidas para serem rápidas, simples e saborosas. Mas reconheço que isso não é factível para a maioria das pessoas. Na cultura em que vivemos, delivery, congelados e restaurantes fazem parte do cotidiano; os ultraprocessados são onipresentes; e dificilmente conseguiríamos viver sem recorrer a alimentos processados.

Caso sinta vontade de algo que saia muito do seu plano, permitir-se um delivery ocasional, desde que respeitados certos limites, pode ajudar a fazer escolhas melhores e manter o controle da quantidade. Em geral, é possível comer fora (e aqui me refiro a simplesmente não fazer sua própria comida, o que inclui pedir delivery ou ir a restaurantes) duas ou três vezes por semana sem grandes problemas, se você seguir as orientações do Capítulo 9. Se necessário, dá para aumentar essa frequência, mas costuma ser mais desafiador resistir às opções mais calóricas quando você encomenda algo ou vai a um lugar em vez de cozinhar. Daí a importância de ter estratégias claras para usar nesses momentos. Eu mesmo, como já contei, percebi que estava com dificuldade de controle do peso durante meus anos de viagens a trabalho por estar comendo fora cinco vezes por semana.

As ferramentas que vimos até aqui continuam válidas para delivery e ultraprocessados, mas, ao contrário de tantas dietas, aqui você terá a liberdade de aproveitar essas possibilidades sem o peso da culpa.

Faça os alimentos processados trabalharem a seu favor

Vale ressaltar que nem todos os alimentos processados são iguais. Importante mesmo é restringir o consumo de ultraprocessados, que nos conduzem ao território do total descontrole.

Os ultraprocessados são um desafio – e o problema está na quantidade.

Você não precisa cortá-los da sua vida. Na verdade, se conseguir limitá-los a 20% da sua alimentação – o que é bem razoável –, você verá resultados surpreendentes. É um efeito dominó positivo.

Quanto menos ultraprocessados, menos vontade você terá de consumir opções com alta densidade energética, o que vai contribuir para o controle da fome. Isso se traduz em menos excessos e mais tempo na zona de conforto.

Relembrando: a maioria dos ultraprocessados se baseia em açúcar, gordura e sal sintetizados. Esses três ingredientes criam um "ponto de felicidade" ou "ponto de êxtase" que instiga o cérebro a ansiar justamente pelos tipos de alimento que devem ser limitados ou evitados. Em linhas gerais:

- Alimentos voltados para ativar o ponto de êxtase são hipercalóricos e de alta densidade energética.
- Essas calorias exercem controle sobre o cérebro, nos transformando em um poço sem fundo de fome. Nosso corpo tem mais de 10 mil papilas gustativas. Os ultraprocessados ativam todas elas, desencadeando no corpo o desejo insistente por uma segunda porção, uma terceira, uma quarta...
- Ultraprocessados também fazem você comer mais rápido, o que contribui para os excessos na quantidade.

A intenção é se sentir mais no controle, permitindo que você perceba intuitivamente as necessidades e os desejos do seu corpo e atenda a esses desejos e necessidades. Para tanto, vale a pena estabelecer limites que ajudem nesse controle.

Por segurança, recomendo limitar o consumo de ultraprocessados a *uma vez por semana*. Perceba: não é que você só possa comer fora ou pedir delivery uma vez por semana (abordaremos isso mais adiante). A ideia é se permitir esse tipo de alimento, o que inclui itens como:

- Refrigerantes e outras bebidas açucaradas
- Petiscos industrializados doces ou salgados (como biscoitos e salgadinhos)
- Doces e misturas para bolo
- Margarina
- Bebidas energéticas
- Tortas, massas e pizzas pré-prontas

CONTROLE CALÓRICO SIMPLES

Manter uma alimentação saudável nem sempre é fácil, mas algumas dicas simples facilitam o processo. Aqui estão duas sugestões úteis.

1. **EVITE CALORIAS LÍQUIDAS DE BAIXO VALOR PROTEICO:** De sucos de frutas a refrigerantes, passando por vinho e destilados. Não precisa cortar essas bebidas, basta diminuir a frequência de consumo. Bebidas sem calorias, como café, chá e opções adoçadas naturalmente (como águas saborizadas), são boas alternativas.

2. **EVITE PETISCAR/BELISCAR:** Em alguns dos países mais saudáveis do mundo, praticamente não existe o hábito de fazer lanchinhos entre as refeições. Considerando que a recompensa alimentar contribui para comer em excesso, limitar a quantidade de refeições pode facilitar seu caminho. Além disso, a maior parte dos lanchinhos e afins tem baixo teor de proteínas e fibras, o que compromete a sensação de saciedade. E, ao contrário da crença bastante difundida nos anos 2000, comer a intervalos de tempo menores não acelera o metabolismo, portanto não tem problema evitar beliscar.

VOCÊ CONSEGUE

É natural, ao ver a lista de alimentos ultraprocessados, ficar em dúvida se é realmente possível reduzir seu consumo. Mas isso não precisa ser tão difícil – por várias razões.

Existem diversas opções de delivery

Como você verá, também é possível recorrer a restaurantes. Se você não restringir muitos alimentos, os desejos psicológicos ficam menos intensos. Talvez você opte por evitar delícias como bolinhos recheados, mas há outras opções deliciosas que cabem no seu plano alimentar e deixarão você satisfeito sem se sentir frustrado.

As ferramentas aqui apresentadas mudarão como você se sente

Todas as ferramentas que você acabou de aprender vão ajudar a minimizar os desejos por guloseimas. Seus hábitos alimentares anteriores faziam você sentir mais fome; porém, depois que você incorporar a combinação de proteínas e fibras e passar a comer mais devagar, vai notar uma grande diferença. Ao contrário das dietas anteriores, dessa vez você não vai passar fome. Com um nível maior de saciedade, os desejos e tentações alimentares mudam drasticamente.

A vida é mais fácil quando você se permite ter prazer

Você está saindo do "Não comer isso de jeito nenhum" para o "Comer apenas uma ou duas vezes por semana". Essa transição sutil alivia a ansiedade em torno da alimentação, elimina a pressão quando você cede aos impulsos e permite ter mais prazer, pois não associa culpa a cada caloria. Além disso, quando falamos de doces, é muito comum se pensar logo em ultraprocessados, quando na verdade existem vários outros tipos deliciosos. Neste livro, apresentamos diversas opções diferentes que você pode preparar e também algumas guloseimas industrializadas.

Suas preferências alimentares vão mudar

Seu corpo passa a reagir aos ultraprocessados de modo diferente quando você come menos deles. Daí a importância da tática de ampliar a zona de conforto. Mudar hábitos do dia para a noite é complicado; é bem mais fácil fazer a redução gradual do consumo de certos alimentos.

Quando começamos a consumir menos ultraprocessados, passamos a desejá-los menos também. Isso ocorre porque esses alimentos são formulados para interferir na capacidade cerebral de sinalizar a saciedade. A sua expectativa de comer está ligada à tentação de consumi-los. Com a redução, o cérebro passa a trabalhar mais a seu favor, em vez de contra, e assim você experimenta uma sensação maior de controle.

A lição das 200 calorias

Ao contrário do que propagam nas redes sociais, açúcar não é como cocaína. Ainda assim, vale compreender de onde vem essa comparação, pois isso pode ajudar você a construir um ambiente que não estimule comportamentos alimentares semelhantes aos de um dependente químico.

O cérebro abriga um centro do prazer (conhecido como núcleo accumbens), onde substâncias como a dopamina fazem seu cérebro desejar mais de coisas que proporcionam prazer. A cocaína aciona a liberação de dopamina, assim como o açúcar e diversos outros alimentos que ativam o ponto de êxtase. Mas sabe o que mais desencadeia a liberação de dopamina? Ouvir músicas que você ama, estar ao ar livre, receber um aumento e, como é de se esperar, fazer sexo.

Na verdade, estudos indicam que todos os alimentos geram uma resposta de dopamina,[16] o que explica o prazer de comer. Já a cocaína – ao contrário de outros estímulos prazerosos, como comida e sexo – atua sobre os receptores da dopamina, alterando o funcionamento normal do cérebro. Isso leva a uma permanência prolongada da dopamina no organismo, o que resulta em um desejo crescente por mais e mais dessa substância, para que a onda continue. Pois é essa distinção que torna a cocaína notavelmente diferente da comida.

Poucos campos de estudo investigam a dopamina tão profundamente quanto as pesquisas sobre dependência química. Portanto, para ajudar a reduzir a fissura por esse neurotransmissor, pode ser útil se inspirar em uma orientação simples utilizada no tratamento de adictos: investir em um maior controle do ambiente.

"Controlar os estímulos é uma das melhores maneiras de obter bons resultados na alimentação", afirma Stephan Guyenet, autor de *Como a comida controla o seu cérebro?*. Segundo ele, a tentação é um desafio muito mais complexo do que a simples fome.

"Nosso sistema de recompensa é bastante simples. Passar em frente a uma pizzaria, sentir o aroma de biscoitos assando na cozinha ou ver algo irresistível na mesa – todos esses estímulos podem desencadear a liberação de dopamina, nos direcionar a comportamentos que desejamos evitar e nos levar a consumir os alimentos que estamos tentando evitar", explica Guyenet.

Gerenciar a fome não precisa ser uma missão impossível. Você tem as ferramentas necessárias para isso. Mas os estímulos do seu ambiente podem sobrecarregar o sistema, levando você a comer mais, mesmo quando está altamente comprometido com um plano alimentar. Por isso é crucial manter o controle no ambiente doméstico o máximo possível.

De acordo com as pesquisas de Pierre Chandon, incentivar escolhas alimentares mais saudáveis não se limita à descrição que se faz da comida ou a pratos menores. O fator-chave é a facilidade de acesso. De acordo com as estimativas de Chandon, o simples ato de deslocar determinados alimentos para locais mais distantes pode ajudar a evitar mais de 200 calorias por dia.[17]

Essa dinâmica foi reproduzida em pesquisas realizadas em ambientes de trabalho. Em um estudo realizado na Google, petiscos foram posicionados perto ou afastados de uma bancada de bebidas. Quando os lanches estavam próximos, os homens consumiram o dobro da quantidade e as mulheres consumiram um terço a mais.[18]

A principal lição das 200 calorias não está centrada na quantidade exata de calorias evitadas, mas em compreender que o ambiente tem influência direta sobre a quantidade que comemos. Se você deseja mais conforto, crie um ambiente mais confortável. Como explica Guyenet, não basta colocar as tentações mais longe. Controlar o ambiente envolve dificultar o acesso aos itens que você quer evitar.

Se você sabe que tem sorvete na geladeira, você provavelmente vai tomar. Tudo bem, não está à vista, mas não é difícil pegar.

O objetivo não é controlar tudo, mas transformar sua casa em um lugar com o mínimo de tentações. Isso significa limitar a quantidade de ultraprocessados. Ou você até poderia ter em casa biscoitos e outras guloseimas, por exemplo, mas guardá-los em um lugar de acesso mais difícil.

Eu tenho filhos. Eles comem bobagens. Mas as guardamos fora do alcance deles – e do nosso. Assim eles ganham algumas guloseimas quando merecem e minha esposa e eu evitamos pegá-las toda vez que abrimos a despensa.

Mantenha acessíveis alimentos que contribuem para a saciedade e sejam menos tentadores, como frutas, legumes, sementes e oleaginosas. Se você passar por uma maçã e não comê-la, provavelmente é porque não está com fome.

Se for um pote de biscoitos, você pode nem estar com fome, mas sabe a sensação que eles proporcionam. Esse é o gatilho de dopamina que faz você "encontrar" apetite do nada, comer os biscoitos mesmo que não queira e depois se perguntar como isso foi acontecer.

POR QUE DELIVERY É UMA ESTRATÉGIA MELHOR QUE COMER NO RESTAURANTE?

Por um lado, você precisa comer fora com menos frequência e fazer opções mais saudáveis. No entanto, não seria produtivo sair totalmente da sua zona de conforto, pois opções convenientes não são proibidas, o que significa que, ao desenvolver novos comportamentos, você não está fazendo isso com comportamentos extremos e restritivos que levam ao estresse. E, se a redução do estresse e das tentações é essencial para melhorar seus hábitos alimentares, minha recomendação é ir a restaurantes com menos frequência, pois esses ambientes aumentam a probabilidade de você ceder a tentação.

Ao optar por delivery em vez de comer no restaurante, você elimina estímulos que podem induzi-lo a excessos e evita calorias extras, como o pão da entrada ou a sobremesa incluída no combo e que é servida sem que você peça.

Vale lembrar que não há nada errado com pão nem com batata frita. A questão é que, mesmo que você não tenha a intenção de consumi-los, só de ver e sentir o cheiro pode sentir vontade, pedir e acabar comendo mais do que pretendia. Pode abrir caminho para excessos.

COMO PERSONALIZAR O SEU PLANO

Neste livro, não propomos uma forma correta de se alimentar e os supostos erros não são realmente erros. Uma boa dieta exige um nível de personalização que proporcione conforto, permitindo ser consistente nas mudanças, manter a alimentação saudável no longo prazo e ver resultados. E, à medida que você vê resultados, os comportamentos se fortalecem e evoluem – contanto que sua força de vontade não tenha sido dilapidada no caminho.

Um problema recorrente em dietas é a inflexibilidade. Afinal, é difícil mudar as preferências alimentares de alguém de uma hora para outra.

No entanto, as cinco ferramentas fornecidas servem como uma bússola para orientar suas escolhas. Elas propõem uma estrutura para o que deve compor seu prato (muitos exemplos serão apresentados no próximo capítulo), trazem sugestões para garantir saciedade, estratégias para enfrentar desejos intensos por mais carboidratos e gorduras, dicas alinhadas com o funcionamento do cérebro (em vez de desalinhadas) para controlar a fome e flexibilidade suficiente para transitar pelo ambiente alimentar quando faltar tempo e disposição para cozinhar.

Mesmo assim, há tantos detalhes e preferências a serem considerados que vale a pena fazer uma pausa e analisar os diferentes cenários, perguntas e preocupações que podem surgir.

E quanto às alergias e às escolhas motivadas por estilo de vida ou posicionamento político?

Se você possui alguma alergia ou sensibilidade alimentar, está liberado para adaptar suas preferências, seja escolhendo uma dieta vegana ou vegetariana para evitar proteínas animais ou eliminando o glúten (em caso de doença celíaca) ou os laticínios (se tiver intolerância à lactose).

Apenas saiba que, independentemente do que dizem por aí, nenhum desses alimentos faz mal. Para a maioria das pessoas que não têm alergias ou doenças relacionadas, são apenas escolhas. O glúten não engorda. Nem os laticínios. Agora, se você não se sente bem em consumir esses alimentos ou tem outras razões para evitá-los, pode tranquilamente eliminá-los.

Posso comer a mesma coisa todo dia?

Basta dar uma rápida olhada nas redes sociais e você certamente encontrará declarações como: "Eu comia ovo todo dia e engordei" ou "Eu tomava whey no pós-treino, mas desenvolvi alergia". Você olha para seu prato de ovos mexidos e se questiona: "Será que vou desenvolver alergias alimentares?"

Fique tranquilo. De acordo com o Colégio Americano de Alergia, Asma e Imunologia, não há "nenhuma relação" entre o consumo repetido de alimentos e o desenvolvimento de alergias.[19]

Posso beber álcool?

Diversas pesquisas indicam que consumir quantidades leves a moderadas de álcool, como um ou dois drinques algumas vezes por semana, não necessariamente leva ao ganho de peso.[20] O álcool é processado de maneira específica em termos de impacto sobre o peso. Nosso corpo tem mais dificuldades em armazenar álcool e as 7 calorias por grama que ele contém[21] (mais por grama do que carboidratos e proteínas, mas menos do que gorduras). Assim, em vez disso, o corpo acelera a passagem do álcool pelo organismo.

Além disso, uma proporção considerável das calorias provenientes do álcool é queimada durante o metabolismo da substância. O efeito térmico do álcool é de aproximadamente 22,5%, superando a taxa observada em carboidratos e gorduras. Considerando tudo isso, reforço que beber um pouco não deve afetar seus objetivos de perda de peso. Portanto, sinta-se à vontade para apreciar um bom vinho de vez em quando, sair com amigos ou tomar uma cervejinha durante o futebol.

Isso não quer dizer que o álcool faça algum bem ou contribua positivamente na busca pela saúde; não e não.

Em primeiro lugar, o consumo mais elevado (mais de duas bebidas em um dia) está vinculado ao aumento de peso[22] e ao crescimento da circunferência abdominal,[23] além de acarretar problemas de saúde. O consumo excessivo de álcool ocupa o terceiro lugar entre as principais causas de morte prematura nos Estados Unidos[24] e é um dos principais fatores de risco para a mortalidade prematura em todo o mundo.

Algumas pesquisas sugerem que a questão não está unicamente no álcool, mas nos elementos que podem acompanhar seu consumo, como os 83 gramas de açúcar presentes em uma margarita ou a fome insaciável que se segue. Uma análise divulgada no periódico *Physiology &*

Behavior revelou que, de fato, ingerir bebidas alcoólicas antes ou durante uma refeição tende a aumentar o consumo de comida.[25]

O que fazer? Se você quer continuar tomando sua taça de vinho ou outra bebida de vez em quando, use-as no lugar do extra de carboidratos ou gorduras da refeição. Se continuar consumindo proteínas e fibras, utilizando as outras ferramentas e não beber todo dia, você deve conseguir chegar a um equilíbrio saudável. Recomendo limitar o consumo de álcool a uma ou duas vezes por semana (no máximo) e controlar a quantidade.

RESUMO DO CAPÍTULO

- Não precisa usar as cinco ferramentas de forma impecável. Use-as para se orientar sobre quando comer (respeitando seus limites), o que comer (dando preferência a proteínas e fibras) e como comer (devagar, reservando cerca de 20 minutos para a refeição), sabendo que não há necessidade de se preocupar demais com as escolhas feitas (sejam carboidratos, gorduras, delivery ou um deleite eventual).
- Monte suas refeições em torno de proteínas e fibras. Esses componentes vão otimizar a saciedade, diminuindo os desejos e a fome.
- Permita-se comer ultraprocessados uma vez por semana. Caso isso ocorra com mais frequência, mantenha a calma, evite reações exageradas e não se culpe. Continue usando as ferramentas. Uma refeição menos saudável ou uma semana complicada não colocarão tudo a perder.
- Suas preferências alimentares importam, e é para isso que serve o extra. Você pode adotar qualquer estilo de alimentação que desejar. Utilize as cinco ferramentas para orientar comportamentos e acate as suas preferências, alergias ou limitações.

Capítulo 9

VAMOS PEDIR COMIDA?

SE VOCÊ JÁ ACOMPANHOU A SÉRIE *Os Simpsons*, deve ter visto um episódio em que o adorável Homer tenta negociar com o próprio cérebro.

A consciência de Homer trabalha arduamente para impedi-lo de dizer algo que o comprometa. Em uma ocasião, a esposa de Homer, Marge, lhe pergunta:

– O que você fez ontem à noite?

Homer implora para o cérebro: "Não fale da cerveja, não fale da cerveja, não fale da cerveja."

Homer responde a Marge:

– Eu bebi cerveja. Ah, não!

Achamos graça porque Homer não consegue se conter.

Talvez você esteja se perguntando o que isso tem a ver com delivery. Em termos que Homer entenderia: se quiser vencer as rosquinhas, pare de tentar se convencer a não comer rosquinhas.

Comer de forma saudável em restaurante é mais difícil do que em casa. Seja você bem-informado sobre nutrição ou incapaz de distinguir uma proteína de um carboidrato, a dificuldade é comum a todos. No entanto, devemos parar de dizer às pessoas para nunca comer fora, pois é como Homer negociando com o cérebro.

Como mencionei no início deste livro, o fato de você saber fazer escolhas saudáveis não significa que seja fácil fazer isso em qualquer lugar. Na realidade, a falta de orientação sobre como aproveitar as opções de delivery e comida para viagem torna a situação mais complicada para todos. O Departamento de Agricultura dos Estados Unidos conduziu uma revisão abrangente sobre o impacto da "alimentação fora de casa".

Algumas descobertas:

- Pessoas com maior conhecimento nutricional não fazem escolhas mais saudáveis.
- Quando comem mais alimentos hipercalóricos fora de casa, as pessoas não compensam com escolhas mais saudáveis posteriormente.
- Na realidade, ao optar por delivery e comida para viagem, a tendência comum é consumir ainda mais alimentos ao longo do dia. Em outras palavras, o total de calorias ingeridas nas refeições caseiras aumenta nos dias em que você pede delivery (isso pode ser atribuído a um aumento da fome causado pelos alimentos que ativam o ponto de êxtase).
- Pessoas de dieta encontram dificuldade em selecionar opções saudáveis nos pedidos de delivery e, por estarem sob restrições alimentares, têm maior propensão a se render a alimentos com maior densidade energética.

Considerando todos os dados, os pesquisadores estimaram que apenas uma refeição de delivery por semana resulta em um ganho médio de cerca de 900 gramas adicionais por ano.[1]

Mas não precisa ser assim.

REPENSANDO O DELIVERY

Há alguns anos, minha esposa foi questionada se preferiria abrir mão de comida ou de sexo pelo resto da vida.

Ela optou por abrir mão do sexo. (Não foi durante *aquela* discussão sobre a tinta na janela, embora isso talvez tivesse aliviado um pouco minha dor com a resposta dela.)

Por mais doloroso que tenha sido para mim ouvir isso, minha esposa não é a única em sua escolha. Ao fazer essa mesma pergunta a 100 pessoas (em parte para aliviar minhas inseguranças), 82% delas afirmaram que também abririam mão do sexo pela comida. Somos seres sociais, e a comida representa muito mais do que apenas sobrevivência. Representa cultura, amizade, celebração, luto... e pode até ser uma linguagem do amor.

Aprender a integrar o delivery à rotina não é chutar o balde. É tirar proveito das conveniências modernas sem se sentir como se estivesse cometendo um crime. Somos expostos a diversas opções todos os dias e por toda parte. No mercado também existe todo tipo de opção. Se encher o carrinho de biscoito, você sabe o que vai acontecer. Mas, se enchê-lo de opções saudáveis e incluir uma ou duas caixas de biscoitos, nada o impedirá de ser perfeitamente saudável.

Cabe a você aprender a transitar pelas opções de delivery da mesma maneira. Existem alguns práticas comuns de restaurantes que acrescentam calorias desnecessárias aos pratos. Se você conseguir limitar isso, já venceu metade da batalha. Essa liberdade é o que permite desfrutar de muitas de suas refeições favoritas.

Se existe uma meta como o Santo Graal na nutrição, é descobrir maneiras de tornar os alimentos deliciosos mais saudáveis, com menor densidade calórica (mais proteínas e fibras, menos gorduras) e mais baratos.

À primeira vista, essa não é uma tarefa fácil. Uma pesquisa publicada no *JAMA Internal Medicine* revelou que a refeição média de restaurantes e franquias de pequeno porte possui mais de 1.300 calorias.[2] Isso é muito. No entanto, em uma análise mais aprofundada, vemos que muitos dos problemas com os itens calóricos de restaurantes estão associados à adição desnecessária de gorduras e carboidratos.

Lembre-se de que as gorduras em si não são um problema. Tampouco os carboidratos. O problema é a combinação de alto teor de gordura e alto teor de carboidratos, principalmente quando somada a baixas quantidades de proteínas e fibras. Analisando muitos dos pratos mais pedidos em restaurantes, percebemos que o problema não está nos ingredientes, mas na adição de gorduras (provenientes dos óleos de cozinha) e de açúcar e carboidratos (de molhos e cremes).

Não é necessário eliminar os óleos, molhos e cremes, mas, quando diminui a quantidade de gorduras e carboidratos, você se poupa de centenas de calorias e ainda transforma a natureza da refeição, influenciando a quantidade que acaba consumindo.

COMO FAZER BONS (E SABOROSOS) PEDIDOS DE DELIVERY

Diz o provérbio: "Dê um peixe a uma pessoa, e você a alimenta por um dia. Ensine-a a pescar, e você a alimenta por toda a vida."

É hora de pegar a vara e começar a pescar, mas antes entenda uma regra fundamental: comer fora não é sinônimo de "liberou geral". Você precisará definir limites para evitar ser seu pior inimigo. Todo o resto é simples. Aplique as etapas a seguir a qualquer refeição e siga as recomendações ao fazer pedidos.

Não busque a perfeição. Se decidir fazer um pedido diferente, encare como uma refeição especial, aproveite e depois retome o plano. Nunca vou cansar de repetir: a única maneira de você estragar tudo é agir como se tivesse cometido um erro, se punir e largar completamente as ferramentas que aprendeu. Uma refeição é apenas uma refeição. Se você seguir as diretrizes na maioria das vezes, seu corpo não vai se importar nos dias em que sair da linha. Agora vamos ao guia.

Antes de fazer o pedido

Defina o plano
Objetivos devem ser viáveis e claros. Inicie definindo a frequência com que vai pedir comida, sendo uma a três vezes por semana uma faixa razoável. Assim você poderá definir os momentos de cozinhar e de comer fora. As refeições caseiras continuam sendo a pedra angular de um bom plano alimentar; reserve o delivery para momentos em que precisar complementá-la.

Personalize
Peça que sua comida seja preparada com um quarto da quantidade habitual de óleo. Essa solicitação pode ser feita tanto nos aplicativos quanto por telefone. A gordura proveniente dos óleos no preparo é uma das principais causas do aumento de peso em nossa sociedade.

Você pode estar se questionando: será que vão mesmo usar apenas um quarto de óleo? Provavelmente não. No entanto, a experiência me mostrou que fazer essa solicitação (usar apenas 25% do habitual) pelo menos transmite aos funcionários a ideia de que você quer uma quantidade bem menor de óleo. Já pedi dois pratos idênticos, solicitando a alteração no óleo em um deles, e comparei com o prato preparado normalmente. A diferença foi perceptível (menos gorduroso e oleoso) e não houve prejuízo ao sabor.

Reduza o molho
Peça os molhos à parte. O ideal é utilizar apenas metade de um único potinho. Por exemplo, o recipiente médio de molho de salada Caesar tem aproximadamente 4 colheres de sopa, o que dá mais de 300 calorias. É o equivalente a adicionar uma refeição infantil à sua salada. Podemos manter o sabor sem ser desnecessariamente permissivos.

COMO OBTER BONS RESULTADOS COM DELIVERY

Não importa o seu tipo preferido de restaurante, este guia vai ajudar a transitar pelos cardápios e permanecer na sua zona de conforto.

Culinária japonesa

Várias preparações da comida japonesa podem surpreender pelo alto teor de gordura. Isso não é um problema em si, mas, somado à quantidade de arroz, pode levar a excessos. Veja algumas opções para aproveitar a comida japonesa sem deixar de ser saudável.

- Sashimis com uma porção de arroz
- Rolls sem empanados
- Carnes ou peixes grelhados com arroz
- Sushi niguiri
- Carne e legumes cozidos em caldo

Seu pedido
Escolha um ou dois rolls ou niguiri e monte o restante da refeição com o sashimi de sua escolha. Mesmo que você adore friturinhas, não é a melhor opção, a menos que seja sua refeição "livre" da semana.

Culinária mexicana
Aposte nas preparações grelhadas. Saladas com frango, camarão e carne grelhados são excelentes opções (mas não as saladas servidas em cestinhas de massa frita). Experimente pratos de carne, frango ou camarão grelhados com molho salsa, legumes e arroz.

Seu pedido
Tacos e fajitas – três tacos ou uma porção de fajitas. Modere nos molhos, evitando excessos de sour cream e queijos. Coloque esses itens em potinhos menores e utilize-os para realçar o sabor.

Opte por feijão-preto ou feijão-vermelho em vez da versão *refrita*. E, por mais que me doa dizer isto, não comece pelos nachos.

Culinária indiana
Muitas preparações indianas trazem combinações surpreendentes de especiarias para realçar o sabor, como pratos de peixe, frango, carnes assadas no método tandoori, cordeiro e espetinhos. Evite molhos e cremes.

Seu pedido
Pratos preparados no método tandoori são ótimas escolhas; dê preferência a acompanhamentos à base de iogurte. Evite preparações com leite de coco. Curries também são complicados.

Culinária italiana
Você pode saborear massas sem abrir mão da saúde! Basta combinar com proteínas. Boas opções são salmão e outros peixes, filé-mignon, frango assado, mexilhão, lula ou camarão grelhados, escalopinhos ou piccata de vitela e frango. Como acompanhamento, legumes e saladas.

Seu pedido
Opte por molhos à base de tomate, como marinara ou pomodoro. Evite molhos cremosos, como o alfredo. Massas com frutos do mar são ótimas. Para uma entrada, que tal trocar o pão por um minestrone?

Culinária tailandesa

Há excelentes saladas tailandesas (de carne ou frango); satay de frango ou carne; peixes, camarão ou lula grelhados com macarrão de arroz ou arroz branco. Não se esqueça dos rolinhos primavera, preparados em papel de arroz (não frito).

Seu pedido
Combine uma entrada e um prato principal. Opções com macarrão de arroz, como pad see ew e pad krapow, são escolhas acertadas. Se preferir o pad thai, solicite que usem um quarto da quantidade de óleo, pois alguns restaurantes podem adicionar até 1.000 calorias extras apenas com esse ingrediente. Procure pedir um único prato, embora seja difícil quando há culinárias asiáticas em jogo.

Culinária chinesa

Opte pela salada chinesa de frango grelhado, legumes no vapor, peixe ou camarão assado/grelhado/cozido no vapor e sopas de legumes. Pratos agridoces costumam ser repletos de carboidratos e gorduras. Fuja também das frituras.

Seu pedido
Combine uma entrada e um prato principal, dando preferência a guiozas, wontons ou rolinhos cozidos em vez de fritos. Os rolinhos vietnamitas são feitos com papel de arroz fino e recheio de hortaliças frescas, camarão ou carnes magras, como frango ou porco. Evite frituras, peça os molhos à parte e reduza a quantidade de óleo para apreciar as excelentes combinações de proteínas, hortaliças e carboidratos amiláceos (arroz ou macarrão) da culinária chinesa.

Brunch

Um bom brunch pode nos deixar prontos para um dia divertido e ativo. Pratos com ovos serão as opções principais, mas não precisam ser as únicas. Você pode comer também bacon ou panquecas, desde que não todos juntos.

Seu pedido
Monte seu brunch perfeito utilizando as Ferramentas 2 e 3. Inicie com ovos e inclua um extra de proteína (como bacon ou salsicha) OU uma porção de carboidratos (uma panqueca ou um pão).

Frutos do mar/culinária mediterrânea

Esses restaurantes são excelentes opções, apresentando uma diversidade de pratos em que o destaque são fontes de proteína magra. Aposte em peixes grelhados ou assados (como salmão, atum, peixes brancos, tamboril, etc.), vieiras ou camarões grelhados, mexilhões, saladas, legumes, espetinhos de carne magra e uma porção de arroz para acompanhar. Recomendo evitar frituras.

Seu pedido
Escolha seu peixe ou fruto do mar preferido, acrescente uma hortaliça cozida no vapor e combine com arroz, uma batata assada ou pão fresco.

A REGRA DA PIZZA

Existe um motivo para amarmos pizza. É a mais perfeita (ou cruel) combinação para criar desejos intensos. Em resumo, é o ponto de êxtase. Isso significa que o ideal é limitá-la a uma vez por semana (pizza não entra na regra geral dos três deliverys na semana). Não precisa excluí-la do seu cardápio. Na minha casa, todos adoramos pizza, e sexta-feira é a noite em que nos permitimos apreciá-la sem culpa, procurando limitar outros ultraprocessados durante a semana.

Capítulo 10

FAÇA SUAS DELÍCIAS EM CASA

SÓ PORQUE VOCÊ NÃO PODE COMER FORA todo dia não quer dizer que não possa saborear pratos deliciosos todo dia e até recriar em casa as delícias dos restaurantes. Isso contribui para a adesão ao plano alimentar. Lembre-se: você vai se sentir mais satisfeito se não se obrigar a seguir uma alimentação 100% "saudável" o tempo todo.

Cozinhar tem a vantagem de lhe dar controle total sobre o processo, permitindo que você adapte os pratos mais saborosos às suas necessidades nutricionais. As principais barreiras geralmente envolvem não ter tempo, não ter recursos, não confiar nas próprias habilidades culinárias e não saber o que preparar.

Ao criar as receitas que apresento neste capítulo, levei em conta todas essas variáveis. E sabe o que é melhor? Elas foram desenvolvidas considerando as refeições que normalmente precisamos limitar em restaurantes. Adora panquecas, mas não quer passar de 1.000 calorias? Sem problemas. Quer sobremesas caseiras? Também temos opções (não, não é brownie de feijão).

É hora de aprofundar seu amor pela comida descobrindo como é simples criar sabores incríveis com alimentos saudáveis. E, nos dias em que não estiver a fim de cozinhar, o delivery "de verdade" continuará sendo uma opção.

CAFÉ DA MANHÃ

PALITINHOS DE MAÇÃ E CANELA

Rendimento: 4 porções/ 16 unidades
Tempo de preparo: 25 minutos

- 4 fatias de pão de fôrma integral sabor maçã, canela e passas, cortadas cada uma em 4 tiras
- 6 ovos caipiras
- 6 claras de ovo
- 2 xícaras de leite de amêndoas sem açúcar
- 1 colher (chá) de extrato de baunilha
- 2 dosadores de whey ou proteína vegetal em pó
- 2 colheres (sopa) de manteiga mais o suficiente para untar a frigideira
- 3 colheres (chá) de canela em pó
- 2 colheres (sopa) de mel não pasteurizado (você pode encontrar também como "puro" ou "cru")
- 2 maçãs sem sementes, descascadas e cortadas em rodelas bem finas

1. Respire fundo, porque esta receita é um acontecimento!
2. Coloque as tiras de pão em uma tigela ou espalhe-as em um refratário.
3. Em uma tigela grande, misture os ovos, as claras, o leite, a baunilha e a proteína em pó. Bata até formar uma mistura homogênea. Despeje-a sobre os pedaços de pão e reserve para que o pão absorva a mistura enquanto você cozinha as maçãs.
4. Leve uma panela média ao fogo médio. Misture a manteiga, a canela, o mel e as maçãs. Cozinhe as maçãs até amolecerem – por três a quatro minutos, mexendo sempre.
5. Aqueça uma frigideira grande em fogo médio a alto. Coloque as tiras de pão na frigideira, cobrindo o fundo. Cubra com as maçãs e frite cada lado por quatro a cinco minutos, até o pão ficar levemente dourado e as maçãs, crocantes por cima.
6. Deixe esfriar por 5 a 10 minutos antes de servir.

SHAKE PROTEICO DE MACA PERUANA

Rendimento: 1 porção
Tempo de preparo: 3 a 5 minutos

- 1 xícara de leite de amêndoas sem açúcar
- 1 dosador de proteína em pó sabor baunilha (whey ou vegetal)
- ¼ de xícara de iogurte grego integral ou skyr natural
- 1 colher (chá) de maca peruana
- 1 colher (chá) de mel não pasteurizado
- 1 colher (sopa) de pasta de amêndoas integral
- 1 banana congelada
- Cubos de gelo
- Canela em pó para decorar

1. Bata tudo exceto a canela em um liquidificador potente, no modo pulsar, até ficar cremoso.
2. Polvilhe canela e saboreie.

MUFFINS SALGADOS

Rendimento: 3 a 4 porções/ 12 unidades
Tempo de preparo: 40 minutos

- Spray antiaderente culinário
- 6 claras de ovo
- 6 ovos caipiras
- 2 xícaras de espinafre picado
- ⅓ de xícara de cebola em rodelas finas
- ½ xícara de cogumelo portobello cortado em cubinhos
- 2 fatias pequenas de bacon de peru (preferencialmente sem sais de cura e sem nitrato) cortadas em cubinhos
- ¼ de colher (chá) de pimenta-do-reino moída

- ½ colher (chá) de sal do Himalaia
- ½ colher (chá) de alho desidratado em pó
- 6 colheres (sopa) de queijo parmesão ralado

1. Preaqueça o forno a 180°C. Encaixe 12 forminhas de papel ou silicone em uma fôrma de muffins. Unte-as com o spray.
2. Em uma tigela média, bata as claras e os ovos até ficarem homogêneos. Em uma tigela maior, misture o espinafre, a cebola, o cogumelo, o bacon, a pimenta, o sal e o alho em pó. Misture com os ovos batidos.
3. Com uma colher, distribua a massa entre as forminhas, enchendo até ¾ da capacidade (os muffins inflam um pouco enquanto estão assando). Polvilhe ½ colher (sopa) de parmesão em cada um.
4. Leve ao forno por 25 a 30 minutos, ou até que estejam cozidos (faça o teste do palito) e levemente dourados por cima.
5. Deixe esfriar por 5 a 10 minutos. Sirva quente ou consuma como um café da manhã fácil e rápido. Se guardados em potes herméticos, duram até uma semana na geladeira.

SANDUÍCHE DE LINGUIÇA

Rendimento: 1 porção
Tempo de preparo: 10 minutos

- ½ colher (sopa) de azeite extravirgem
- ¼ de xícara de cebola cortada em cubinhos
- 1 linguiça de frango em cubinhos
- 1 xícara de espinafre (amasse na xícara)
- 3 a 4 claras de ovo
- ¼ de colher (chá) de alho em pó
- Sal marinho e pimenta-do-reino a gosto
- 1 colher (sopa) de queijo parmesão ralado
- 1 pão árabe

1. Leve uma frigideira média ao fogo médio para aquecer o azeite. Coloque a cebola e a linguiça e mexa bem. Pare de mexer quando as bordinhas da linguiça dourarem e as cebolas caramelizarem. Acrescente o espinafre, misture e deixe cozinhar até murchar. Acrescente as claras e mexa até atingir o ponto de sua preferência. Tempere com alho em pó, sal e pimenta. Adicione o parmesão e mexa.
2. Recheie o pão com a mistura da frigideira. Não precisa ficar arrumadinho. Torça para o pão não rasgar, mas, se acontecer, pegue um garfo e coma civilizadamente.

PANQUECAS PROTEICAS DE BACON E TÂMARAS

Rendimento: 2 porções/ 4 panquecas
Tempo de preparo: 25 minutos

- 4 fatias de bacon de peru
- 1 xícara de aveia em flocos grossos
- 1 colher (chá) de fermento em pó
- 1 dosador de proteína em pó sabor baunilha (whey ou vegetal)
- ¼ de colher (chá) de canela em pó
- 2 ovos caipiras
- 6 claras de ovo
- ½ xícara de leite ou leite vegetal de sua escolha
- ½ colher (chá) de extrato de baunilha
- 2 colheres (sopa) de manteiga
- 5 tâmaras sem caroço bem picadas
- 2 colheres (sopa) de mel não pasteurizado

1. Frite o bacon em uma frigideira pequena, em fogo médio a alto, por três a quatro minutos de cada lado, até ficar crocante. Ao retirar da frigideira, quebre em pedacinhos e reserve.
2. Bata no processador ou no liquidificador (no modo pulsar) a aveia, o fermento, a proteína em pó e a canela, até a aveia adquirir textura de farinha. Reserve.

3. Em uma tigela média, bata os ovos, as claras, o leite e a baunilha. Incorpore os ingredientes secos devagar nos ingredientes úmidos, somente até ficar homogêneo. Não mexa demais.
4. Derreta 1 colher de chá de manteiga na frigideira, em fogo médio a alto. Despeje na frigideira ¼ de xícara da massa. Distribua por cima aproximadamente ⅙ das tâmaras picadas e ⅙ do bacon. Em cerca de três minutos, bolhas vão começar a pipocar na panqueca: é hora de virar. Cozinhe o outro lado por mais dois ou três minutos. Transfira a panqueca pronta para um prato.
5. Repita com o restante da massa, usando um pouco mais de manteiga conforme a necessidade.
6. Regue as panquecas com o mel. Sirva na hora.

AVEIA DORMIDA COM BANANA E PASTA DE AMENDOIM

Rendimento: 1 porção
Tempo de preparo: 5 minutos

- ¼ de xícara de aveia em flocos grossos
- ¾ de xícara de leite de amêndoas sem açúcar
- 1 colher (sopa) de chia
- 1 colher (sopa) de pasta de amendoim cremosa
- 1 colher (sopa) de farinha de amendoim (amendoim torrado e triturado fino)
- ½ banana cortada em pedaços pequenos
- ¼ de xícara de iogurte grego natural desnatado
- 1 dosador de proteína em pó (whey ou vegetal)

1. Misture bem todos os ingredientes em um potinho.
2. Tampe e deixe na geladeira durante a noite. (Tecnicamente, é preciso refrigerar por cerca de três horas para que atinja a consistência desejada.)
3. Coma no dia seguinte (ou horas depois) e se pergunte por que algum dia você duvidou da minha sugestão. Sim, é muito bom. Tanto que é capaz de você fazer todo dia.

SANDUÍCHE DE OVOS COM VEGETAIS

Rendimento: 1 sanduíche
Tempo de preparo: 20 minutos

- Azeite em spray
- 2 xícaras de espinafre picado grosseiramente
- 3 ovos caipiras
- 1 cogumelo portobello grande, cortado em cubinhos
- 1 colher (sopa) de queijo de cabra
- Fatias de pão rico em fibras (mais de 3 gramas de fibra por fatia)

1. Unte a frigideira com o azeite em spray e leve para aquecer em fogo médio a alto.
2. Refogue o espinafre por cerca de dois minutos, até começar a murchar. Acrescente os ovos, o cogumelo e o queijo de cabra e mexa até os ovos ficarem no ponto da sua preferência.
3. Recheie o pão com essa mistura. Bom apetite!

SHAKE CREMOSO DE MORANGO

Rendimento: 1 porção
Tempo de preparo: 5 minutos

- 1 xícara de morangos congelados
- ¼ de xícara de aveia em flocos grossos
- 1 dosador de proteína em pó sabor baunilha (whey ou vegetal)
- 2 colheres (sopa) de iogurte grego natural desnatado
- 1 xícara de leite de amêndoas sem açúcar

1. Leve todos os ingredientes ao liquidificador e bata até obter uma mistura homogênea.
2. Saboreie e se pergunte por que nunca fez isso antes.

SHAKE PROTEICO DE CHOCOLATE, BANANA E PASTA DE AMENDOIM

Rendimento: 1 porção
Tempo de preparo: 5 minutos

- Cubos de gelo
- 1 xícara de leite da sua escolha
- 1 banana
- 1 dosador de proteína em pó sabor chocolate (whey ou vegetal); ou use o de baunilha e acrescente uma colher (sopa) de cacau sem açúcar
- 1 colher (sopa) de pasta de amendoim
- ½ xícara de floretes de couve-flor (fresca ou congelada)

1. Mais uma maravilha do liquidificador. Coloque todos os ingredientes e acione o botão mágico.

SHAKE PROTEICO DE CAFÉ COM CHOCOLATE

Rendimento: 1 porção
Tempo de preparo: 5 minutos

- 1 xícara de café preto gelado
- ½ banana grande congelada
- Cubos de gelo
- 1 dosador de proteína em pó sabor chocolate (whey ou vegetal)
- 1 colher (sopa) de pasta de amendoim integral ou pasta de amêndoas

1. Não tenho dúvidas de que você sabe fazer um shake proteico.
2. Bom, espero que saiba mesmo e o esteja saboreando. É insano de bom.

VITAMINA VERDE DE PÊSSEGO

Rendimento: 1 porção
Tempo de preparo: 5 minutos

- 1 punhado pequeno de espinafre
- ½ xícara de iogurte grego natural desnatado
- ½ xícara de leite de amêndoas sem açúcar
- 1 xícara de pêssego congelado picado (ou 1 pêssego fresco, sem caroço e picado)
- Cubos de gelo
- 1 dosador de proteína em pó sem sabor (whey ou vegetal)
- 1 colher (chá) de chia
- ½ colher (chá) de extrato de baunilha
- 1 punhado de granola

1. Bata todos os ingredientes (menos a granola) no liquidificador.
2. Sirva e finalize com a granola.

ALMOÇO

QUEIJO-QUENTE SUPERPROTEICO

Rendimento: 1 sanduíche
Tempo de preparo: 10 minutos

- 1 colher (sopa) de manteiga
- 2 fatias grossas de pão (recomendo o de fermentação natural)
- ¼ de xícara de queijo parmesão ralado (um punhado)
- 1 fatia de queijo prato light
- 1 fatia de queijo mozarela light
- 1 fatia de queijo provolone

1. Perceba que é possível incluir o queijo-quente na dieta!
2. Aqueça uma frigideira em fogo médio.
3. Unte um lado de cada fatia de pão com ½ colher (sopa) de manteiga.
4. Coloque as fatias do pão com o lado untado para baixo na frigideira. Coloque o parmesão e o queijo prato sobre uma das fatias e a mozarela e o provolone sobre a outra.
5. Frite cada lado por três a quatro minutos, até que o pão esteja levemente tostado e o queijo derreta. Feche o sanduíche. Mantenha aquecendo por um minuto. Vire e deixe por mais um a dois minutos, até que fique bem tostado.
6. Ao se servir, tome cuidado com a temperatura do recheio. Duvido resistir e comer só um! Brincadeira. Só um já satisfaz por um bom tempo.

QUESADILLA DE FRANGO PICANTE

Rendimento: 4 a 6 porções (1 porção = 1 quesadilla)
Tempo de preparo: 15 minutos

- 1 frango assado de padaria
- 2 xícaras de molho de pimenta (opcional)
- 1 colher (chá) de alho em pó
- 1 colher (chá) de pimenta chili
- 4 a 6 fatias de queijo mozarela light
- 4 a 6 tortilhas sem farinha (cerca de 13 cm) por porção
- ¼ de avocado ou ⅛ de um abacate médio em fatias finas

1. Com o auxílio de um garfo, desfie o frango. Descarte pele e ossos.
2. Em uma panela média, misture o frango, o molho de pimenta, o alho e o chili. Leve a panela a fogo brando para aquecer, mexendo de vez em quando.
3. Leve uma frigideira grande ao fogo médio a alto.
4. Coloque uma tortilha na frigideira e distribua ½ xícara do frango desfiado por cima, mantendo uma margem de aproximadamente 2,5 cm. Acrescente o queijo e as fatias de abacate e dobre a tortilha ao meio.

Aqueça ambos os lados por cerca de cinco minutos, até a tortilha dourar. Vire com o auxílio de uma espátula grande. (Se preferir, asse no forno elétrico em alta temperatura ou em forno convencional a 220°C por cinco a oito minutos.) Repita o processo com as tortilhas restantes.
5. Após esfriar, corte as tortilhas em triângulos. Cortador de pizza ou mesmo uma tesoura de cozinha funcionam bem para isso, se você tiver!
6. Guarde o que sobrar do frango desfiado para usar ao longo da semana. Vai muito bem em saladas, sanduíches e wraps. Fica ótimo inclusive no sanduíche mediterrâneo que veremos na página 196.

WRAP DE FRANGO AO MEL E MOSTARDA

Rendimento: 6 wraps
Tempo de preparo: 20 minutos

- 6 fatias de bacon de peru
- 1 frango assado desfiado ou 700 gramas de peito de frango cozido
- ⅓ de xícara de iogurte grego natural integral
- ⅓ de xícara de mostarda de Dijon
- ¼ de xícara de mel não pasteurizado
- Sal do Himalaia a gosto
- Pimenta-do-reino a gosto
- Alho em pó a gosto
- 6 wraps integrais (cerca de 20 cm)
- 2 xícaras de folhas variadas
- ½ tomate cortado em 6 fatias

1. Leve uma frigideira grande ao fogo médio a alto e frite o bacon até ficar crocante. Deve levar uns cinco minutos. Quebre em pedacinhos e reserve.
2. Em uma tigela média, desfie o frango com um garfo. Acrescente o iogurte, a mostarda, o mel, o sal, a pimenta, o alho em pó e o bacon. Misture bem.
3. Aqueça uma folha de wrap no forno preaquecido ou no micro-ondas

(10 a 20 segundos), só para amolecer. Coloque aproximadamente ⅙ da salada de frango em um canto do wrap. Acrescente ⅓ de xícara das folhas e uma fatia de tomate. Enrole para fechar. Repita o processo com os demais wraps. Bom apetite!

SANDUÍCHE DE PERU

Rendimento: 3 a 4 porções
Tempo de preparo: 20 minutos

- 1 colher (sopa) de óleo de coco extravirgem
- 1 cebola cortada em rodelas finas
- 1 pimentão vermelho cortado em rodelas finas
- 1 pimentão amarelo cortado em rodelas finas
- 500 gramas de carne magra de peru moída
- 1 colher (sopa) de pimenta chili
- 1 colher (chá) de páprica defumada
- 1 colher (chá) de alho em pó
- 1 colher (chá) de sal do Himalaia
- ½ colher (chá) de pimenta-caiena
- 6 a 8 pães árabes de cerca de 18 cm

Complementos
- 1 xícara (ou 1 lata) de milho cozido
- 1 avocado ou ½ abacate médio picado
- Molho salsa (opcional)
- Folhas de alface ou espinafre bem picadas

1. Derreta o óleo de coco em uma frigideira grande em fogo médio a alto. Coloque as cebolas e os pimentões e refogue até que murchem; deve levar aproximadamente cinco minutos. Incorpore a carne de peru moída, soltando os grumos com a colher, e refogue até começar a dourar. Acrescente os temperos, mexa e reduza a chama. Tampe e cozinhe até a carne perder a coloração rosada, o que leva 5 a 10 minutos.

2. Enquanto isso, separe os complementos em tigelinhas. Ou não. Se estiver comendo sozinho, vai fundo.
3. Distribua a carne refogada e os complementos nos pães árabes, como preferir. Aproveite!

SOPA DE FRANGO COM MACARRÃO

Rendimento: 1 panela grande de sopa (1 porção = 1 xícara)
Tempo de preparo: 60 minutos

- 6 peitos de frango desossados e sem pele, cortados em cubinhos
- Sal do Himalaia ou sal marinho
- Pimenta-do-reino
- 2 colheres (sopa) de azeite extravirgem
- 3 dentes de alho picados
- 1 cebola pequena picada
- 2 cenouras grandes descascadas e cortadas em cubinhos
- 2 talos de aipo pequenos picados
- 10 couves-de-bruxelas aparadas e cortadas ao meio (opcional)
- 6 xícaras de caldo de galinha com baixo teor de sódio
- 2 xícaras de macarrão conchinha
- ½ xícara (ou ½ lata) de ervilha
- 2 folhas de louro
- 1 colher (chá) de tomilho seco

1. Preaqueça o forno a 180°C.
2. Tempere os cubos de frango com sal e pimenta. Espalhe-os em uma assadeira ou um refratário, cubra com papel-alumínio e leve para assar por 25 a 30 minutos, até que estejam cozidos.
3. Leve uma panela grande ao fogo médio e aqueça o azeite. Refogue o alho e a cebola por três a cinco minutos, até dourarem. Acrescente a cenoura, o aipo e a couve. Cozinhe por 5 a 10 minutos, mexendo de vez em quando, até os legumes estarem macios.
4. Acrescente o caldo de galinha, tampe a panela e aumente o fogo. Quan-

do levantar fervura, adicione o macarrão, as ervilhas, o louro, o tomilho e sal e pimenta a gosto. Deixe ferver por cerca de cinco minutos, até que a massa esteja cozida (cuidado para não ficar molenga).
5. Reduza o fogo e acrescente o frango. Deixe por um a dois minutos, apenas o suficiente para aquecer o frango.
6. Sirva quentinho e bom apetite! Armazenada em pote hermético, a sopa se conserva por até cinco dias na geladeira e até um mês no freezer.

WRAPS DE CAMARÃO

Rendimento: 1 porção/ 2 wraps
Tempo de preparo: 5 minutos

- 2 wraps ou tortilhas de tamanho médio (cerca de 17 cm)
- 2 punhados de camarão pré-cozido (cerca de 25 unidades)
- Molho de pimenta e/ou abacate em tiras (opcional)

1. Abra os wraps.
2. Esta receita foi pensada para ser uma refeição rápida, fácil e saborosa. Caso queira, aqueça os camarões em uma frigideira, no micro-ondas ou na air fryer antes de usá-los. Distribua-os entre os dois wraps.
3. Tempere com molho de pimenta e/ou abacate, se for do seu gosto, e enrole os wraps. Facílimo.

SOPA DE ABÓBORA

Rendimento: cerca de 4 xícaras (1 porção = 1 xícara)
Tempo de preparo: cerca de 40 minutos

- 3 xícaras de abóbora descascada e sem sementes cortada em cubos
- 1 batata-doce grande descascada e cortada em cubos
- 4 dentes de alho
- 2 xícaras de caldo de galinha ou de legumes com baixo teor de sódio

- ½ colher (chá) de sal do Himalaia
- 1 colher (chá) de cúrcuma em pó
- ½ colher (chá) de páprica defumada
- ¼ de colher (chá) de pimenta-caiena
- 1 colher (chá) de gengibre fresco ralado fino ou ½ colher (chá) de gengibre em pó
- Sementes de abóbora para decorar (torradas ou cruas)
- Manjericão picado, para decorar
- Proteína cozida da sua escolha (uma ótima maneira de usar sobras)

1. Coloque a abóbora, a batata-doce, o alho e o caldo em uma panela e cozinhe em fogo baixo até os legumes amolecerem. Deixe esfriar um pouco.
2. Coloque no liquidificador aos poucos, incorporando o sal, a cúrcuma, a páprica, a pimenta-caiena e o gengibre. Se quiser um creme homogêneo, bata por dois minutos; se preferir uma sopa mais rústica, bata no modo pulsar por 30 segundos.
3. Decore com as sementes de abóbora e o manjericão. Sirva com a proteína da sua escolha.

SANDUÍCHE MEDITERRÂNEO DE FRANGO

Rendimento: 1 sanduíche
Tempo de preparo: 10 minutos

- 1 pão árabe integral
- 1 ½ colher (sopa) de iogurte grego integral
- ½ colher (sopa) de homus
- 1 colher (sopa) de queijo feta esfarelado
- 1 xícara de frango assado desfiado (você pode usar as sobras da receita de quesadilla)
- 2 ou 3 tomates-cereja cortados em rodelas finas
- 10 rodelas finas de pepino
- 3 azeitonas pretas em rodelas

- Sal marinho a gosto
- Pimenta-do-reino a gosto

1. Se desejar, aqueça o pão árabe em uma frigideira em fogo médio por um a dois minutos ou no micro-ondas por 10 a 20 segundos.
2. Espalhe o iogurte em metade do pão e o homus na outra metade. Cubra com o queijo. Em uma das metades coloque o frango, o tomate, o pepino e as azeitonas.
3. Finalize com sal e pimenta. Dobre e aproveite!

SANDUÍCHE DE CARNE

Rendimento: 1 sanduíche
Tempo de preparo: 15 minutos

- 120 a 170 gramas de carne bovina magra (alcatra) cortada em fatias finas
- Sal a gosto
- Pimenta-do-reino a gosto
- ½ colher (sopa) de azeite extravirgem ou manteiga
- ½ cebola pequena em rodelas finas
- 2 fatias do pão da sua preferência (com mais de 4 gramas de fibra)

1. Tempere a carne com sal e pimenta.
2. Aqueça o azeite ou a manteiga em uma frigideira em fogo médio a alto. Jogue as cebolas e mexa de vez em quando até começarem a dourar – cerca de cinco minutos.
3. Afaste as cebolas para as bordas da frigideira e coloque a carne. Frite até atingir o ponto desejado (para um ponto médio, três a quatro minutos de cada lado). Monte o sanduíche com a carne acebolada e sinta o delicioso sabor!

SALADA DE ATUM COM ABACATE

Rendimento: 1 porção
Tempo de preparo: 10 minutos

- 2 colheres (sopa) de amêndoas laminadas
- 1 lata de atum sólido ou em pedaços, conservado em água
- ½ avocado maduro amassado (ou ¼ de abacate)
- Caldo de ½ limão
- ½ colher (chá) de mostarda em pó
- ¼ de colher (chá) de alho em pó
- Sal do Himalaia
- Pimenta-do-reino moída
- Alface *ou* 1 pão árabe integral *ou* 8 bolachas integrais

1. Em uma frigideira seca, torre as amêndoas em fogo baixo por alguns minutos, mexendo sempre até dourarem de leve. Cuidado para não queimar.
2. Escorra a água do atum e lave em água fria por cerca de um minuto para remover parte dos conservantes. Isso também ajuda a reduzir o odor e o sabor de peixe.
3. Em uma tigela grande, misture o atum, o abacate, o caldo de limão, a mostarda, o alho, o sal e a pimenta. Desfaça os pedaços de atum com um garfo e misture tudo.
4. Finalize com as amêndoas torradas para dar um toque crocante.
5. Sirva sobre folhas de alface ou no pão árabe ou nas bolachas.

JANTAR

CARNE À MODA ORIENTAL

Rendimento: 4 porções
Tempo de preparo: 20 minutos

- 500 gramas de fraldinha cortada em tiras de mais ou menos 0,5 cm de espessura
- Sal marinho a gosto
- Pimenta-do-reino moída a gosto
- ½ colher (sopa) de azeite extravirgem
- 2 dentes de alho picados
- 2 punhados de espinafre
- 1 maço de brócolis cortado em floretes
- 1 cebola média bem picada
- 200 gramas de ervilha-torta
- 1 colher (sopa) de molho shoyu
- 1 a 2 colheres (sopa) de molho sriracha

1. Tempere a carne com sal e pimenta a gosto.
2. Aqueça o azeite em uma frigideira antiaderente grande ou de ferro fundido, em fogo médio a alto. Refogue o alho até dourar levemente, por cerca de 30 a 60 segundos. Acrescente a carne e cozinhe por três a cinco minutos de cada lado, mexendo ocasionalmente, até o ponto desejado. Transfira para um prato e reserve.
3. Acrescente o espinafre, os brócolis e a cebola e refogue por cerca de três minutos em fogo médio a alto até começarem a ficar macios. Adicione as ervilhas e refogue por mais dois minutos.
4. Reduza a chama, devolva a carne à frigideira e regue com shoyu e sriracha a gosto, misturando até que todos os elementos estejam aquecidos.
5. Sirva. Delicie-se.

NACHOS PROTEICOS

Rendimento: 4 porções/ cerca de 40 nachos recheados
Tempo de preparo: 20 minutos

- 1 colher (sopa) de azeite extravirgem ou óleo de coco extravirgem
- 500 gramas de carne moída (bovina ou peru, o importante é que seja 90% magra)
- 1 colher (chá) de sal marinho
- 1 colher (chá) de pimenta chili
- 350 gramas de feijão-preto cozido, sem o caldo
- 1 xícara (ou 1 lata) de milho cozido
- 150 gramas de chips de tortilha (cerca de 45)
- 1 pimenta jalapeño em rodelas bem finas
- 3 cebolinhas picadas
- ⅓ de xícara de queijo ralado da sua escolha (mozarela funciona bem)
- 1 avocado ou ½ abacate em cubos

1. Aqueça o óleo em uma frigideira grande, em fogo médio a alto. Coloque a carne e mexa, desfazendo os grumos, até perder a coloração rosada e começar a dourar – aproximadamente 10 minutos. Tempere com sal e chili, mexa e cozinhe por mais cinco minutos, até que esteja completamente cozida.
2. Preaqueça o forno a 220°C.
3. Aqueça o feijão e o milho em um recipiente próprio para micro-ondas por 30 a 60 segundos.
4. Disponha os chips em uma assadeira grande, formando uma única camada. Cubra com a carne, seguida pela mistura de feijão e milho. Por último vão o jalapeño, a cebolinha e o queijo.
5. Leve ao forno por cinco minutos, até o queijo derreter.
6. Finalize com o abacate.

TACOS (DE CARNE, PEIXE, FRANGO OU CAMARÃO)

Rendimento: 4 porções (1 porção = 2 tacos)
Tempo de preparo: 25 minutos

- 500 gramas de proteína de sua escolha, seja carne bovina, frango, peixe ou camarão (se usar carne ou frango, corte em tiras finas; se usar peixe, corte em pedaços; se usar camarão, descasque e, se for muito grande, corte ao meio)
- ½ colher (chá) de pimenta-caiena
- 1 colher (sopa) de pimenta chili
- 1 colher (chá) de alho em pó
- 2 colheres (sopa) de óleo de abacate não refinado
- 1 cebola-roxa cortada em rodelas finas
- 3 pimentões (qualquer cor) cortados em rodelas finas
- 1 colher (chá) de sal marinho
- 8 conchas duras de taco de milho
- ⅓ de xícara de queijo ralado (cheddar ou prato)
- 1 avocado ou ½ abacate cortado em tiras finas
- 2 xícaras de alface picada
- ½ xícara de coentro picado

1. Tempere a proteína com a pimenta-caiena, o chili e o alho.
2. Leve uma frigideira grande ao fogo médio a alto e aqueça o óleo. Jogue as cebolas e os pimentões, cozinhando até que os pimentões comecem a chiar e murchar, o que leva três a cinco minutos.
3. Acrescente a proteína, tempere com sal e cozinhe até o ponto desejado.
4. Tente manter de pé as conchas de taco (boa sorte).
5. Distribua a carne nos tacos e cubra com queijo, abacate, alface e coentro.

HAMBÚRGUER CAPRESE

Rendimento: 4 porções
Tempo de preparo: 20 minutos

Para o hambúrguer
- 500 gramas de carne moída (de preferência 90% magra)
- 1 colher (chá) de sal marinho
- 1 colher (chá) de pimenta-do-reino moída
- 2 colheres (sopa) de azeite extravirgem
- 4 pães de hambúrguer integrais
- 1 xícara de mix de folhas (amasse-as na xícara)
- 1 tomate cortado em rodelas finas
- 1 bola de mozarela (cerca de 100 gramas) cortada em quatro rodelas

Para o molho
- 2 colheres (sopa) de mostarda de Dijon
- 1 colher (chá) de azeite extravirgem
- 1 colher (sopa) de vinagre balsâmico
- Sal a gosto
- Pimenta-do-reino a gosto

1. Em uma tigela média, misture a carne, o sal e a pimenta. Modele a mistura formando quatro hambúrgueres cerca de 1,5 cm mais largos que os pães e apertando o centro com o polegar.
2. Aqueça uma frigideira grande em fogo médio e unte-a levemente com azeite. Frite os hambúrgueres por aproximadamente cinco minutos de cada lado, ou até atingir o ponto desejado.
3. Enquanto frita a carne, tire uma foto e marque @bornfitness no Instagram. Por quê? Porque eu amo hambúrguer, e ver gente se deliciando com hambúrguer enquanto "faz dieta" trará mais alegria ao mundo. Depois de postar a foto, misture os ingredientes do molho em uma tigelinha. Reserve.

4. Espalhe o molho na metade inferior de cada pão. Cubra cada um com um pouco das folhas, o hambúrguer, uma fatia de tomate e uma fatia de mozarela. Feche com a outra metade do pão.
5. Se joga.

PAD THAI DE AMENDOIM E CAMARÃO

Rendimento: 2 porções
Tempo de preparo: 30 minutos

Para o Pad Thai
- 60 gramas de macarrão de arroz
- 2 colheres (sopa) de óleo de gergelim ou de abacate
- 2 dentes de alho picados
- 1 colher (chá) de gengibre fresco picado ou ½ colher (chá) de gengibre em pó
- 1 pimentão vermelho em rodelas finas
- 1 cenoura grande em tirinhas
- 12 camarões grandes frescos ou descongelados (sem casca)
- ½ xícara de broto de feijão

Para o molho
- 1 colher (sopa) de água
- 1 colher (sopa) de pasta de amendoim integral (cremosa ou crocante)
- 1 colher (chá) de molho sriracha
- 1 colher (sopa) de molho shoyu com baixo teor de sódio
- 1 colher (sopa) de vinagre de maçã
- ½ colher (sopa) de mel não pasteurizado
- ½ colher (chá) de pimenta chili

Para decorar
- ½ limão cortado em gomos
- Coentro fresco picado
- ¼ de xícara de amendoim picado grosseiramente

1. Cozinhe o macarrão conforme as instruções da embalagem.
2. Enquanto isso, misture os ingredientes do molho até obter uma consistência homogênea.
3. Em uma frigideira grande ou uma wok, aqueça o óleo, o alho e o gengibre. Refogue em fogo médio a alto por cerca de um minuto (atenção para não queimar o alho). Acrescente os pimentões, as cenouras e os camarões. Mexa por cerca de três minutos, até que os camarões fiquem rosados, mas cuidado para não deixar que ultrapassem o ponto de cozimento.
4. Retire do fogo e acrescente o macarrão cozido, os brotos de feijão e o molho de amendoim. Misture bem para que a massa absorva bem o molho.
5. Divida entre duas tigelas e decore com o limão, o coentro e os amendoins. Sirva quente.

ISCAS DE FRANGO

Rendimento: 2 a 3 porções
Tempo de preparo: 25 minutos

- 500 gramas de sassami (filezinho de peito) de frango
- 2 colheres (sopa) de azeite extravirgem
- 2 colheres (sopa) de sal marinho
- 2 colheres (sopa) de pimenta-do-reino moída
- 2 colheres (sopa) de alho em pó
- 1 colher (sopa) de pimenta-caiena
- 1 colher (sopa) de cebola em pó
- 2 colheres (sopa) de molho barbecue

1. Marine os sassamis com o azeite, o sal, as pimentas, o alho e a cebola. Deixe descansar por cinco minutos.
2. Aqueça uma frigideira grande em fogo médio a alto e coloque o frango, organizando em uma única camada. Cozinhe por cinco a sete minutos de cada lado, cuidando para que o frango fique branquinho por

dentro (caso tenha um termômetro culinário, a temperatura interna deve chegar a pelo menos 75°C). Corte o frango em tiras ou como preferir.
3. Regue com o molho barbecue e devore com prazer.

BURRITO DE FRANGO

Rendimento: 4 porções
Tempo de preparo: 20 minutos

- 1 colher (sopa) de azeite extravirgem
- 4 peitos de frango (dica: compre na padaria o frango já assado)
- 1 colher (sopa) de sal marinho
- 1 colher (sopa) de pimenta-do-reino moída
- 4 tortilhas grandes de farinha (cerca de 25 cm)
- 400 gramas de feijão-vermelho cozido com pouco sal, sem o caldo
- 1 xícara (ou 1 lata) de milho cozido
- 2 cebolinhas em tirinhas finas
- ¼ de xícara de queijo ralado (com cheddar fica ótimo, mas pode usar outro)
- 1 xícara de alface em tirinhas finas
- 1 tomate cortado em cubinhos
- 2 colheres (chá) de caldo de limão

1. Aqueça o azeite em uma frigideira grande, em fogo médio a alto. Corte o frango em cubos pequenos, tempere com sal e pimenta e coloque na frigideira. Deixe por cinco a oito minutos de cada lado, até que esteja bem cozido (se estiver usando o de padaria, basta esquentar no micro-ondas).
2. Aqueça as tortilhas no micro-ondas por 30 a 60 segundos.
3. Distribua o frango, o feijão, o milho, a cebolinha, o queijo, a alface, o tomate e o caldo de limão entre as tortilhas. Enrole-as no formato de burrito, embrulhando os ingredientes. Faça um brinde com todos à mesa e bom apetite!

CHILI PROTEICO DE BATATA-DOCE

Rendimento: 4 a 6 porções
Tempo de preparo: cerca de 1 hora

- 3 batatas-doces médias cortadas em cubinhos
- 2 latas (800 gramas) de tomates pelados
- 300 gramas de molho de tomate
- 1 cebola grande em cubinhos
- ¼ de xícara de aipo em cubinhos
- 2 xícaras de água ou caldo de galinha
- 2 colheres (sopa) de pimenta chili
- 2 colheres (chá) de cominho
- 2 pimentas jalapeño cortadas em cubinhos
- 2 colheres (chá) de sal marinho
- 1 colher (chá) de pimenta-do-reino moída
- 1 colher (chá) de pimenta-caiena
- 1 colher (sopa) de alho em pó
- 2 colheres (chá) de páprica defumada
- 1 colher (chá) de cebola em pó
- 400 gramas de feijão-preto cozido, sem o caldo
- 400 gramas de feijão-vermelho cozido, sem o caldo
- 1 colher (sopa) de óleo de coco extravirgem
- 500 gramas de carne moída (pelo menos 90% magra)
- 250 gramas de peito de frango desossado e sem pele cortado em cubos médios (cerca de 3 cm)
- ¼ de avocado ou ⅛ de abacate em tiras finas
- 2 cebolinhas em rodelas finas

1. Numa panela grande, misture a batata-doce, os tomates, o molho de tomate, a cebola, o aipo, a água, o chili, o cominho, os jalapeños, o sal, a pimenta-do-reino, a pimenta-caiena, o alho, a páprica, a cebola e os feijões.
2. Em uma frigideira grande, aqueça o óleo de coco em fogo médio a alto.

Doure a carne até ficar quase completamente cozida (cerca de cinco minutos), desmanchando conforme necessário. Transfira-a para a panela maior.
3. Na mesma frigideira, em fogo médio, cozinhe o frango por 5 a 10 minutos, até perder o tom rosado (o cozimento será finalizado na panela). Então coloque na panela maior e misture bem.
4. Cozinhe o chili em fogo médio até que as batatas-doces fiquem macias, mas não desmanchando.
5. Sirva com fatias de abacate e cebolinhas por cima.

DADINHOS DE MACARRÃO AO QUEIJO COM BACON

Rendimento: 6 porções/ 12 dadinhos
Tempo de preparo: 60 minutos

- Spray de óleo ou 12 forminhas de papel
- 4 fatias de bacon sem nitrato
- 400 gramas de batata-doce descascada e cortada em cubos médios (cerca de 2,5 cm)
- 4 colheres (sopa) de manteiga
- 3 colheres (sopa) de farinha de trigo
- 1 xícara de leite integral
- ¼ de xícara de queijo de cabra esfarelado
- ¾ de xícara de queijo cheddar light ralado
- 1 colher (chá) de páprica defumada
- Sal e pimenta-do-reino a gosto
- 2 xícaras de macarrão tipo conchinha
- ¼ de xícara de queijo parmesão ralado

1. Preaqueça o forno a 200°C. Unte levemente uma fôrma de muffins ou encaixe forminhas de papel nos espaços. Forre também uma assadeira com papel-manteiga.
2. Disponha o bacon na assadeira forrada e leve ao forno por 10 a 15 minutos, até que fiquem crocantes. Deixe esfriar. Esfarele-as e reserve.

3. Enquanto o bacon está no forno, leve uma panela grande de água ao fogo e coloque a batata-doce quando começar a ferver. Cozinhe até que possa ser facilmente perfurada com um garfo (cerca de 10 minutos). Escorra a batata cozida e coloque-a em uma tigela (a mesma água será utilizada para cozinhar o macarrão).
4. Amasse as batatas com um garfo. Reserve.
5. Leve uma frigideira grande ao fogo médio. Coloque a manteiga e a farinha e misture bem até obter um *roux* levemente dourado, o que leva aproximadamente cinco minutos. Retire do fogo e adicione o leite, continuando a mexer até engrossar. Acrescente aos poucos o queijo de cabra, o cheddar, a páprica, o sal e a pimenta, mexendo conforme os queijos derretem. Tenha cautela com o sal, pois o queijo já é salgado. Quando a mistura estiver homogênea, acrescente as batatas amassadas.
6. Enquanto isso, cozinhe a massa em água fervente. Comece a verificar o ponto de cozimento dois a três minutos antes do tempo indicado na embalagem para não cozinhar em excesso, senão fica mole. Reserve ½ xícara de água da massa e descarte o restante.
7. Incorpore o macarrão cozido e ¼ de xícara da água do cozimento ao creme de queijo. Mexa devagar para integrar os ingredientes, ajustando a consistência com um pouco mais da água do cozimento até atingir a textura desejada.
8. É possível parar nessa etapa e servir, finalizando com bacon e parmesão, mas eu, como fã de macarrão com queijo de forno, optei por transformar a receita em dadinhos. Também é possível distribuir a massa uniformemente em uma assadeira grande e assar a 220°C por cerca de 20 minutos, até que a superfície adquira uma tonalidade dourada e fique crocante. Coloque ¼ de xícara da mistura de macarrão em cada forminha de muffin e finalize com o bacon e um toque de parmesão. Asse por 10 minutos ou até dourar. Prepare-se para se viciar!

PEIXE EM PAPELOTES

Rendimento: 1 porção, mas você com certeza vai querer fazer mais
Tempo de preparo: 40 minutos

- 120 gramas de peixe: salmão, truta, atum ou outro de sua escolha
- 1 ½ xícara de hortaliças: escolha 3 ou 4 entre ervilha-torta, ervilha, agrião, espinafre, cenoura em rodelas, pimentão, cogumelo, brócolis, cebola
- Gordura: um punhado de nozes picadas ou ¼ de abacate
- Carboidrato: ½ xícara de arroz ou ½ xícara de quinoa (crus)
- Molho shoyu, teriyaki ou sriracha

1. Preaqueça o forno a 220°C.
2. Prepare cada porção, posicionando a proteína, os vegetais e a gordura no centro de uma folha de papel-alumínio com 25 cm de comprimento. Cubra com outra folha de papel-alumínio e una as bordas para formar um envelope.
3. Disponha os papelotes em uma assadeira e leve ao forno por 25 minutos. Abra um envelope e use um garfo para verificar se o peixe está desfiando e perdeu a aparência translúcida de carne crua. Se necessário, continue cozinhando por mais cinco minutos. Importante: evite abrir os papelotes antes dos 25 minutos, pois libera vapor e atrasa o cozimento.
4. Enquanto isso, cozinhe o arroz ou a quinoa.
5. Abra os envelopes, coloque o conteúdo sobre um prato com arroz ou quinoa, regue com o molho de sua escolha e saboreie. Quer dizer, melhor esperar cinco minutos, pois estará bem quente.

PEIXE ASSADO COM LEGUMES

Rendimento: 4 porções
Tempo de preparo: 35 minutos

- 1 maço de brócolis picado em floretes pequenos
- 4 ou 5 cenouras médias descascadas e cortadas em rodelas finas (cerca de 0,5 cm de espessura)
- 1 cebola pequena bem picada
- 2 batatas-doces pequenas descascadas e cortadas em cubinhos
- 2 colheres (sopa) de óleo de abacate
- Sal marinho a gosto
- Pimenta-do-reino moída a gosto
- 350 gramas de filé de peixe fresco ou congelado

1. Preaqueça o forno a 200°C e forre duas assadeiras com papel-manteiga.
2. Na primeira assadeira, distribua os legumes e regue com uma colher (sopa) de óleo. Tempere com sal e pimenta (duas ou três pitadas) e misture para incorporar bem. Asse por 15 minutos ou até que os legumes fiquem macios.
3. Enquanto os legumes estão no forno, prepare o peixe na segunda assadeira. Regue os filés com o restante do óleo e tempere com sal e pimenta a gosto. Quando o timer de 15 minutos apitar, coloque a assadeira com o peixe no forno.
4. Asse os legumes e o peixe simultaneamente por 10 a 12 minutos, assegurando que o peixe fique cozido e os legumes, bem assados.

SALADAS

SALADA DE TOMATE, PEPINO, ABACATE E ERVAS

Rendimento: 5 a 6 porções
Tempo de preparo: 10 minutos (considerando que a proteína já está cozida)

- 1 kg de tomate grape
- ½ pepino japonês em cubos
- 6 folhas de manjericão fresco ou raminhos de salsa, ou uma mistura de ervas picadas
- ½ xícara de cebola-roxa em cubinhos
- 3 colheres (sopa) de azeite extravirgem
- Caldo de 1 limão
- ¾ de colher (chá) de sal marinho
- ½ colher (chá) de pimenta-do-reino moída
- ¼ de xícara de queijo feta esfarelado
- 1 avocado ou ½ abacate descascado e cortado em cubos pequenos
- Proteína cozida de sua escolha (frango, peixe ou carne, tanto faz)

1. Em uma tigela grande, misture bem todos os ingredientes exceto o queijo, o abacate e a proteína. Acrescente o feta e o abacate e misture de leve.
2. Sirva acompanhado da proteína de sua preferência para transformar em uma refeição completa. A salada dura até cinco dias em um recipiente hermético na geladeira. Se for preparar em quantidade grande para consumir ao longo da semana, sugiro colocar o azeite, o queijo e o abacate apenas na hora de servir.

COUVE-DE-BRUXELAS COM MAÇÃ E BACON

Rendimento: 8 porções
Tempo de preparo: 50 minutos

- 1 kg de couve-de-bruxelas aparada e cortada ao meio
- 1 maçã (de um tipo crocante, como a Fuji) sem sementes e cortada em cubinhos
- 3 fatias de bacon de peru sem nitrato (se for vegetariano, use bacon vegetal) em cubinhos
- 2 colheres (sopa) de óleo de abacate
- ½ colher (chá) de alho em pó
- ½ colher (chá) de sal do Himalaia
- ¼ de colher (chá) de pimenta-do-reino moída
- ¼ de xícara de amêndoas laminadas

1. Preaqueça o forno a 220°C.
2. Coloque todos os ingredientes exceto as amêndoas em uma tigela grande. Misture bem.
3. Distribua a mistura uniformemente em uma assadeira. Asse por 35 a 40 minutos, até que a couve-de-bruxelas atinja uma tonalidade dourada, esteja crocante por fora e macia por dentro.
4. Retire do forno e salpique as amêndoas por cima. Asse por mais cinco minutos, até que as amêndoas adquiram um aspecto levemente torrado.
5. Sirva como acompanhamento quente ou frio.

SALADA DE QUINOA, FETA E GRÃO-DE-BICO

Rendimento: 4 porções
Tempo de preparo: 15 minutos

- ⅓ de xícara de amêndoas laminadas
- ½ colher (sopa) de azeite extravirgem

- 2 colheres (chá) de alho picado
- 2 xícaras de quinoa cozida (cozinhe ⅔ de xícara de quinoa crua em água ou caldo de galinha com baixo teor de sódio)
- ¼ de xícara de tomate seco picado
- ½ xícara de coração de alcachofra em conserva
- 400 gramas de grão-de-bico cozido
- ½ colher (sopa) de manteiga
- 2 folhas de manjericão fresco picado fino
- Caldo de ½ limão
- ¼ de colher (chá) de sal do Himalaia
- Pimenta-do-reino moída a gosto
- ¼ de xícara de queijo feta esfarelado (opcional)
- Peitos de frango grelhados para acompanhar (opcional)

1. Toste as amêndoas laminadas em fogo brando por cerca de três minutos, mexendo sem parar, até ficarem levemente douradas. Reserve.
2. Na mesma frigideira, aqueça o azeite em fogo médio. Coloque o alho e cozinhe por aproximadamente um minuto, mexendo sempre, até que fique dourado. Acrescente o restante dos ingredientes, exceto os opcionais. Cozinhe por 5 a 10 minutos, mexendo regularmente, para apurar bem os sabores. Finalize com o feta, se desejar.
3. Sirva como prato leve e vegetariano ou complemente com um peito de frango grelhado para aumentar a quantidade de proteínas.

SALADA MEXICANA

Rendimento: 2 porções
Tempo de preparo: 5 minutos (usando proteína pré-cozida)

Algumas receitas não são exatamente "receitas", servindo mais como lembretes de que é possível preparar uma refeição deliciosa apenas unindo ótimos ingredientes que são a perfeita combinação de nutrição e sabor. Esta salada é o melhor exemplo de "receita que não é receita". Basta misturar os ingredientes e aproveitar!

- Folhas variadas (alface ou mix de folhas) picadas grosseiramente
- Carne de peru magra moída, cozida e temperada com tempero próprio para tacos
- Feijão-preto cozido, sem o caldo
- Abacate cortado em tiras
- Pimentão vermelho em rodelas
- Milho verde cozido (pode ser em lata)
- Molho salsa
- Iogurte grego natural

1. Arrume as folhas em uma tigela ou prato e organize a carne, o feijão e os vegetais por cima.
2. Como molho, acrescente uma colher de sopa de salsa e outra de iogurte.
3. Misture bem e saboreie!

SOBREMESAS

PARFAIT DE IOGURTE COM MAÇÃ E GRANOLA PROTEICA

Rendimento: 2 porções
Tempo de preparo: 25 minutos

Para a granola
- Spray de óleo de coco ou papel-manteiga
- ½ xícara de aveia em flocos
- 2 colheres (sopa) de amêndoas laminadas
- 2 claras de ovo caipira
- 2 colheres (chá) de mel não pasteurizado
- 2 colheres (chá) de óleo de coco extravirgem em consistência líquida
- ½ colher (sopa) de semente de linhaça moída
- ½ colher (chá) de canela em pó
- Noz-moscada ralada
- ½ dosador de proteína em pó (whey ou vegetal) sabor baunilha

Para as maçãs
- 1 maçã Fuji sem sementes em rodelas bem finas
- ½ colher (chá) de canela em pó
- 1 colher (chá) de manteiga
- Suco de 1 limão
- 1 colher (chá) de mel não pasteurizado
- 1 xícara de skyr ou iogurte grego integral natural ou sabor baunilha

1. Preaqueça o forno a 190°C. Unte uma assadeira com spray de óleo de coco ou forre o fundo com papel-manteiga para não grudar. Em uma tigela média, misture bem os ingredientes restantes da granola. Espalhe a mistura uniformemente na assadeira preparada e asse por oito minutos. Quebre os pedaços de granola com uma espátula ou uma colher grande e asse por mais oito minutos, até que a mistura comece a ficar crocante.
2. Enquanto isso, leve uma frigideira pequena ao fogo médio e misture a maçã, a canela, a manteiga, o suco de limão e o mel. Cozinhe, mexendo sem parar, até que as maçãs estejam amolecidas mas não se desfazendo (por 5 a 8 minutos).
3. Em uma tigela pequena, mexa o iogurte até ficar homogêneo.
4. Monte os dois parfaits. Se quiser uma apresentação bacana, use copos de vidro, taças ou canequinhas de vidro transparente. Em cada recipiente coloque 1 colher (sopa) de granola, depois uma pequena porção de iogurte, depois as maçãs e mais granola. Não existe uma apresentação exata; apenas continue fazendo camadas e divirta-se no processo. Sirva e delicie-se!

COPINHOS PROTEICOS DE AMENDOIM

Rendimento: 12 porções
Tempo de preparo: 30 minutos

Para a cestinha de chocolate
- ½ xícara de gotas de chocolate amargo
- 2 colheres (sopa) de cacau em pó
- 2 colheres (sopa) de óleo de coco extravirgem

- Canela em pó
- Sal do Himalaia

Para o recheio
- 2 colheres (sopa) de farinha de amendoim
- 2 colheres (sopa) de leite de amêndoas sem açúcar
- ⅓ de xícara de pasta de amendoim integral cremosa
- 1 colher (chá) de mel não pasteurizado
- Stevia em pó a gosto
- ¼ de colher (chá) de extrato de baunilha
- 1 dosador de proteína em pó (whey ou vegetal) de qualquer sabor (recomendo o de chocolate)

1. Encaixe 12 forminhas em uma fôrma de muffins.
2. Em uma tigela média própria para micro-ondas, misture os ingredientes da cestinha de chocolate. Aqueça por um minuto. Mexa até que o chocolate derreta completamente e a mistura fique homogênea.
3. Coloque aproximadamente ½ colher (sopa) do chocolate derretido em cada forminha, cobrindo apenas o suficiente para forrar o fundo com uma camada fina. Depois de preencher todas, incline cuidadosamente a fôrma para que o chocolate se espalhe até a metade das laterais de cada copinho.
4. Leve as forminhas ao congelador por 10 a 15 minutos, até que o chocolate endureça.
5. Em outra tigela média, misture a farinha de amendoim com 1 colher (sopa) do leite de amêndoas. Misture com a pasta de amendoim (talvez seja necessário amolecê-la por 30 segundos no micro-ondas para facilitar). Adicione o mel, a stevia e a baunilha e mexa bem. Acrescente a proteína e o restante do leite de amêndoas e mexa bem.
6. Retire a fôrma do congelador. Coloque uma colher (chá) cheia da pasta de amendoim em cada forminha. Alise um pouco, mas deixe espaço suficiente para a segunda camada de chocolate.
7. Despeje mais ½ colher (sopa) do chocolate derretido (aqueça novamente no micro-ondas, se necessário) em cada forminha, cobrindo completamente a pasta de amendoim.

8. Leve ao congelador por aproximadamente 15 minutos, até que a camada de chocolate endureça. Mantenha no freezer até a hora de servir. Observação: o chocolate pode derreter com facilidade, então esteja preparado para se sujar um pouco e ter que lamber o chocolate dos dedos.

SORVETE PROTEICO

Rendimento: 1 porção
Tempo de preparo: 5 minutos (ou 45, se optar por congelar)

- 1 colher (sopa) de pasta de amêndoas 100% integral
- 1 dosador de proteína em pó (whey ou vegetal) sabor chocolate
- 4 colheres (sopa) de leite comum ou leite vegetal sem açúcar sabor baunilha

1. Se a pasta de amêndoas estiver dura, coloque-a numa tigela pequena e a aqueça no micro-ondas por alguns segundos. Acrescente a proteína e misture até obter uma consistência uniforme.
2. Acrescente o leite e mexa delicadamente até alcançar uma textura de pudim. Se preferir, bata no liquidificador. Se a consistência não estiver como desejada, adicione um pouco mais de leite.
3. Você pode chamar de mingau proteico e comer na hora. Eu gosto de colocar no congelador por 30 a 45 minutos para que fique parecendo sorvete.

BARRINHAS PROTEICAS CROCANTES DE AMENDOIM

Rendimento: 16 porções
Tempo de preparo: 15 minutos, mais 30 no congelador

- Spray de óleo de coco
- ½ xícara de pasta de amendoim integral cremosa
- ¼ de xícara de xarope de arroz integral orgânico

- ¼ de xícara (ou mais) de mel não pasteurizado
- 1 colher (chá) de extrato de baunilha
- 2 ½ xícaras de flocos crocantes de arroz
- 2 dosadores de proteína em pó (whey ou vegetal) sabor baunilha
- 2 colheres (sopa) de óleo de coco extravirgem
- 1 colher (sopa) de cacau ou chocolate em pó
- ¼ de xícara de gotas de chocolate amargo

1. Unte uma assadeira pequena (cerca de 20 x 20 cm) com spray de óleo de coco.
2. Leve uma panela média ao fogo médio a brando e misture a pasta de amendoim, o xarope de arroz, o mel e a baunilha até derreter e formar uma mistura homogênea (dois a três minutos). Retire do fogo e adicione os flocos de arroz e 1 dosador de proteína. A consistência deve ser lisa, mas não líquida. Se estiver difícil misturar com a colher, coloque um pouco mais de mel.
3. Despeje a mistura na assadeira, espalhando uniformemente. Pressione de leve para preencher os cantos.
4. Na mesma panela (não tem problema se ficarem resíduos de pasta de amendoim), misture o óleo de coco, o cacau e o chocolate em fogo médio a alto. Mexa até derreter e formar uma mistura homogênea. Retire do fogo, acrescente o restante da proteína e misture bem.
5. Cubra com a mistura de chocolate, espalhando por toda a superfície, incluindo os cantos.
6. Leve ao congelador por 30 minutos e corte em 16 quadradinhos. (Tente não comer tudo de uma vez.) Dura mais se conservado na geladeira. Se com o tempo começar a desmanchar, você pode usar como granola para acompanhar iogurte ou leite. Hmmm!

MUFFINS DE AMÊNDOAS, BANANAS E CHOCOLATE SEM FARINHA

Rendimento: 12 muffins
Tempo de preparo: 25 minutos

- 2 bananas bem maduras, amassadas com um garfo (cerca de ¾ de xícara)
- ¼ de xícara de iogurte grego natural integral
- 1 colher (sopa) de pasta de amêndoas 100% integral
- 1 colher (sopa) de óleo de coco extravirgem em temperatura ambiente
- 5 claras de ovo
- 2 ovos caipiras
- 1 colher (chá) de extrato de baunilha
- 2 colheres (sopa) de mel não pasteurizado
- ½ xícara de farinha de aveia (ver observação abaixo)
- ¼ de xícara de aveia em flocos
- 1 colher (chá) de fermento em pó
- 1 colher (chá) de bicarbonato de sódio
- ¼ de colher (chá) de sal do Himalaia
- ¼ de colher (chá) de canela em pó
- ¼ de xícara de amêndoas laminadas
- 2 colheres (sopa) de gotas de chocolate amargo

  Obs.: Você pode comprar a farinha de aveia pronta ou fazê-la em casa moendo aveia comum no liquidificador ou no processador.

1. Preaqueça o forno a 180°C. Encaixe 12 forminhas de papel em uma fôrma de muffins.
2. Em uma tigela grande, misture a banana, o iogurte, a pasta de amêndoas, o óleo de coco, as claras, os ovos, a baunilha e o mel. Mexa bem.
3. Em outra tigela grande, misture a farinha de aveia, a aveia em flocos, o fermento, o bicarbonato, o sal, a canela, as amêndoas e o chocolate.
4. Junte os ingredientes secos com os líquidos e mexa somente até ficar homogêneo (evite mexer demais).
5. Com uma colher ou uma concha de sorvete, distribua a massa entre as forminhas de muffin, preenchendo cerca de ¾ de cada cavidade.

6. Asse por 20 minutos ou até que os muffins estejam levemente dourados.
7. Deixe esfriar na fôrma por aproximadamente cinco minutos.
8. Saboreie imediatamente. Você pode guardar em um recipiente hermético na geladeira por até uma semana ou congelar por até um mês.

BOLINHAS ENERGÉTICAS DE AMENDOIM

Rendimento: 25 unidades
Tempo de preparo: 15 minutos

- 8 tâmaras sem caroço do tipo mole (como a Medjool)
- ⅓ de xícara de pasta de amendoim integral cremosa
- 2 colheres (sopa) de geleia ou compota com baixo teor de açúcar, qualquer sabor
- 1 colher (chá) de extrato de baunilha
- 1 colher (chá) de mel não pasteurizado
- 2 dosadores de proteína em pó (whey ou vegetal) sabor chocolate, baunilha ou sem sabor
- Canela em pó
- Sal do Himalaia
- 1 colher (sopa) de chia
- ¼ de xícara de amendoim torrado sem sal
- 2 colheres (sopa) de cranberries secas sem açúcar ou uvas-passas
- ½ xícara de aveia em flocos
- Óleo de coco extravirgem (opcional)

1. Em uma tigela pequena, coloque água morna até cobrir as tâmaras. Deixe de molho por 10 a 15 minutos até amolecerem.
2. No processador, coloque as tâmaras já amolecidas, a pasta de amendoim, a geleia, a baunilha, o mel, a proteína, a canela a gosto e uma pitada de sal. Processe até obter uma mistura homogênea, parando de vez em quando para raspar as laterais. Prove para ajustar o sabor de acordo

com sua preferência. Acrescente a chia, o amendoim, as frutas secas e a aveia. Bata no modo pulsar, só para misturar, preservando alguns pedaços inteiros.
3. Unte as mãos com óleo de coco para facilitar o processo de enrolar. Pegue cerca de uma colher (sopa) da mistura e enrole bolinhas de aproximadamente 2,5 cm de diâmetro. Vá colocando as bolinhas em uma folha de papel-manteiga. No final, guarde-as em um recipiente e leve à geladeira.

Capítulo 11

O PLANO QUE NUNCA DEIXA DE FUNCIONAR

"E QUANDO O PLANO DEIXAR DE FUNCIONAR?" Por mais que você tente evitar, essa pergunta fica ecoando na sua mente, como um vilão de filme de terror. Afinal, mesmo quando você acredita ter derrotado os fantasmas das dietas anteriores, eles sempre encontram um jeito de ressurgir. Criamos expectativas com base nas experiências anteriores.

Prefiro responder à sua pergunta com outra: *Como determinar quando o plano deixa de funcionar?*

Mais uma vez, o jogo que estamos jogando segue outras regras. Não se trata de dizer "Ah, droga, estraguei tudo e agora preciso compensar". Em vez disso, envolve criar um contexto para distinguir o que é normal do que é problemático. Quando você percebe um problema, o pior de tudo é a reação exagerada. Ter uma compreensão mais clara do que justifica sua preocupação pode ajudar a manter a calma em momentos de incerteza sobre o caminho que você está seguindo. E, caso realmente saia dos trilhos, há diversas maneiras de resolver os problemas e facilitar sua vida.

VOCÊ NÃO VAI ACREDITAR (MAS É VERDADE)

Platôs no emagrecimento podem ser bastante positivos. Na verdade, se o seu desejo é evitar o reganho de peso, o platô é fundamental.

Uma teoria-chave nas pesquisas sobre emagrecimento é o conceito conhecido como ponto de equilíbrio. Cada um de nós possui um peso que parece ser o nosso "peso-padrão". Embora o peso possa variar de vez em quando, existe um número específico que associamos à sua estabilidade (nem sempre da forma que desejamos). Os pontos de equilíbrio podem se modificar com o tempo, principalmente quando você mantém um novo peso por um período prolongado. É assim que o ganho de peso ocorre gradualmente, sem ser imediato nem fácil. Vale lembrar que a pessoa média ganha apenas 1 a 3 quilos por ano após os 30 anos. Esse ganho é um processo lento e pode estar relacionado, em parte, à teoria do ponto de equilíbrio.

Estudos indicam que algumas pessoas têm pontos de equilíbrio mais elevados (mantêm-se em um peso mais alto), enquanto outras têm pontos de equilíbrio mais baixos (mantêm-se em um peso mais baixo). Compreender o ponto de equilíbrio é crucial quando se discute por que é mais fácil ganhar peso do que perder. Abordando essa questão da maneira que vamos debater, ela pode se tornar menos frustrante. Se compreender as razões por trás desse fenômeno, você poderá usar os platôs como aliados para gradualmente reduzir seu ponto de equilíbrio.

Suponha que você esteja fazendo uma dieta e perdendo peso. Mas seu cérebro não está gostando disso, afinal está programado para preservar seu peso atual (o ponto de equilíbrio). Para combater a redução de peso, o corpo faz adaptações: o metabolismo desacelera, a sensação de fome se intensifica e o desejo por alimentos mais calóricos aumenta.

Para dificultar, quando você perde peso, as células adiposas diminuem, levando a uma redução na produção do hormônio leptina, que normalmente indica ao cérebro que não é necessário continuar comendo. Assim, à medida que a gordura diminui, a comunicação entre as células adiposas e o cérebro é prejudicada, fazendo com que o cérebro interprete erroneamente que você precisa de mais comida. É uma grande chatice, mas ajuda a compreender por que tantas pessoas têm dificuldade para perder peso ou recuperam o peso perdido. No entanto, é importante destacar que existem maneiras de trabalhar em *parceria* com seu corpo para evitar o reganho de peso.

Como já mencionado, é possível – e muitas pessoas conseguem! –

manter o peso. Aqueles que alcançam bons resultados reduzem a pressão do tempo, priorizando o progresso e praticando a paciência. Quanto mais rápido você emagrece, mais intensas são as reações do seu corpo. Além disso, tanto a perda rápida quanto a lenta podem ser duradouras, mas adotar um ritmo mais lento pode ser melhor por preservar a saúde mental.

A questão não é encontrar maneiras de perder peso, mas pensar nos comportamentos a adotar e alterar, bem como na rapidez com que deve abandoná-los. Ao realizar mudanças graduais que ajudem a reduzir 500 gramas a 1 quilo por mês, é menos provável que você retome os comportamentos antigos, e seu ponto de referência tende a se ajustar para um ponto mais baixo. Isso consiste em perder peso, atingir um platô e, em seguida, continuar a perder.

Tendemos a pensar que precisamos ser extremamente rígidos, mas as pesquisas evidenciam algo que vai de encontro a isso. *Pausas na dieta podem ter um impacto surpreendentemente positivo.* Em um estudo divulgado no *International Journal of Obesity*, aqueles que intercalaram períodos de redução calórica de duas semanas com pausas de duas semanas perderam mais peso e gordura corporal em comparação com aqueles que seguiram uma dieta contínua. Após seis meses, os que adotaram uma abordagem mais flexível na alimentação, mas ainda reduzindo calorias, conseguiram manter uma perda de peso quase 8 quilos maior do que aqueles que seguiram um plano rígido.[1]

Embora necessite de mais pesquisas, essa estratégia apresenta diversos benefícios potenciais. Inicialmente, o cérebro enfrenta menos resistência à perda de peso gradual. Além disso, seu corpo tem a oportunidade de se adaptar ao peso novo e estabelecer um ponto de equilíbrio mais baixo.

Por exemplo, imagine que seu ponto de equilíbrio esteja em torno de 80 quilos. Você deseja chegar a 70, porém, por mais que se esforce, parece estabilizar em torno de 80. A abordagem convencional seria tentar perder 10 quilos de uma vez. Isso envolve muitas mudanças significativas, gera bastante estresse e representa um grande salto para recalibrar 10 quilos no seu ponto de equilíbrio. Afinal, você não está apenas buscando perder 10 quilos; está tentando facilitar a manutenção de um peso que é 10 quilos mais leve do que o seu peso atual.

Em vez disso, é vantajoso tornar mais fácil para o seu corpo manter o novo peso. Isso pode envolver dedicar, inicialmente, um ou dois meses a perder os primeiros 2 quilos. Em seguida, você atinge um platô e permite que seu corpo se adapte novamente. De repente, 78 quilos é fácil de manter. Em seguida, você perde mais 2 quilos, atinge um platô e retoma a perda de peso.

Esses 2 quilos são apenas um exemplo, e você certamente pode fazer avanços mais significativos. Quanto mais você precisar perder para atingir um peso sadio, maiores podem ser os avanços, mas uma perda de, no máximo, 0,5 a 1 quilo por semana é a média que você deve manter se quiser seguir o processo de maneira saudável e sustentável. De qualquer forma, é importante entender o seguinte:

- A perda de peso mais lenta pode ser eficaz quando você deseja evitar o reganho de peso, porque não exige comportamentos extremos difíceis de manter.
- Veja os platôs como peças-chave para o sucesso, permitindo a redefinição do seu ponto de equilíbrio e evitando que seu cérebro prejudique você.

Mas, afinal, como identificar quando você se desviou do caminho certo? Redefina suas expectativas. Sair do caminho certo já não envolve apenas saborear sobremesas, comer carboidratos ou passar uma semana sem perder peso. Agora o que importa é garantir que você está aplicando as ferramentas fornecidas neste livro. E é uma questão de estar atento aos pequenos avanços (como aumentar a prática de atividade física, manter os treinos e incorporar proteínas e fibras) e reconhecer que os platôs podem indicar que seu corpo está se adaptando e se preparando para mais conquistas.

Como já mencionado, se a sua meta for perder mais de 10 quilos, uma taxa de perda segura seria de cerca de 500 gramas a 1 quilo por semana – no máximo! Compreendo que isso pode ser desafiador devido às informações que você já leu aqui, mas peço que não se prenda tanto na perda de peso semanal. Concentre-se na perda mensal. Isso significa que, em média, a meta fica em torno de 2 a 3 quilos por mês. À medida que se aproxima do seu objetivo, essa quantidade pode ser reduzida pela metade.

Platôs fazem parte do sucesso a longo prazo

ANATOMIA DO PROGRESSO

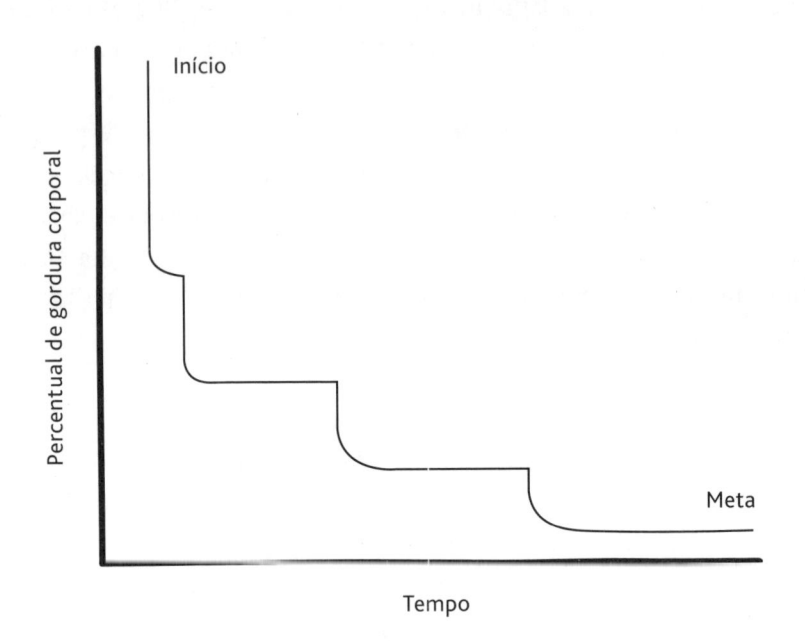

(Gráfico: eixo vertical "Percentual de gordura corporal", eixo horizontal "Tempo". A curva começa em "Início" no alto à esquerda e desce em degraus sucessivos até "Meta" no canto inferior direito.)

Os platôs fazem parte do processo que contribuirá para o seu sucesso a longo prazo, ajudando-o a escapar do efeito sanfona.

Além disso, após perder 2 a 3 quilos, é completamente normal – e talvez até mais saudável – atingir um platô por uma a três semanas e não emagrecer muito mais. Lembre-se: você está formando um novo ponto de equilíbrio, e isso vai facilitar a manutenção do novo peso. É compreensível a frustração com resultados mais lentos, mas é hora de parar de jogar damas e começar a jogar xadrez.

Você gostaria de perder 10 quilos em um mês e recuperar tudo – e ainda desacelerar seu metabolismo no longo prazo? Ou prefere perder cerca de 2 quilos por mês nos próximos seis meses, continuar comendo o que gosta, recalibrar seu ponto de equilíbrio e sentir que é mais fácil manter um peso aproximadamente 10 quilos menor do que quando começou?

A escolha é fácil – você só precisa estar disposto a progredir devagar e não se deixar abater nas semanas de platô.

O QUE FAZER SE FICAR ESTAGNADO

Não tente compensar com radicalismos! Essa é a primeira regra de transformações bem-sucedidas. Em geral, quando você não vê resultados rápidos (ou resultado nenhum), o primeiro impulso é fazer um ajuste drástico. Mas ao fazer isso você vai pegar um desvio que vai deixá-lo longe do destino desejado. Às vezes não é necessário fazer ajuste nenhum. Como vimos, seu corpo pode estar se ajustando ou recalibrando o ponto de equilíbrio.

Mas, se você estiver mesmo estagnado e não tiver percebido nenhuma mudança por aproximadamente três semanas, é hora de uma avaliação rápida. Aqui estão os melhores pontos para ajustar e ajudar a reiniciar o progresso.

Comece pelo sono

Enquanto o debate sobre nutrição e exercícios ocupa o centro das atenções, o sono emerge como o principal hábito para uma vida mais sadia. De acordo com os Centros de Controle e Prevenção de Doenças dos Estados Unidos, mais de 35% dos americanos sofrem com problemas no sono. E, ao considerar que quase o mesmo percentual está obeso, estou aqui para afirmar que essa semelhança estatística provavelmente não é apenas coincidência.

Sono insuficiente – menos de sete horas por noite – pode diminuir e neutralizar os benefícios da dieta. Essa é uma das conclusões de uma pesquisa publicada no *Annals of Internal Medicine*.[2] No estudo, os participantes foram expostos a diferentes durações de sono. Quando descansavam o suficiente, metade do peso perdido consistia em gordura. No entanto, ao reduzirem o tempo de sono, a quantidade de gordura perdida diminuiu pela metade – mesmo mantendo a mesma dieta. Além disso, eles relataram sentir consideravelmente mais fome, menos satisfação depois de comer e falta de energia para se exercitar. Em resumo, aqueles com privação de sono perderam 55% menos gordura em comparação com aqueles que estavam bem descansados.

Sono de má qualidade provoca alteração nas células adiposas

Pense na última vez que você teve uma noite de sono ruim. Como se sentiu ao acordar? Esgotado. Atordoado. Confuso. Certo? Talvez até um pouco mal-humorado.

Não são apenas o cérebro e o corpo que experimentam essas sensações – as células adiposas também. Quando o corpo é privado de sono, ocorre a "letargia metabólica". O termo foi criado por pesquisadores da Universidade de Chicago que investigaram os efeitos de somente quatro dias de sono insuficiente[3] – situação comum em semanas agitadas. Uma noite de hora extra no trabalho leva a duas noites indo dormir tarde, e quando você vê já está acumulando uma dívida de sono.

Ora, mas se são apenas quatro noites, como pode fazer tanto mal? Pode ser que você se sinta capaz de lidar bem com a situação, afinal o café é um grande aliado. Mas os hormônios que controlam as células adiposas não concordam. Em apenas quatro dias de privação de sono, a capacidade do corpo de utilizar adequadamente a insulina (o hormônio principal do armazenamento) fica totalmente comprometida. Na verdade, os pesquisadores descobriram que a sensibilidade à insulina diminuiu em mais de 30%.

Por que isso é problemático? Porque quando a insulina está funcionando direito, as células adiposas retiram ácidos graxos e lipídios da corrente sanguínea, impedindo o armazenamento. No entanto, ao desenvolver resistência à insulina, os lipídios circulam livremente no sangue, estimulando um aumento na produção de insulina. Ao longo do tempo, esse excesso de insulina acaba armazenando gordura em locais inadequados, como nos tecidos do fígado. É assim que ocorre o ganho de peso e o desenvolvimento de doenças como o diabetes.

A falta de descanso aumenta os desejos alimentares

O cérebro é um dos protagonistas no controle do peso corporal. Assim, não é surpresa que a falta de sono intensifique a batalha entre mente e corpo. A regulação da fome é influenciada por dois hormônios: a leptina (como você acabou de descobrir) e a grelina.

Melhore o sono e transforme sua vida

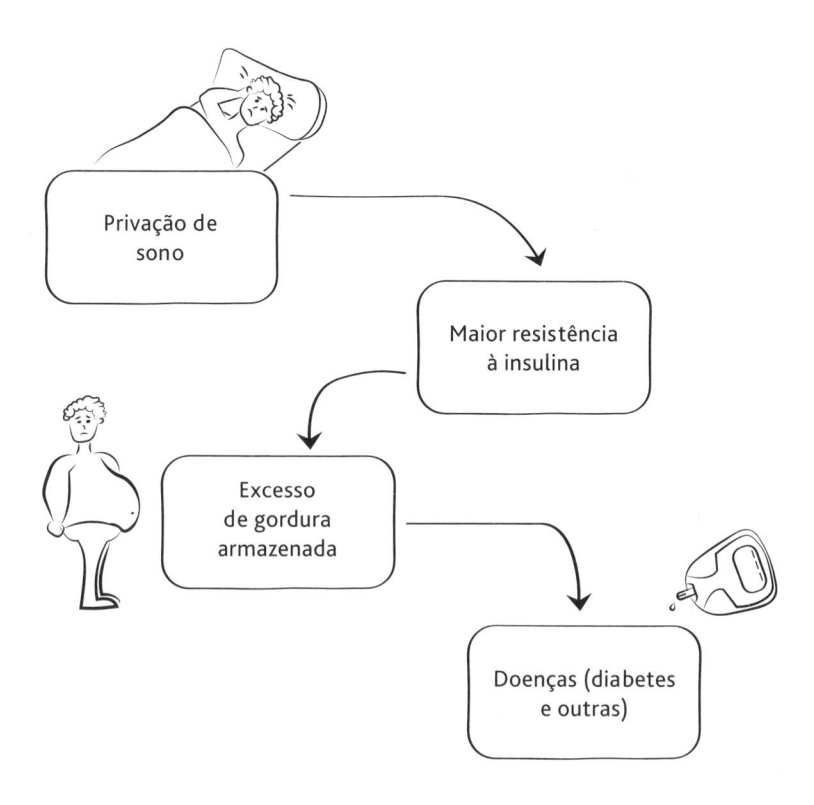

Privação de sono → Maior resistência à insulina → Excesso de gordura armazenada → Doenças (diabetes e outras)

A leptina é um hormônio gerado nas células adiposas. À medida que sua produção cai, sentimos o estômago mais vazio. Quanto à grelina, sua produção elevada está diretamente relacionada ao aumento da sensação de fome, à desaceleração do metabolismo e ao acúmulo de gordura. Ou seja, para uma perda de peso eficaz, é essencial gerenciar tanto a leptina quanto a grelina. Mas a falta de sono praticamente impossibilita isso.

Um grande volume de pesquisas indica que a falta de sono ativa regiões cerebrais que aumentam a vontade de comer, pois reduz a produção de leptina e eleva a de grelina.[4] Mesmo que a quantidade de sono necessária varie de pessoa para pessoa, pelo menos um estudo indica que os efeitos adversos podem se manifestar quando dormimos menos de sete horas por noite.[5]

Como se isso não bastasse, pesquisadores decifraram exatamente como a falta de sono desencadeia uma batalha interna que torna quase impossível a perda de peso. A privação de sono leva a um aumento nos níveis de cortisol, hormônio do estresse associado ao acúmulo de gordura. Além disso, o cortisol ativa os centros de recompensa do cérebro, intensificando os desejos alimentares. Para piorar, a falta de sono resulta em uma maior produção de grelina. Juntos, grelina e cortisol elevados desativam as áreas cerebrais responsáveis pela sensação de saciedade após as refeições, levando a uma persistente sensação de fome mesmo após uma refeição farta.

E tem mais.

A privação de sono também direciona você para escolhas alimentares que você sabe que são ruins. Um estudo divulgado na *Nature Communications* constatou que uma única noite sem dormir já basta para prejudicar as atividades no lobo frontal, responsável pelo controle de decisões complexas.[6]

É aquela conversa interna assim: "Eu não devo comer mais um pedaço de bolo... mas é só um pedacinho. Não vai fazer mal, certo?"

Digamos que ficar sem dormir direito é como estar embriagado: você simplesmente não tem clareza mental para tomar decisões complexas, principalmente em relação ao que come – ou que quer evitar comer. Esse cenário é agravado pelo fato de que, quando você está extremamente cansado, ocorre também um aumento da atividade na amígdala, a área do cérebro associada às recompensas.

É por isso que a privação de sono compromete todas as dietas. Pense na amígdala como o centro de controle mental: ela estimula o desejo por alimentos altamente calóricos. Normalmente você consegue resistir a esses impulsos, mas, devido à falta de sono, o córtex insular (outra área do cérebro) é enfraquecido, dificultando a resistência aos impulsos e aumentando a probabilidade de ceder a todo tipo de escolha inadequada.

Como se isso não bastasse, uma pesquisa publicada na *Psychoneuroendocrinology* (tente dizer isso rápido cinco vezes seguidas) descobriu que a privação de sono leva a pessoa a escolher porções maiores em todas as refeições, aumentando ainda mais a probabilidade de ganho de peso.[7] Em resumo: a falta de sono faz você sentir fome o tempo todo, querer quantidades maiores e sentir vontade de comer todo tipo de alimento que está tentando limitar. Por isso, se estiver num momento de grande dificuldade em seguir o plano alimentar, comece avaliando seu sono e faça o que for possível para dormir *no mínimo* sete horas.

Elevando a qualidade do sono

Conseguir uma quantidade adequada de sono nem sempre é uma tarefa simples, mas aqui estão algumas sugestões que podem fazer a diferença.

EXPONHA-SE À LUZ SOLAR NO INÍCIO DA MANHÃ: O ritmo circadiano tem um papel fundamental na regulação do sono. Enquanto muitas dicas se concentram nas atividades anteriores ao momento de dormir, as ações ao acordar também podem ter uma influência crucial. A exposição à luz solar de manhã age como um "cronômetro" para o relógio circadiano, favorecendo a sonolência à noite. Se a exposição solar direta por cinco minutos não for possível (abra as cortinas e olhe para fora, apenas isso), basta aumentar a iluminação em casa.

DIMINUA A LUZ À NOITE: Embora a luz solar matinal seja benéfica, a exposição a luzes fortes durante a noite pode ter efeitos adversos. Esse é um dos motivos pelos quais o uso de telas à noite pode impactar o sono. Ao utilizar dispositivos como telefones celulares, a aplicação de um filtro de luz azul pode ser uma boa solução. Além disso, é recomendável reduzir a intensidade das luzes sempre que possível, principalmente cerca de duas horas antes de se preparar para dormir.

AJUSTE O CICLO DE SONO: O sono ocorre em fases, sendo metade de uma fase equivalente a 45 minutos e uma fase completa, a 90 minutos. Ao longo desse ciclo, experimentamos diferentes níveis de profundidade do sono, desde o leve até o profundo. Acordar no meio de uma fase, mesmo após um período suficiente de sono, pode resultar em sensação de torpor e cansaço, pois interrompe o sono profundo.

Para aprimorar a qualidade do descanso, alinhe seus períodos de sono com as fases naturais. Mesmo que você idealize se deitar às 21 horas, adaptar-se às realidades da vida, como ter filhos pequenos, pode exigir certa flexibilidade. Se eu conseguir me deitar até as 22 horas, vou me sentir mais revigorado se acordar às 5h30 (7 horas e meia de sono) do que se acordasse às seis, pois estaria trabalhando em harmonia com o ciclo de sono. Eu ficaria mais alerta e com energia. Já se eu me levantasse às seis, teria tido mais horas de sono, mas provavelmente não me sentiria revigorado, pois estaria despertando no momento em que estava voltando a um sono mais profundo.

AJUSTE OS HORÁRIOS DAS REFEIÇÕES: Você sabe que criar limites para o período do dia em que come é uma das ferramentas ensinadas neste livro. Isso não ajuda apenas a comer menos, mas também contribui para um sono de qualidade. Comer logo antes de dormir – em um período de até duas horas – pode reduzir a produção natural de melatonina, hormônio vital liberado pelo cérebro para ajudar a pegar no sono. Quanto mais melatonina seu corpo produz, mais fácil é adormecer e mais tempo você permanece dormindo.

AJUSTE OS HORÁRIOS PARA HIDRATAÇÃO: Manter-se bem hidratado é essencial para uma vida sadia, mas o consumo excessivo de líquidos antes de dormir pode perturbar o sono, havendo inclusive o risco de levar ao distúrbio conhecido como noctúria. Recomenda-se evitar a ingestão de líquidos pelo menos uma a duas horas antes de dormir e, se for beber alguma coisa, faça boas escolhas. O álcool, embora aparentemente auxilie a adormecer, é um diurético potente, podendo interromper o sono por conta disso.

CONTROLE A CAFEÍNA: Mesmo em doses reduzidas, a cafeína se mantém no organismo por mais tempo do que se imagina. Apesar de a sensação de alerta diminuir, a substância tem uma meia-vida de aproximadamente quatro a seis horas. Ou seja, se você toma uma xícara de café às 15 horas para dar uma acordada, mais ou menos *metade* da cafeína dessa xícara pode ainda estar ativa em seu organismo às 21 horas. Se você já se questionou por que às vezes tem dificuldade para adormecer, considere as bebidas cafeinadas, que são um forte motivo para muitas pessoas.

A cafeína impacta diretamente a capacidade de repouso. Estudos indicam que a ingestão de cafeína seis horas antes de dormir pode reduzir o tempo de sono em mais de uma hora.[8] Se o seu objetivo é garantir pelo menos sete horas de sono, o consumo de café, chá preto, etc., durante a tarde ou a noite pode provocar uma batalha. Para garantir um sono saudável, corte a cafeína cerca de oito horas antes de dormir.

REDUZA A TEMPERATURA DO AMBIENTE: O corpo tende a dormir por períodos mais longos em ambientes mais frios. Isso ocorre porque há uma redução de aproximadamente 1,1°C na temperatura corporal durante a noite. Manter o quarto muito quente pode não impactar diretamente a facilidade para adormecer, mas pode comprometer a obtenção de um sono restaurador (fases de ondas lentas),[9] diminuir a eficiência do sono e aumentar a probabilidade de despertar durante a noite.[10]

FAÇA UMA LISTA DE TAREFAS: Muitas vezes subestimada, uma estratégia eficaz para melhorar o sono é se livrar dos pensamentos que nos mantêm acordados, e um método simples para isso é colocá-los no papel. Pesquisadores da Universidade Baylor constataram que elaborar uma lista de tarefas à noite pode acelerar o processo de adormecer.[11] Ao anotar os pensamentos que passam pela cabeça ou os planos para o dia seguinte, você consegue reduzir distrações, pensamentos excessivos e estresse, tornando o adormecer mais tranquilo.

Ao ajustar expectativas e colocar o sono como prioridade, você perceberá imediatamente que a jornada em busca de uma vida mais sadia se torna mais agradável, menos estressante e mais fácil de percorrer. Isso significa uma pressão menor para alcançar sucesso visível a cada semana, permitindo que mais tempo e energia sejam dedicados aos seus hábitos e ao processo. Outra mudança significativa é abandonar a competição para definir qual é a "melhor" dieta, facilitando mais do que nunca a escolha de uma alimentação que atenda às suas preferências.

RESUMO DO CAPÍTULO

- É normal enfrentar platôs durante o processo de emagrecimento. Se a perda de peso for seu objetivo e você estagnar, procure não entrar em pânico nem adotar medidas drásticas, como uma redução abrupta de calorias. É comum passar por períodos de duas a três semanas com o peso aparentemente estagnado. Ao persistir com as estratégias sem reações extremas, o corpo se ajusta e retoma o processo de perda de peso.
- No geral, opte por fazer mudanças mensais em vez de semanais. Ao buscar resultados semanais, a média de perda de peso normalmente se situa entre 0,5 e 1 quilo por semana. A abordagem gradual e constante tende a ser mais eficaz a longo prazo.

- Caso enfrente dificuldades, verifique seus padrões de sono. A privação de sono pode aumentar o apetite, diminuir a queima de gordura e dificultar a manutenção de hábitos saudáveis

Capítulo 12

JUNTANDO TUDO

EU CONFESSO: não gosto de planos alimentares.

O problema é que, inconscientemente, sentimos a obrigação de segui-los à risca. E, como já discutimos, qualquer coisa que aumente o estresse e exija pensar demais se torna um problema.

No entanto, as pessoas adoram exemplos. Isso ocorre porque todos nós aprendemos por observação. Na década de 1960, o psicólogo Albert Bandura explorou a natureza da teoria da aprendizagem social ao descobrir que as crianças podiam captar muito bem e imitar comportamentos por meio da observação.

O problema é que a aprendizagem social atua tanto para o bem quanto para o mal. O plano alimentar que preconiza a liberdade para escolher pode ser exatamente o mesmo que faz você se sentir preso a determinadas refeições, em horários fixos e em dias específicos.

Isso é a última coisa que queremos que aconteça.

Se você adotar qualquer parte deste plano alimentar, faça-o ciente de que é completamente adaptável e ajustável às suas preferências alimentares, ao seu estilo de vida e aos horários das suas refeições.

Você tem total liberdade para comer nos horários de sua escolha, selecionar alimentos que satisfaçam aos seus desejos e se ajustar conforme a necessidade para se sentir melhor.

As ferramentas disponibilizadas anteriormente serão como guias para auxiliá-lo na tomada de decisões mais acertadas. No entanto, dentro desses guias existe bastante espaço para que você encontre sua zona de conforto.

O PLANO ALIMENTAR

As sugestões a seguir são baseadas nas receitas do Capítulo 10 e nas orientações gerais para pedir delivery. A quantidade de refeições que você faz ao longo do dia é uma escolha pessoal, mas a maioria das pessoas se sente bem com três.

Estabeleci um limite máximo de três pedidos de delivery por semana, mas aconselho começar com um ou dois. É apenas uma sugestão, mas pode ajudar a começar melhor e formar hábitos mais sólidos.

Mudar demanda tempo. E a mudança mais significativa se dá na sua mente: acreditar que você é saudável.

Isso não vai acontecer de uma hora para outra, pois hábitos arraigados resistem a ir embora, novos hábitos precisam de tempo para se firmar e a comida pronta, embora saborosa e aceitável, pode ser tentadora, sobretudo quando você ainda não alcançou um ponto em que a comida não lhe causa estresse.

Comece devagar. Um passo após o outro. E aprenda a curtir esta nova abordagem. Você pode ter deixado para trás o velho jogo das dietas restritivas, mas se adaptar a um novo jogo – ainda que seja melhor – leva tempo.

Eu aprendi a viver à base de delivery cinco vezes por semana e mesmo assim perder gordura. Mas a adaptação leva um tempo. Quando comecei nesse ritmo sem seguir um plano, engordei, passei a ter menos energia e não me sentia bem.

Pesquisas da Universidade de Massachusetts revelaram que pessoas que dependem de restaurantes para mais de um terço das refeições (cerca de 67%) têm um risco quase 70% maior de desenvolver obesidade. Se você come fora apenas duas vezes por semana, então apenas 10% das suas refeições não são preparadas em casa (considerando o total de 21 refeições semanais, três por dia). Em comparação com os 67%, isso é excelente.

Mesmo se comer fora três vezes por semana você ainda estará bem longe do limite de 67%, o que significa que, estatisticamente, tem mais probabilidade de se manter saudável – mantendo a flexibilidade.

Se precisar de um lembrete constante para se manter no caminho certo, sugiro que pense nos três Ps: paciência, progresso e personalização:

- Tenha PACIÊNCIA enquanto explora sua recém-descoberta liberdade.
- Faça PROGRESSO (ampliando sua zona de conforto) quando sentir que as coisas estão mais fáceis, quando se sentir melhor e quando começar a ver os resultados desejados.
- PERSONALIZE o plano para adaptá-lo melhor ao seu estilo de vida.

Não é porque você *pode* que você *vai* comer fora. Quando não estou em viagem, opto por delivery duas vezes por semana: na sexta-feira, para a noite da pizza, e no sábado, para um jantar a sós com minha esposa. Embora eu tenha a liberdade de jantar fora com mais frequência sem preocupações, duas vezes por semana é o que se adéqua melhor a mim e à minha família.

Assim como em todo o restante deste livro, não é necessário compreender tudo de imediato e não há um prazo para encaixar todas as peças, se é que é necessário juntar tudo!

Vivemos em um mundo onde todos parecem agir como se tivessem sempre tudo sob controle, mas isso não passa de uma ilusão que gera ansiedade desnecessária.

Tenha em mente que alguma coisa já é melhor do que nada. Faça o melhor que puder no uso das ferramentas, mesmo que apenas estabeleça limites de horário para as refeições do dia e coma devagar. Evite semanas de 0% e você certamente estará mais próximo da perfeição.

E, se por acaso perder o rumo, este plano alimentar estará sempre aqui exatamente para isso. É mais um sistema de apoio para reforçar a ideia de que você é capaz.

Que tal? Tudo pronto? Então vamos comer.

APOIO ÀS REFEIÇÕES

Mesmo com um planejamento impecável, talvez você se questione se está fazendo algo errado. Isso é normal. Para aqueles momentos em que bater a dúvida, enumero a seguir várias maneiras de você avaliar seu progresso e se certificar de que está tomando medidas para facilitar a sua vida.

Se você estiver de fato num platô, é possível que não esteja utilizando algumas das ferramentas ou que esteja, de maneira inconsciente, fazendo ações que levam ao excesso alimentar. Veja algumas coisas que podem estar atrapalhando seu caminho.

Com que frequência você está pedindo comida?

Como você já sabe, acredito que cozinhar mais em casa e incorporar o delivery faz parte de uma abordagem sustentável que facilita o sucesso duradouro, mas, em excesso, até o que é bom pode fazer mal. Se perceber que está com dificuldade para atingir seus objetivos, analise a frequência com que pede comida. O ideal é no máximo três vezes por semana. Se estiver com uma frequência maior que isso, experimente reduzir por algumas semanas e observe os resultados.

Você está pedindo delivery ou comendo fora?

Nada contra restaurantes, mas são ambientes repletos de armadilhas para quem está promovendo mudanças alimentares. Lembra das lições de Stephan Guyenet? Controlar o ambiente para reduzir as tentações facilita muito o controle alimentar em si. Mesmo quando você já está saciado ou sem desejos, os sinais do ambiente podem ativar o impulso de comer mais e resultar em excessos.

Na incerteza, é preferível estar em um ambiente onde seja mais difícil se recompensar facilmente com comida. Escolha o delivery sempre que puder e reserve as idas a restaurantes para ocasiões especiais.

Você belisca muito?

Um tempo atrás, estava em alta a recomendação de que refeições pequenas e frequentes ao longo do dia eram a estratégia ideal para perder gordura. Acreditava-se que comer com mais frequência aceleraria o metabolismo. Mas havia um pequeno problema: a teoria não se sustentava após ser aplicada na vida real.

Ao longo dos anos, pesquisadores dedicaram esforços incansáveis para validar a ideia de que comer com maior frequência contribui para a perda de gordura, porém, até a data de finalização deste livro, nenhum estudo conseguiu identificar diferenças na quantidade de calorias queimadas (considerando calorias e macronutrientes iguais). Em outras palavras, se você consumir a mesma quantidade e o mesmo tipo de alimentos, independentemente de distribuí-los em várias ou poucas refeições, isso não vai afetar seu metabolismo. As pesquisas compararam desde uma refeição até sete refeições em um período de 24 horas e não encontraram variações no total de calorias queimadas ao longo do dia.[1]

A princípio, isso significa que você deve descobrir a quantidade de refeições que funciona para você. Mas há uma exceção a essa regra. A pesquisa parte do princípio de que as pequenas refeições e lanches não levam a um comer excessivo, sendo que em algumas situações basta uma mordida para desencadear o descontrole.

Mesmo que suas intenções sejam nobres, estudos indicam que diminuir um pouco a frequência das refeições pode facilitar o controle da ingestão calórica,[2] simplesmente por você não estar o tempo todo próximo de comida. Sem mencionar que, ao não contar calorias, é importante estar atento aos pontos cegos, sendo a avaliação da ingestão alimentar um dos maiores. Estudos apontam que as pessoas tendem a subestimar o que comem em aproximadamente 47%.[3] Logo, quanto mais vezes você se alimenta, maior a probabilidade de subestimar a quantidade consumida, o que pode levar a frustração e excessos alimentares. Com as ferramentas fornecidas neste livro, a probabilidade de se sentir satisfeito e evitar exageros é maior. Entretanto, cada refeição adicional representa uma oportunidade para comer mais do que pretendido. Se você tende a beliscar demais e não está vendo resultados, reduza os lanches por uma ou duas semanas para avaliar se surte efeito.

Descubra a sua pedra no sapato
Todo mundo tem alguma refeição que é mais difícil que as outras do dia. Ao analisar um grupo de 500 pessoas que experimentaram o plano sugerido neste livro, observei que as dificuldades eram semelhantes, fosse no café da manhã, no almoço ou no jantar. Essa constatação não deveria surpreender. Seu estilo de vida influencia quais refeições serão mais complicadas.

Transforme o problema em solução. Em vez de esperar que as coisas melhorem, substitua a refeição. Atenção: não estou sugerindo pular a refeição. A ideia é encontrar um atalho para acertar direto no alvo.

Os atalhos possíveis são os chamados quatro Ss: sopa, sanduíche, salada ou shake. Simplesmente escolha a refeição que lhe causa mais dificuldade e substitua-a por um dos quatro Ss. Mas é preciso um preparo adequado. Confira a seguir o guia para isso.

1. Sopas

Procure sopas com menos de 300 calorias, que contenham pelo menos 5 gramas de fibra e, preferencialmente, mais de 15 gramas de proteína. As opções estão disponíveis na seção de receitas.

2. Sanduíches

Apesar da má fama, os sanduíches podem ser um item recorrente de uma dieta saudável. Aprenda a seguir como montar o suprassumo dos sanduíches saudáveis:

Montando a base
Pão, tortilha ou wrap
Escolha um pão integral, de preferência rico em fibras (pelo menos 4 gramas por porção). É necessário sempre escolher pães ricos em fibras? Não. Não tem problema comer pão branco uma vez ou outra. Se escolher alimentos ricos em fibras cerca de 80% do tempo, considere-se 100% perfeito.

Inclua uma hortaliça ou fruta rica em fibras
Feijão-preto, lentilha, brotos, cenoura, couve ou espinafre, pera fatiada, banana, etc.

Acrescente uma fonte de proteínas
Frango, peru, carne magra, peixe, tempeh, tofu, ovos.

Adicione uma fonte de gordura saudável
Abacate, azeite de oliva ou óleo de abacate, semente de linhaça, semente de girassol e semente de chia.

Finalize com temperos ou molhos
Molho de pimenta, iogurte grego, maionese de abacate, sal e pimenta, vinagre balsâmico.

3. Saladas

Não é surpresa nenhuma que as saladas são uma opção rápida quando você precisa de uma refeição altamente satisfatória. Elas podem atender a todos os requisitos – são ricas em proteínas e fibras, facilitam o consumo lento e geralmente têm poucos ultraprocessados. Além disso, são de preparo rápido e econômicas. A principal ressalva costuma estar nos molhos. Para controlar isso, use apenas uma colher de molho. Se for usar azeite, basta encher a tampinha do vidro, despejar sobre a salada e misturar.

4. Shakes

Vitaminas são ótimas em termos de densidade nutricional, o que proporciona um alto grau de saciedade. Basta um bom liquidificador. Veja os ingredientes para um bom shake:

- 1 a 2 punhados de gelo.
- 250 ml de água ou algum tipo de leite: de vaca, de coco, de amêndoas, de aveia... são muitas opções.
- 1 ou 2 porções de proteína: experimente whey, proteína em pó vegetal, iogurte grego, queijo cottage ou tofu macio.
- 2 porções de vegetais: coloque dois punhados generosos de espinafre, couve-manteiga ou couve-flor, ou uma porção de vegetais em pó. Pode ousar mais se quiser, mas esses que citei são os que se misturam de maneira mais suave e não afetam tanto o sabor.
- 1 porção de adoçante natural: banana, frutas vermelhas ou tâmaras.
- 1 colher de sopa de gordura (opcional): abacate, manteiga/pasta de frutos secos, sementes de chia, sementes ou farinha de linhaça.

A indústria de suplementos é complicada e não muito confiável. Sei disso porque participei dela durante muitos anos, como membro fundador e nutricionista-chefe da Ladder. A maioria dos suplementos é, na verdade, um total desperdício de dinheiro, mas ainda há alguns que considero bons recursos auxiliares. Meu preferido é a proteína em pó.

A proteína em pó não tem nada de especial quando comparada às fontes integrais de proteína. No entanto, como sabemos, a proteína é um componente essencial de uma alimentação saudável. Muitas dietas costumam carecer de proteínas de alta qualidade, e é por isso que aprecio os shakes proteicos. Os bons shakes proporcionam uma fonte pura de proteína e são muito práticos, podendo ser preparados em apenas alguns minutos. Além disso, estudos indicam que trocar uma das refeições diárias por um suplemento (por exemplo, proteína em pó) é uma maneira eficiente de manter um maior controle da alimentação (e contribuir para a perda de peso, caso esse seja seu objetivo). Se estiver procurando uma proteína em pó de boa qualidade, escolha uma marca certificada por órgãos responsáveis. Isso assegura a qualidade, a pureza e a segurança do produto.

SEMANA 1

Segunda-feira
Café da manhã: Shake cremoso de morango
Almoço: Queijo-quente superproteico
Jantar (Delivery): 8 sushis + 6 sashimis variados

Terça-feira
Café da manhã: Muffins salgados
Almoço: Sanduíche mediterrâneo de frango
Jantar: Carne à moda oriental

Quarta-feira
Café da manhã: Omelete de claras com queijo e bacon
Almoço (Delivery): Sanduíche de carne
Jantar: Chili proteico de batata-doce

Quinta-feira
Café da manhã: Shake proteico de café com chocolate
Almoço: Sobras do chili
Jantar: Iscas de frango + Couve-de-bruxelas com maçã e bacon

Sexta-feira
Café da manhã: Aveia dormida com banana e pasta de amendoim
Almoço: Wrap de frango ao mel e mostarda
Jantar (Refeição livre): Noite da pizza

Sábado
Café da manhã: Panquecas proteicas de bacon e tâmaras
Almoço: Salada de quinoa, feta e grão-de-bico
Jantar: Quesadilla de frango picante

Domingo
Café da manhã: Sanduíche de ovos com vegetais
Almoço: Salada de atum com abacate
Jantar: Pad Thai de amendoim e camarão

SEMANA 2

Segunda-feira
Café da manhã: Shake proteico de café com chocolate
Almoço: Quesadilla de frango picante (sobras de sábado)
Jantar: Hambúrguer caprese

Terça-feira
Café da manhã (Delivery): Sanduíche de omelete de claras e legumes
Almoço: Salada de atum com abacate (sobras de domingo)
Jantar: Chili proteico de batata-doce

Quarta-feira
Café da manhã: Ovos mexidos (3 ovos) + Torrada integral (alto teor de fibras)

Almoço: Pad Thai de amendoim e camarão
Jantar: Salada mexicana

Quinta-feira
Café da manhã: Mingau de aveia + 1 dosador de proteína em pó
Almoço: Chili proteico de batata-doce (sobras de terça-feira)
Jantar: Nachos proteicos

Sexta-feira
Café da manhã: Vitamina verde de pêssego
Almoço (Delivery): Tacos de camarão
Jantar: Sanduíche de peito de peru com picles, alface e tomate

Sábado
Café da manhã: Shake proteico de maca peruana
Almoço: Wraps de camarão (com sobras do almoço de ontem)
Jantar: Dadinhos de macarrão ao queijo com bacon

Domingo
Café da manhã: Palitinhos de maçã e canela
Almoço: Sopa de frango com macarrão
Jantar (Delivery): Noite da Pizza

SEMANA 3

Segunda-feira
Café da manhã: Aveia dormida com banana e pasta de amendoim
Almoço: Sopa de frango com macarrão
Jantar: Peixe em papelotes

Terça-feira
Café da manhã: Mingau de aveia + 1 dosador de proteína em pó
Almoço: Dadinhos de macarrão ao queijo com bacon (sobras)
Jantar: Iscas de frango + brócolis refogado no alho

Quarta-feira
Café da manhã: Shake proteico de maca peruana
Almoço: Salmão assado com legumes
Jantar (Delivery): Sanduíche de rosbife com salada

Quinta-feira
Café da manhã: Mingau de aveia + 1 dosador de proteína em pó
Almoço: Salada de abacate com frango
Jantar: Burrito de frango

Sexta-feira
Café da manhã: Vitamina verde de pêssego
Almoço: Quesadilla de frango picante (com sobras de frango do jantar de ontem)
Jantar: Hambúrguer caprese

Sábado
Café da manhã: Ovos + Bacon de peru + 1 fatia de pão de fermentação natural
Almoço: Sanduíche mediterrâneo de frango
Jantar: Salada mexicana

Domingo
Café da manhã: Shake cremoso de morango
Almoço: Salada de atum com abacate
Jantar: Carne à moda oriental

SEMANA 4

Segunda-feira
Café da manhã: Mingau de aveia + 1 dosador de proteína em pó
Almoço: Sanduíche de carne (com sobras da carne de domingo)
Jantar (Delivery): Frango xadrez

Terça-feira
Café da manhã: Shake proteico de café com chocolate
Almoço: Salada de atum com abacate (sobras de domingo)
Jantar: Dadinhos de macarrão ao queijo com bacon

Quarta-feira
Café da manhã: Aveia dormida com banana e pasta de amendoim
Almoço: Dadinhos de macarrão ao queijo com bacon (sobras)
Jantar: Pad Thai de amendoim e camarão

Quinta-feira
Café da manhã: Mingau de aveia + 1 dosador de proteína em pó
Almoço: Wraps de camarão (com as sobras de camarão do jantar de ontem)
Jantar: Hambúrguer caprese

Sexta-feira
Café da manhã: Shake proteico de chocolate, banana e pasta de amendoim
Almoço (Delivery): Frango na brasa
Jantar: Peixe assado com legumes

Sábado
Café da manhã: Sanduíche de ovos com vegetais
Almoço: Sopa de frango com macarrão
Jantar (Delivery): Medalhões de mignon

Domingo
Café da manhã: Panquecas proteicas de bacon e tâmaras
Almoço: Queijo-quente superproteico
Jantar: Tacos de frango

SEMANA 5

Segunda-feira
Café da manhã: Aveia dormida com banana e pasta de amendoim
Almoço: Wrap de frango ao mel e mostarda (com sobras de frango do jantar de domingo)
Jantar: Peixe em papelotes

Terça-feira
Café da manhã: Mingau de aveia + 1 dosador de proteína em pó
Almoço: Sopa de frango com macarrão (sobras de sábado)
Jantar: Nachos proteicos

Quarta-feira
Café da manhã: Sanduíche de omelete de claras
Almoço: Sanduíche mediterrâneo de frango
Jantar (Delivery): Burrito de frango

Quinta-feira
Café da manhã: Vitamina verde de pêssego
Almoço: Quesadilla de frango picante (com o frango que sobrou do jantar de ontem)
Jantar: Pad Thai de amendoim e camarão

Sexta-feira
Café da manhã: Mingau de aveia + 1 dosador de proteína em pó
Almoço: Wraps de camarão (com as sobras de camarão do jantar de ontem)
Jantar (Delivery): Noite da Pizza

Sábado
Café da manhã: Palitinhos de maçã e canela
Almoço (Delivery): Chili com carne
Jantar: Carne à moda oriental

Domingo
Café da manhã: Ovos, bacon de peru e frutas
Almoço: Shake proteico de chocolate, banana e pasta de amendoim
Jantar: Chili proteico de batata-doce

SEMANA 6

Segunda-feira
Café da manhã: Shake proteico de maca peruana
Almoço: Sanduíche de carne (sobras de sábado)
Jantar: Salada mexicana

Terça-feira
Café da manhã: Mingau de aveia + 1 dosador de proteína em pó
Almoço: Chili proteico de batata-doce (sobras de domingo)
Jantar: Peixe em papelotes

Quarta-feira
Café da manhã: Mingau de aveia + 1 dosador de proteína em pó
Almoço (Delivery): Iscas de frango com batatas assadas
Jantar: Dadinhos de macarrão ao queijo com bacon

Quinta-feira
Café da manhã (Delivery): Omelete de claras com bacon e vegetais
Almoço: Dadinhos de macarrão ao queijo com bacon (sobras de quarta-feira)
Jantar: Hambúrguer caprese

Sexta-feira
Café da manhã: Shake proteico de café com chocolate
Almoço: Sanduíche mediterrâneo de frango
Jantar: Filé de 170 gramas

Sábado
Café da manhã: Aveia dormida com banana e pasta de amendoim
Almoço (Delivery): Sanduíche de carne desfiada
Jantar: Peixe assado com legumes

Domingo
Café da manhã: Panquecas proteicas de bacon e tâmaras
Almoço: Queijo-quente superproteico
Jantar: Iscas de frango

PARTE 4

DESSA VEZ SEU PLANO DE EXERCÍCIOS VAI DAR CERTO

Capítulo 13

MOVIMENTO MEDICINAL: O PLANO DE SEIS SEMANAS

JÁ SE FOI O TEMPO EM QUE VOCÊ PRECISAVA passar mais de uma hora todo dia na academia. Se você tem essa disponibilidade, ótimo. Apenas saiba que isso não é necessário e que, para a pessoa comum, traz desvantagens consideráveis.

Ótimos resultados não dependem do tempo dedicado aos treinos. O que realmente importa é a frequência e a intensidade. Faça um treino simples, focado e intenso, e pronto. Treinos que duram uma eternidade podem parecer excelentes para queimar um monte de calorias, mas existem algumas ressalvas.

Quanto mais calorias você queima durante o exercício, mais o metabolismo desacelera para gastar menos calorias em repouso.[1] Sim, isso pode parecer frustrante, mas as estratégias abordadas neste livro são fundamentais para manter você na direção certa. A perda e o ganho de peso são, no fim das contas, uma equação simples de calorias consumidas versus calorias gastas. A parte complexa é a forma como calculamos as calorias consumidas e as gastas. Não se esqueça: o seu metabolismo tem três componentes principais: a taxa metabólica basal (TMB, que são as calorias que você queima apenas para existir e respirar), as calorias que você queima com a alimentação e as calorias gastas com os exercícios. A soma dos três é conhecida como gasto energético total (GET).

As pesquisas mais recentes indicam que é possível aumentar o GET, mas só até certo ponto. Quanto mais calorias queimamos durante o exercício, mais nosso corpo parece reduzir a TMB para queimar menos calorias no total. E, à medida que nos exercitamos mais, mais eficiente o corpo se torna, queimando menos calorias durante o exercício e na TMB. Em um estudo com maratonistas ao longo de seis semanas, os pesquisadores observaram uma redução nas calorias queimadas diariamente. No início, eles queimavam cerca de 6.200 calorias por dia, mas, ao final, estavam queimando apenas 4.900 calorias diariamente[2] – correndo as mesmas distâncias. O corpo dos atletas se ajustou, provavelmente pela TMB. Em resumo, o corpo tenta limitar o lado "calorias gastas" da equação.

Pesquisadores acreditam que o corpo tem um limite e evita queimar consideravelmente mais calorias do que consegue repor. Esse limite é estimado em cerca de duas vezes e meia a taxa metabólica basal.

Quando você se aproxima desse número, a quantidade de calorias queimadas durante o exercício e a taxa metabólica em repouso começam a diminuir. Isso não diz respeito apenas a exercícios; é uma questão de sobrevivência. Os pesquisadores observaram o mesmo padrão na etnia hadza, já citada aqui, de caçadores-coletores. Mesmo caminhando vários quilômetros diariamente, o metabolismo deles se ajusta para garantir que a queima de calorias não ultrapasse muito a ingestão calórica.

Você pode estar pensando: "Então não adianta se exercitar?" Não é isso. Há inúmeros estudos mostrando que **a atividade física é uma das melhores coisas que se pode fazer pela saúde, inclusive aumentando a perda de gordura**, permitindo que você consuma mais carboidratos; ela também mantém a juventude, melhora a imunidade, previne lesões e promove a saúde cerebral. Além disso, os mesmos pesquisadores que descobriram que a TMB pode diminuir com mais exercícios também confirmaram que o exercício é uma das melhores maneiras de ajudar na manutenção da perda de peso. Essa é uma constatação especialmente relevante considerando a tendência comum de recuperar peso. Movimentar-se não só fortalece o corpo, mas também contribui para melhorar o humor e o sono e aumentar a resistência a condições como diabetes e doenças cardiovasculares.

A conclusão? Exercitar-se é importante e benéfico para o corpo, mas não tem como compensar uma alimentação inadequada apenas com atividade física. Se você simplesmente passar horas treinando achando que assim vai queimar todas as calorias excedentes, o corpo estabelecerá limites e você acabará frustrado.

Existe um aspecto positivo nisso: não é preciso se exercitar por horas a fio todos os dias. É mais complicado encontrar 60 minutos para treinar todos os dias do que algo muito mais breve apenas algumas vezes por semana.

Outra razão para ficar atento à duração dos treinos é o impacto que eles têm na sua fome. Como discutimos, para se sentir no controle da alimentação é importante aprender a controlar e gerenciar a fome por meio da satisfação. Treinos longos têm mais probabilidade de aumentar a fome e acionar hormônios do estresse, o que pode dificultar a adesão ao plano alimentar.

Considerando que a frequência desempenha um papel fundamental, este plano de exercícios foi desenvolvido para superar os obstáculos comuns que muitas pessoas enfrentam ao tentar incluir a atividade física no dia a dia. Esses obstáculos geralmente são uma combinação de falta de tempo, insegurança e desconforto. E, mais uma vez, você terá que ampliar sua zona de conforto. Não se exercitar regularmente é fazer mal ao seu corpo. Mas nem por isso você precisa passar horas treinando todo dia. O que você precisa fazer é desafiar seu corpo de forma sustentável.

Dito isso, cabe destacar que um bom plano de exercícios tem um pouco menos de flexibilidade que o plano alimentar. O exercício demanda um nível maior de estrutura do que a alimentação, pois, para a maioria das pessoas, estabelecer o hábito de se exercitar é distinto de desenvolver o hábito de comer. Ao contrário da prática de atividade física, a alimentação ocorre diariamente, sem necessidade de lembretes. Muitas pessoas enfrentam dificuldades para criar o hábito de se exercitar. Assim, uma estrutura que promova constância, mantendo ao mesmo tempo alguma flexibilidade, auxiliará na manutenção de uma prática mais regular, permitindo que se obtenham os benefícios.

Além disso, o corpo reage de maneira específica aos exercícios físicos. Assim como a fome aumenta à medida que você perde peso, levando à necessidade de se adotarem estratégias para enganar o cérebro e o corpo, os músculos também se adaptam ao serem desafiados. Se você realizar os mesmos movimentos todos os dias, o corpo para de se adaptar e você obtém menos benefícios. Um bom plano de treinos segue o princípio da sobrecarga progressiva, que consiste em fazer pequenos ajustes ao longo do tempo para garantir que o corpo continue a se adaptar e progredir. Não é necessário alterar os exercícios a cada treino ou tentar "confundir" os músculos. Pequenas mudanças são suficientes para tornar cada treino um pouquinho mais desafiador que o anterior. O corpo aceita o desafio, ganha força e faz adaptações que proporcionam saúde e resistência.

Você certamente já dedicou muito esforço a outros programas e não viu transformações no seu corpo. Existe uma explicação para isso. É preciso fazer o metabolismo trabalhar a seu favor, entendendo como otimizar os três principais componentes. Já abordamos a parte alimentar. Agora é hora de ajustar os outros elementos (calorias queimadas por meio de exercícios e movimento, além da taxa metabólica basal, que é afetada pela massa magra). Você vai transformar sua aparência muito mais rápido se aprender a eliminar ineficiências e movimentos desnecessários, concentrando-se na força e no movimento geral (mesmo algo simples como caminhar), e a mexer na sua dieta para modificar como seu corpo processa os alimentos.

Este plano de exercícios de seis semanas se baseia em treinos mais breves, uma menor variedade de exercícios e movimentos que desafiarão seus músculos de forma mais eficiente, aliando força e condicionamento metabólico. Se for seguido com regularidade, pode funcionar como muito mais do que uma retomada do condicionamento físico e por muito mais tempo. Trata-se de um guia que você pode utilizar por meses, porque, à medida que se tornar mais forte, você poderá reiniciar o programa, com força e saúde cardiovascular aprimoradas. Lembre-se sempre do princípio da sobrecarga progressiva. Se no início do programa você só conseguia levantar 4 quilos e ao final consegue levantar 10, ao reiniciar o programa com sua força recém-descoberta, enfrentará um novo desafio que resultará em mais mudanças e progressos. Quando falamos de exercícios, o segredo do sucesso está na regularidade e na progressão. Não é necessário que seja elaborado, complicado ou excessivamente longo, mas precisa ser realizado repetidamente.

Cada sessão de treino inclui um exercício principal de FORÇA para auxiliar na construção de músculos, seguido por um circuito metabólico (uma sequência de exercícios com breves intervalos de descanso). Essa abordagem aumenta a queima de calorias, estimula a saúde cardiovascular e melhora a mobilidade, reduzindo os desconfortos e as dores. Cada treino dura menos de meia hora e a frequência necessária nunca ultrapassa quatro vezes por semana.

Você terá acesso a duas versões distintas do programa: um plano de seis semanas que exige o mínimo de equipamentos (como halteres, barra e faixas elásticas) e uma versão de quatro semanas que usa apenas o peso corporal (as faixas são o único equipamento necessário). Essa diferenciação é proposital. Os planos foram concebidos para facilitar o seu progresso, seja qual for seu nível de experiência. As versões com equipamento serão um pouco mais desafiadoras devido à resistência adicional; portanto, se você está começando a se exercitar agora ou está afastado da prática há algum tempo, a versão sem equipamentos é um excelente ponto de partida. Terminadas as quatro semanas no plano de peso corporal, minha sugestão é que você migre para o plano com equipamentos, considerando que o corpo estará preparado para o desafio adicional de peso.

É importante destacar que o plano de treino usando o peso corporal não se destina apenas a iniciantes. Tudo neste livro foi pensado para situações da vida real, reconhecendo que há dias ou semanas em que não temos tempo para ir à academia. Nessas ocasiões, sinta-se à vontade para fazer um treino sem carga ou mudar para o plano de peso corporal. Ambos os planos incorporam movimentos semelhantes e seguem a mesma estrutura. As semanas são sincronizadas; portanto, se você estiver na semana 4 ou mais do programa com equipamentos, basta seguir os treinos da semana 4 da versão com peso corporal. Isso permite que você faça um treino com peso corporal nos dias em que não puder ir à academia. Para facilitar, incluí descrições detalhadas dos exercícios e dicas de execução.

Para tirar o máximo proveito destes treinos, recomendo fortemente que você crie uma programação. Como já mencionado, a prática de exercícios por apenas três ou quatro dias por semana é suficiente. Recomenda-se, idealmente, um dia de descanso após cada treino. Assim como você estabelece regras alimentares relacionadas a horário (Ferramenta 1), comprometer-se com dias específicos de exercícios ajuda a manter a disciplina. O segredo é ser o mais detalhado possível.

Lembre-se: bastam 30 minutos (ou menos) para cada treino. Portanto, escolha os dias, agende como se fossem consultas ou reuniões e defina lembretes semanais no seu calendário. É útil ter, na medida do possível, dias e horários fixos. Você só precisa de constância e dedicação para alcançar grandes resultados, e é por isso que esses treinos foram pensados em torno de um investimento de tempo realista, para se adequar à sua rotina e ao mesmo tempo assegurar que você dedique ao corpo o cuidado necessário. Quando o movimento se torna parte integrante da rotina, torna-se automático, e é nesse ponto que você finalmente começará a ver os resultados dos seus esforços.

Agende os treinos de acordo com sua conveniência, mas, de preferência, evite dias consecutivos. E, se possível, inclua um dia de descanso entre os treinos 3 e 4. Se não der, tudo bem.

Mais uma coisa. Sou um grande defensor dos benefícios da caminhada. A razão é simples: qualquer forma de movimento contribui com aproximadamente 20% a 30% do metabolismo, dividido em dois componentes: EAT e NEAT, nas siglas em inglês que se traduzem por termogênese de atividade física e termogênese de atividade sem exercício. Enquanto a EAT abrange exercícios tradicionais, como caminhada, a NEAT se baseia em coisas como inquietação, tarefas domésticas e outros movimentos que não são tecnicamente considerados atividade física e, portanto, muitas vezes são negligenciados. Ambos podem ter um impacto significativo no metabolismo durante o exercício. Portanto, em vez de ir à academia, é possível obter diversos benefícios de uma simples caminhada, bem como de incorporar energia nervosa e buscar qualquer meio de se movimentar (mesmo que seja apenas batendo repetidamente o pé enquanto está sentado).

Para maximizar sua atividade física baseada em exercícios, estabeleça como objetivo dar 8 mil passos diariamente, garantindo um mínimo de 5 mil passos por dia. Caso isso seja difícil demais para você (como é para mim e para muitas outras pessoas que têm compromissos externos), programe dois lembretes diários para realizar curtas caminhadas de 10 minutos. Geralmente, 20 minutos diários de caminhada correspondem a 5 mil passos, e, com o restante do movimento já previsto pela rotina diária, será mais fácil alcançar a meta dos 8 mil.

NÃO SÃO 10 MIL PASSOS?

Você já se perguntou sobre a origem de algumas das crenças mais difundidas no universo fitness? Muitas vezes repetimos certas ideias até considerá-las inquestionáveis. Mas nem todas têm fundamentação científica sólida. Um exemplo disso é a recomendação de dar 10 mil passos por dia para manter a saúde. Essa orientação surgiu originalmente como parte de uma estratégia de marketing, sem embasamento científico.

"Em 1965, uma empresa japonesa começou a vender pedômetros e lhes deu um nome que, em japonês, significa 'o medidor de 10 mil passos'", conta I-Min Lee, professora de epidemiologia na Escola de Saúde Pública T.H. Chan, da Universidade Harvard. A meta de 10 mil passos foi, em suma, uma estratégia de marketing para impulsionar as vendas desses dispositivos nos anos 1960.

Mas então é realmente necessário dar 10 mil passos por dia? Em geral, essa é uma meta saudável que oferece vários benefícios, mas pode não ser o *mínimo* essencial.

Para investigar a questão, Lee conduziu um estudo que avaliou o total de passos e as taxas de mortalidade em mulheres idosas. A equipe de pesquisadores constatou que as idosas que percorriam mais de 4.400 passos diariamente apresentavam uma melhora nas taxas de mortalidade. Essas taxas continuaram a declinar à medida que se aumentava a quantidade de passos, até enfim se estabilizarem em torno de 7.500 passos por dia.

Assim, é possível colher benefícios significativos para a saúde com apenas 5 mil passos diários e atingir um ritmo confortável em torno de 8 mil. Mas veja: isso não significa que caminhar mais não trará benefícios. Pelo contrário, trata-se de estabelecer uma meta realista, sabendo que será benéfico para o corpo.

OS TREINOS

Cada sessão de treino tem duração de apenas 20 a 30 minutos. Se você já frequenta academia, pode usar o tempo extra para fazer exercícios de baixo impacto, como caminhar na esteira, pedalar ou praticar natação.

O foco está na intensidade dos treinos. Queremos tirar o máximo de cada minuto para obter o melhor treino e estimular o metabolismo, já que gastar mais tempo não vai trazer mais benefícios. A proposta é que cada série seja intensa, mas com um peso que permita total controle de cada repetição – pode ser apenas o peso do seu corpo.

A partir da página 291 você encontra a explicação de como fazer cada exercício.

Treinos da semana 1

Na primeira semana, o objetivo é realizar três a quatro treinos, seja na versão com equipamentos ou na versão livre, isto é, apenas com o peso do corpo. O plano prevê um total de quatro treinos por semana, mas, como você verá, o objetivo não é a perfeição, mas a regularidade. Se você conseguir realizar apenas três treinos esta semana, ainda será um feito e tanto.

Semana 1: Treino com pesos/equipamentos

Dia 1: Membros inferiores

AQUECIMENTO
Elevação de quadril: 2 x 12 (2 séries de 12 repetições)
Avanço sem carga: 2 x 12 (2 séries de 12 repetições) cada perna
Dead bug: 2 x 8 (2 séries de 8 repetições) cada lado

FORÇA
Para os exercícios de força, comece com duas a três séries de aquecimento com pesos mais leves. Depois, faça três a quatro séries com o peso especificado. As séries executadas com menos intensidade ajudam o corpo a se preparar para o movimento.

Se, por exemplo, você for usar 8 quilos em um exercício, faça o seguinte:

- Série 1 com 2 quilos
- Série 2 com 5 quilos
- Séries 3, 4 e 5 com 8 quilos

Além disso, para ter controle total dos movimentos, a partir da série 3 use um peso que lhe permita fazer algumas repetições a mais. Neste, por exemplo, você vai usar um peso com o qual *conseguiria* fazer 7 ou 8 agachamentos, mas *vai fazer* apenas 5 ou 6.

Agachamento taça: 5-6 repetições (com uma carga com a qual você conseguiria fazer 7-8)

CIRCUITO METABÓLICO
Programe oito minutos no timer. Nesse tempo, faça o máximo possível de séries desta sequência, descansando o mínimo necessário.

Recuo com halteres (alternado): 8 cada perna
Prancha com remada: 12 cada braço
Subida no step (halteres opcionais): 15

Dia 2: Membros superiores

AQUECIMENTO
Rotação torácica três apoios: 2 x 6 cada lado
Minhoca: 2 x 8
Abdução horizontal de ombros com faixa: 2 x 10

FORÇA
Faça duas a três séries do exercício abaixo com um peso mais leve antes de fazer três a quatro séries com peso maior.

Remada unilateral com haltere: 5-6 cada braço (use um peso com o qual você conseguiria fazer 7-8)

CIRCUITO METABÓLICO

Programe oito minutos no timer. Nesse tempo, faça o máximo possível de séries desta sequência, descansando apenas o mínimo necessário.

Desenvolvimento de ombros unilateral com haltere: 8 cada braço
Remada com apoio no peito com halteres: 12
Flexão de braço: 10-20 repetições (com as mãos apoiadas em um banco ou os joelhos no chão)

Dia 3: Corpo inteiro

AQUECIMENTO

Programe três minutos no timer e tente fazer esta sequência duas a três vezes. São 5 repetições de cada. Divirta-se.

Agachamento livre
Polichinelo
Flexão de braço
Avanço sem carga
Minhoca

CIRCUITO METABÓLICO

Faça duas séries dos exercícios abaixo, 3 repetições de cada, com um peso mais leve (2 x 3). Depois, faça cinco séries da mesma sequência, 6 repetições de cada exercício (com um peso que permitiria 8 a 12 repetições).

Desenvolvimento de ombros unilateral com haltere: 6 cada braço
Levantamento terra romeno com halteres: 6
Remada curvada com halteres: 6
Agachamento com halteres: 6

Dia 4: Corpo inteiro

AQUECIMENTO

Faça 5 repetições de cada lado do melhor alongamento do mundo – sim, o nome do exercício é esse mesmo. Pode levar algumas tentativas até você se habituar, mas ele deixará seu corpo ágil e pronto para o treino.

Melhor alongamento do mundo: 5 x 5 cada lado

CIRCUITO METABÓLICO

Programe 25 minutos no timer e faça cada exercício por 20 segundos, intercalando com pausas de 40 segundos. Reinicie a sequência até o tempo se esgotar.

Recuo com halteres (alternado)
Flexão de braço
Agachamento com halteres
Canoinha
Levantamento terra romeno unilateral sem carga (perna esquerda)
Remada curvada com halteres
Levantamento terra romeno unilateral sem carga (perna direita)
Agachamento + desenvolvimento de ombros com halteres

Semana 1: Treino sem carga (apenas com o peso corporal)

Dia 1: Membros inferiores

AQUECIMENTO
Elevação de quadril: 2 x 12
Avanço sem carga: 2 x 12 cada perna
Dead bug: 2 x 8 cada lado

FORÇA

Faça duas a três séries do exercício abaixo, 5 a 6 repetições de cada. Em seguida, faça três a quatro séries do mesmo exercício, com as repetições especificadas a seguir. Descanse cerca de dois minutos entre as séries.

Agachamento livre: 10 a 20 repetições, mantendo-se por quatro segundos na posição inferior (apenas contração muscular, sem movimento) e só então se levantando. O mínimo é de 10 repetições e o máximo, de 20 – faça a quantidade adequada ao seu nível de condicionamento físico.

CIRCUITO METABÓLICO
Programe oito minutos no timer. Nesse tempo, execute o máximo de séries possível desta sequência, descansando o mínimo necessário.

Recuo sem carga (alternado): 8 repetições cada perna
Prancha (se possível, com toque no ombro): 20 segundos
Subida no step: 15 repetições

Dia 2: Membros superiores

AQUECIMENTO
Rotação torácica três apoios: 2 x 6 cada lado
Minhoca: 2 x 8
Superman: 2 x 6

FORÇA
Comece com duas a três séries do exercício abaixo, cada uma com 5 a 6 repetições, usando um peso leve (2-3 x 5-6). Em seguida, faça três a quatro séries com um peso maior e 10 a 15 repetições.

Remada sem carga ou Superman em T: 10-15 repetições, mantendo a posição por um segundo no ponto mais alto do movimento (aproximando as escápulas)

CIRCUITO METABÓLICO
Programe oito minutos no timer. Nesse tempo, faça o máximo possível de séries desta sequência, descansando o mínimo necessário.

Abdução horizontal de ombros com faixa: 10-15
Remada unilateral com faixa: 10-20 cada braço
Flexão de braço: 10-20 (com as mãos apoiadas em um banco ou os joelhos no chão)

Dia 3: Corpo inteiro

AQUECIMENTO
Programe três minutos no timer e, nesse tempo, faça duas a três séries da sequência. São 10 repetições para cada exercício.

Agachamento livre
Polichinelo
Flexão de braço
Avanço sem carga
Minhoca

CIRCUITO METABÓLICO

Primeiro faça duas séries da sequência abaixo, com apenas 3 repetições de cada exercício (2 x 3). Em seguida, faça cinco séries com as repetições indicadas a seguir.

Desenvolvimento de ombros com faixa: 10
Levantamento terra romeno unilateral sem carga: 8 cada perna
Remada sentada com faixa: 10-20
Agachamento livre: 10-20

Dia 4: Corpo inteiro

AQUECIMENTO
Melhor alongamento do mundo: 5 x 5 cada lado

CIRCUITO METABÓLICO
Programe 25 minutos no timer e execute cada exercício por 20 segundos, intercalando com pausas de 40 segundos. Repita a sequência até o tempo se esgotar.

Avanço sem carga (alternado)
Flexão de braço
Agachamento livre
Canoinha
Levantamento terra romeno unilateral sem carga (perna esquerda)
Alpinista
Levantamento terra romeno unilateral sem carga (perna direita)
Superman

Treinos da semana 2

Mais uma vez, o objetivo para esta semana é realizar três ou quatro treinos. Incluí quatro treinos, mas lembre-se de que o objetivo não é ser perfeito, e sim manter a frequência. Se você fizer três treinos esta semana, será uma grande vitória. E aí na próxima semana você começa pelo quarto da série.

Os dias dos treinos ficam a seu critério, apenas procure evitar treinar em dias consecutivos. Mas, caso precise fazer isso (e você certamente vai precisar caso treine quatro vezes na semana), que sejam os treinos dos dias 1 e 2. Os treinos dos dias 3 e 4 são os mais importantes a evitar em dias consecutivos, já que trabalham o corpo inteiro.

Esta semana, procure atingir a meta mínima de 6 mil passos diários, mas visando chegar a 8 mil. Da mesma forma que na semana anterior, cada treino dura apenas 20 a 30 minutos. Se você já faz academia, utilize o tempo extra para exercícios de baixo impacto, como caminhar na esteira, pedalar ou nadar.

Lembre-se: o foco aqui é a intensidade. Treinos mais curtos possibilitam um esforço maior. Quero que você se dedique ao máximo em cada série, mas mantendo um controle total em cada repetição. Se para isso você puder usar apenas o peso do corpo, tudo bem.

Semana 2: Treino com pesos/equipamentos

Dia 1: Membros inferiores

AQUECIMENTO
Elevação de quadril: 2 x 12
Avanço sem carga: 2 x 12 cada perna
Dead bug: 2 x 10 cada lado

FORÇA
Faça duas a três séries dos exercícios a seguir, utilizando um peso mais leve. Depois, faça duas séries com os pesos indicados. Descanse 30 segundos entre os exercícios e dois minutos entre as séries.

Agachamento taça: 7-8 (com um peso que lhe permitiria fazer 10-12)

Levantamento terra romeno com halteres: 7-8 (com um peso que lhe permitiria fazer 10-12)

CIRCUITO METABÓLICO

Programe oito minutos no timer. Nesse tempo, faça o máximo possível de séries desta sequência, descansando o mínimo necessário.

Recuo com halteres (alternado): 8 cada perna
Prancha com remada (alternada): 12 cada braço
Subida no step com halteres (ou sem carga): 15

Dia 2: Membros superiores

AQUECIMENTO
Rotação torácica três apoios: 2 x 6 cada lado
Minhoca: 2 x 8
Abdução horizontal de ombros com faixa: 2 x 10

FORÇA
Faça duas a três séries do exercício a seguir com um peso mais leve, depois duas séries com um peso maior. Descanse 30 segundos entre os exercícios e dois minutos entre as séries.

Remada unilateral com haltere: 7-8 repetições cada braço (com um peso que lhe permitiria fazer 10-12)
Desenvolvimento de ombros unilateral com haltere: 7-8 repetições cada braço (com um peso que lhe permitiria fazer 10-12)

CIRCUITO METABÓLICO

Programe oito minutos no timer. Nesse tempo, faça o máximo possível de séries desta sequência, descansando o mínimo necessário.

Desenvolvimento de ombros unilateral com haltere (semiajoelhado): 8 cada braço
Remada com apoio no peito com halteres: 12
Flexão de braço: 10-20 (com as mãos apoiadas em um banco ou os joelhos no chão)

Dia 3: Corpo inteiro

AQUECIMENTO
Faça pelo menos duas a três séries desta sequência, 10 repetições de cada exercício.

Agachamento livre
Polichinelo
Remada sem carga
Avanço sem carga
Minhoca

CIRCUITO METABÓLICO
Comece com duas séries dos exercícios abaixo, 3 repetições de cada, com um peso leve. Depois, faça cinco séries com as repetições indicadas a seguir. Tente manter o peso da semana passada ou, se conseguir completar todas as repetições, aumente. Descanse apenas o mínimo necessário entre os exercícios, se possível nada.

Desenvolvimento de ombros com halteres: 8
Levantamento terra romeno com halteres: 8
Remada curvada com halteres: 8
Agachamento com halteres: 8

Dia 4: Corpo inteiro

AQUECIMENTO
Melhor alongamento do mundo: 5 x 5 cada lado

CIRCUITO METABÓLICO
Programe 25 minutos no timer e execute cada exercício por 30 segundos, descansando 30 segundos antes de passar para o exercício seguinte. Repita a sequência até completar o tempo.

Recuo com halteres (alternado)
Flexão de braço

Agachamento com halteres
Canoinha
Levantamento terra romeno unilateral sem carga (perna esquerda)
Remada curvada com halteres
Levantamento terra romeno unilateral sem carga (perna direita)
Agachamento + desenvolvimento de ombros com halteres

Semana 2: Treino sem carga

Dia 1: Membros inferiores

AQUECIMENTO
Elevação de quadril: 2 x 12
Avanço sem carga: 2 x 12 cada perna
Dead bug: 2 x 8 cada lado

FORÇA
Faça duas a três séries de 5 a 6 repetições do primeiro exercício (agachamento). Depois, faça duas séries da sequência inteira. Descanse cerca de 30 segundos entre os exercícios e dois minutos entre as séries.

Agachamento livre: 10-20 repetições (a quantidade que seu condicionamento físico permitir), segurando quatro segundos na posição mais baixa
Subida no step: 10 repetições cada perna

CIRCUITO METABÓLICO
Programe oito minutos no timer. Nesse tempo, faça o máximo possível de séries desta sequência, descansando o mínimo necessário.

Avanço sem carga (alternado): 10 repetições cada perna
Prancha (se possível, com toque no ombro): 25 segundos
Afundo sem carga: 15 repetições cada perna

O pé da frente pode ficar em um apoio alguns centímetros acima do chão (por exemplo, em uma lista telefônica, e se você não sabe o que é uma lista telefônica, estou mesmo ficando velho).

Dia 2: Membros superiores

AQUECIMENTO
Rotação torácica três apoios: 2 x 6 cada lado
Minhoca: 2 x 8
Superman em T: 2 x 6

FORÇA
Faça duas a três séries de 5 a 6 repetições da sequência abaixo, usando um peso leve. Em seguida, faça duas séries com as repetições indicadas a seguir e um peso maior. Descanse 30 segundos entre os exercícios e dois minutos entre as séries.

Remada sem carga ou Superman: 10-15 repetições, segurando por um segundo no ponto mais alto do movimento, contraindo as escápulas
Flexão de braço: 10-20 repetições, segurando por um segundo no ponto mais alto do movimento (empurre o chão com a palma e abra o peito no alto)

CIRCUITO METABÓLICO
Programe oito minutos no timer. Nesse tempo, execute o máximo de séries possível da sequência, descansando o mínimo necessário.

Abdução horizontal de ombros com faixa: 10-15 repetições
Remada unilateral com haltere (ou com faixa): 10-20 repetições cada perna
Desenvolvimento de ombros unilateral com haltere (pode usar apenas o peso corporal): 10-20 repetições cada braço

Dia 3: Corpo inteiro

AQUECIMENTO
Faça duas a três séries desta sequência, com 10 repetições de cada exercício.

Agachamento livre
Polichinelo
Flexão de braço
Avanço sem carga
Minhoca

CIRCUITO METABÓLICO

Primeiro, faça duas séries dos exercícios a seguir, 3 repetições de cada, usando um peso leve. Em seguida, faça cinco séries com as repetições indicadas abaixo e um peso maior.

Desenvolvimento de ombros com halteres (pode usar faixa): 12
Levantamento terra romeno unilateral sem carga: 10 cada perna
Remada sentada com faixa: 12-20
Agachamento livre: 12-20

Dia 4: Corpo inteiro

AQUECIMENTO
Melhor alongamento do mundo: 5 x 5 cada lado

CIRCUITO METABÓLICO
Programe 25 minutos no timer. Nesse tempo, faça o máximo possível de séries desta sequência. Execute cada exercício por 30 segundos, intercalando com pausas de 30 segundos.

Avanço sem carga (alternado)
Flexão de braço
Agachamento livre
Canoinha
Levantamento terra romeno unilateral sem carga (perna esquerda)
Alpinista
Levantamento terra romeno unilateral sem carga (perna direita)
Superman

Treinos da semana 3

Nesta semana faremos pequenas alterações na sua meta de passos (é importante se concentrar nisso!) e progressões no treino.

A meta continua sendo de três a quatro sessões de treino. Estamos construindo hábitos para a vida toda.

Treine quando quiser, mas procure evitar dias consecutivos. Continua valendo o que já vimos: se não tiver como evitar dias consecutivos, que sejam os treinos dos dias 1 e 2. Apenas em último caso faça os treinos dos dias 3 e 4 em dias consecutivos.

Nesta semana, sua meta é de no mínimo 7 mil passos por dia. Isso contribui bastante para muitos benefícios à saúde. Não subestime o poder desses 7 mil passos.

Os treinos continuam na faixa dos 20 a 30 minutos. Continue mirando em *intensidade*. Neste plano, cada série conta. Mesmo os aquecimentos (em que o peso é mais leve) devem ser feitos com rigor e se concentre nos movimentos. Quero que você se esforce em cada série, mas usando pesos com os quais tenha total controle de cada repetição.

Semana 3: Treino com pesos/equipamentos

Dia 1: Membros inferiores
Pequenas mudanças, grandes impactos: as modificações a seguir talvez pareçam insignificantes, mas podem trazer resultados significativos.

Vamos supor que seu treino de inferiores da semana passada tivesse dois exercícios e você tenha feito 7 repetições de cada, com uma carga de 10 quilos (lembrando que não é necessário utilizar o mesmo peso para todos os exercícios da sequência). Esta semana, a meta é fazer 9 repetições em cada exercício, com a mesma carga. Pode parecer uma diferença pequena, mas faça as contas:

Semana passada

7 repetições x 10 kg = 70 kg por série (cada exercício)
2 séries x 70 kg = 140 kg (cada exercício)
2 exercícios x 140 kg/exercício = **280 kg**

Esta semana

9 repetições x 10 kg = 90 kg por série (cada exercício)
2 séries x 90 kg = 180 kg (cada exercício)
2 exercícios x 180 kg/exercício = **360 kg**

Veja! Com apenas mais duas repetições em cada série, você aumentou sua carga total de treino em 80 quilos! Essa é a fórmula para alcançar resultados.

AQUECIMENTO
Elevação de quadril: 2 x 15
Avanço sem carga: 2 x 15 cada perna
Dead bug: 2 x 12 cada lado

FORÇA
Comece com duas a três séries da sequência abaixo, com um peso leve. Depois, faça duas séries com os pesos indicados a seguir, descansando 30 segundos entre os exercícios e dois minutos entre as séries.

Agachamento taça: 9-10 (use um peso que lhe permitiria fazer 10-12)
Levantamento terra romeno com halteres: 9-10 (use um peso que lhe permitiria fazer 10-12)

CIRCUITO METABÓLICO
Programe 10 minutos no timer (nesta semana vamos adicionar dois minutos). Nesse tempo, faça o máximo possível de séries desta sequência, descansando o mínimo necessário.

Recuo com halteres (alternado): 8 cada perna
Prancha com remada: 12 cada braço
Subida no step (com halteres ou sem carga): 15

Dia 2: Membros superiores

AQUECIMENTO
Rotação torácica três apoios: 2 x 8 cada lado
Minhoca: 2 x 10
Abdução horizontal de ombros com faixa: 2 x 12-15

FORÇA
Primeiro, faça duas a três séries da sequência abaixo com um peso leve. Depois, faça duas séries com os pesos indicados a seguir, descansando 30 segundos entre os exercícios e dois minutos entre as séries.

Remada unilateral com haltere: 9-10 cada braço (use um peso que lhe permitiria fazer 10-12)
Desenvolvimento de ombros unilateral com haltere: 9-10 cada braço (use um peso que lhe permitiria fazer 10-12)

CIRCUITO METABÓLICO
Programe 10 minutos no timer (mais dois minutos, lembra?). Nesse tempo, faça o máximo possível de séries desta sequência, descansando o mínimo necessário.

Desenvolvimento de ombros unilateral com haltere (semiajoelhado): 8 cada braço
Remada com apoio no peito com halteres: 12
Flexão de braço: 10-20 repetições (com as mãos apoiadas em um banco ou os joelhos no chão)

Dia 3: Corpo inteiro

AQUECIMENTO
Tente fazer duas ou três séries desta sequência, 10 repetições de cada exercício.

Agachamento livre

Polichinelo
Remada sem carga
Recuo com halteres (ou sem carga)
Minhoca

CIRCUITO METABÓLICO
Faça seis séries da sequência abaixo. Nesta semana, vamos acrescentar uma série à sequência *e* uma repetição a cada exercício. Lembre-se: essas pequenas mudanças somam *muito*.

Comece com duas séries de apenas 3 repetições de cada exercício, usando um peso leve. Depois, experimente usar o mesmo peso da semana passada (ou um peso maior, se conseguir fazer todas as repetições) descansando o mínimo possível entre os exercícios. A ideia é fazer a sequência direto, sem parar, mas, é claro, pare se precisar recuperar o fôlego.

Desenvolvimento de ombros com halteres
Levantamento terra romeno com halteres
Remada curvada com halteres
Agachamento com halteres

Dia 4: Corpo inteiro

AQUECIMENTO
Melhor alongamento do mundo: 6 x 6 cada lado

CIRCUITO METABÓLICO
Programe 25 minutos no timer. Execute cada exercício por 40 segundos, seguido de um descanso de 20 segundos. Repita toda a sequência até o tempo se esgotar.

Recuo com halteres (alternado)
Flexão de braço
Agachamento com halteres
Canoinha
Levantamento terra romeno unilateral com halteres (perna esquerda)

Remada curvada com halteres
Levantamento terra romeno unilateral com halteres (perna direita)
Agachamento + desenvolvimento de ombros com halteres

Semana 3: Treino sem carga

Dia 1: Membros inferiores

AQUECIMENTO
Elevação de quadril: 2 x 15
Recuo com halteres (ou sem carga): 2 x 12-15 cada perna
Dead bug: 2 x 10 cada lado

FORÇA
Faça duas a três séries do agachamento a seguir, com 5 a 6 repetições. Em seguida, faça duas séries da sequência como indicado abaixo. Descanse por cerca de 30 segundos entre os exercícios e dois minutos entre as séries.

Agachamento livre: 15-25 repetições, mantendo-se na posição mais baixa por quatro segundos
Subida no step: 12 repetições cada perna

CIRCUITO METABÓLICO
Programe 10 minutos no timer. Nesse tempo, faça o máximo possível de séries desta sequência, descansando o mínimo necessário.

Recuo com halteres (alternado): 10 cada perna
Prancha (se possível, com toque alternado no ombro): 25 segundos
Afundo com halteres: 15 cada perna (o pé da frente pode ficar um pouco elevado; use um apoio)

Dia 2: Membros superiores

AQUECIMENTO
Rotação torácica três apoios: 2 x 8 cada lado
Minhoca: 2 x 10
Superman em T: 2 x 8 (se não conseguir fazer flexões, faça rotações em T, que é o mesmo movimento, mas sem a flexão)

FORÇA
Faça duas a três séries dos exercícios abaixo, 5 a 6 repetições de cada. Em seguida, faça duas séries como indicado a seguir. Descanse 30 segundos entre os exercícios e dois minutos entre as séries.

Remada sem carga ou Superman em T: 15-20 repetições, segurando no ponto mais alto por um segundo (contraindo as escápulas)
Flexão de braço: 15-25 repetições, segurando por um segundo no ponto mais alto do movimento (concentre-se na intenção de pressionar o chão com a palma das mãos e afastar as escápulas)

CIRCUITO METABÓLICO
Programe 10 minutos no timer. Nesse tempo, faça o máximo possível de séries desta sequência, descansando o mínimo necessário.

Abdução horizontal de ombros com faixa: 10-15
Remada unilateral com halter (ou com faixa): 10-20
Desenvolvimento de ombros unilateral com halter: 10-20

Dia 3: Corpo inteiro

AQUECIMENTO
Faça duas a três séries da sequência, 10 repetições de cada exercício.

Agachamento livre
Polichinelo
Flexão de braço

Recuo com halteres (ou sem carga)
Minhoca

CIRCUITO METABÓLICO
Comece fazendo duas séries da sequência abaixo, com apenas 3 repetições e usando um peso leve. Em seguida, faça seis séries como indicado a seguir.

Desenvolvimento de ombros com faixa: 15
Levantamento terra romeno unilateral sem carga: 12 cada perna
Remada sentada com faixa: 12-20
Agachamento livre: 12-20

Dia 4: Corpo inteiro

AQUECIMENTO
Melhor alongamento do mundo: 6 x 6 cada lado

CIRCUITO METABÓLICO
Programe 25 minutos no timer. Faça cada exercício por 40 segundos, seguido por um descanso de 20 segundos. Repita a sequência até completar 25 minutos.

Recuo com halteres (alternado)
Flexão de braço
Agachamento livre
Canoinha
Levantamento terra romeno unilateral sem carga (perna esquerda)
Alpinista
Levantamento terra romeno unilateral sem carga (perna direita)
Superman

Treinos da semana 4

Mais uma vez, faça três a quatro treinos esta semana. Se fizer apenas três, comece a semana seguinte pelo treino do dia 4 e depois inicie a próxima sequência.

Procure dar no mínimo 7 mil passos todos os dias.

Pode parecer mais do mesmo, mas este é o momento de avaliar o progresso alcançado. O programa é basicamente o mesmo da primeira semana, mas você deve estar mais forte, com maior resistência e capaz de treinar com mais intensidade do que há algumas semanas.

Semana 4: Treino com pesos/equipamentos

Dia 1: Membros inferiores

AQUECIMENTO
Elevação de quadril: 2 x 12
Recuo com halteres (ou sem carga): 2 x 12 cada perna
Dead bug: 2 x 8 cada lado

FORÇA
Inicie com duas a três séries da sequência abaixo, com peso mais leve. Em seguida, faça três a quatro séries como indicado a seguir.

Agachamento taça: 5-6 (use um peso que lhe permitiria fazer 7-8)
Levantamento terra romeno com halteres: 5-6 (use um peso que lhe permitiria fazer 7-8)

CIRCUITO METABÓLICO
Programe oito minutos no timer. Nesse tempo, faça o máximo possível de séries desta sequência, descansando o mínimo necessário.

Recuo com halteres (alternado): 8 cada perna
Prancha com remada: 12 cada braço
Subida no step (sem carga ou com halteres): 15

Dia 2: Membros superiores

AQUECIMENTO
Rotação torácica três apoios: 2 x 6 cada lado
Minhoca: 2 x 8
Abdução horizontal de ombros com faixa: 2 x 10

FORÇA
Comece com duas a três séries da sequência abaixo, usando pesos leves. Em seguida, faça três a quatro séries como indicado a seguir.

Remada unilateral com haltere: 5-6 cada braço (use um peso que lhe permitiria fazer 7-8)
Desenvolvimento de ombros unilateral com haltere: 5-6 cada braço (use um peso que lhe permitiria fazer 7-8)

CIRCUITO METABÓLICO
Programe oito minutos no timer. Nesse tempo, faça o máximo possível de séries da sequência abaixo, descansando o mínimo necessário.

Desenvolvimento de ombros com halteres: 8
Remada com apoio no peito com halteres: 12
Flexão de braço: maior quantidade possível (com as mãos apoiadas em um banco ou os joelhos no chão)

Dia 3: Corpo inteiro

AQUECIMENTO
Programe três minutos no timer e faça o máximo de séries desta sequência, 10 repetições de cada exercício.

Agachamento livre
Polichinelo
Remada sem carga
Recuo sem carga
Minhoca

CIRCUITO METABÓLICO

Comece fazendo duas séries da sequência abaixo, apenas 3 repetições de cada, usando um peso leve. Em seguida, faça seis séries de 6 repetições. O ideal é que você use mais peso do que na semana 1. Lembre-se: você vem ganhando força e resistência. Após as 10 repetições de cada exercício na semana passada, estas 6 serão bem diferentes.

Desenvolvimento de ombros com halteres
Levantamento terra romeno com halteres
Remada curvada com halteres
Agachamento com halteres

Dia 4: Corpo inteiro

AQUECIMENTO
Flow de mobilidade: 5 x 5 cada lado

CIRCUITO METABÓLICO E DE FORÇA

Programe 25 minutos no timer. Faça o primeiro exercício por 20 segundos, descanse 40 segundos e repita mais 20 segundos, dessa vez com carga maior. É um período de trabalho mais intenso e mais curto, com descanso mais longo que a atividade.

Faça o mesmo com cada exercício da sequência até terminar o tempo. Reinicie se concluir antes de completar 25 minutos.

Recuo com halteres (alternado)
Flexão de braço
Agachamento com halteres
Canoinha
Levantamento terra romeno unilateral sem carga (perna esquerda)
Remada curvada com halteres
Levantamento terra romeno unilateral sem carga (perna direita)
Agachamento + desenvolvimento de ombros com halteres

Semana 4: Treinos sem carga

Dia 1: Membros inferiores

AQUECIMENTO
Elevação de quadril: 2 x 15
Recuo sem carga: 2 x 12-15 cada perna
Dead bug: 2 x 10 cada lado

FORÇA
Faça duas a três séries da sequência abaixo, com 5 a 6 repetições. Depois, complete duas séries como indicado abaixo. Descanse cerca de 30 segundos entre os exercícios e dois minutos entre as séries.

Agachamento livre: 20-30 repetições, segurando quatro segundos quando atingir o ponto mais baixo do movimento. O objetivo mínimo é de 15 repetições; o máximo é de 25. Faça o que for mais adequado ao seu nível de condicionamento
Subida no step: 15 cada perna

CIRCUITO METABÓLICO
Programe oito minutos no timer. Nesse tempo, faça o máximo possível de séries desta sequência, descansando o mínimo necessário.

Recuo com halteres (alternado): 8 cada perna
Prancha (se possível, com toque no ombro): 20 segundos
Subida no step: 15

Dia 2: Membros superiores

AQUECIMENTO
Rotação torácica três apoios: 2 x 8 cada lado
Minhoca: 2 x 10
Superman em T: 2 x 8 (se não conseguir fazer flexões, faça rotações em T)

FORÇA

Faça duas a três séries da sequência abaixo, com 5 a 6 repetições. Em seguida, faça duas séries principais como indicado a seguir. Descanse cerca de 30 segundos entre os exercícios e dois minutos entre as séries.

Remada sem carga ou Superman em T: 20-25, segurando por um segundo no ponto mais alto do movimento (aproximando as escápulas)
Flexão de braço: 20-30, segurando por um segundo no ponto mais alto do movimento (empurre o chão com a palma das mãos e afaste as escápulas no topo)

CIRCUITO METABÓLICO

Programe oito minutos no timer. Nesse tempo, complete o máximo de séries desta sequência, descansando o mínimo necessário.

Abdução horizontal de ombros com faixa: 10-15
Remada unilateral com faixa: 10-20
Flexão de braço: 10-20 (com as mãos apoiadas em um banco ou os joelhos no chão)

Dia 3: Corpo inteiro

AQUECIMENTO

Faça duas ou três séries da sequência abaixo, 10 repetições de cada exercício.

Agachamento livre
Polichinelo
Flexão de braço
Recuo com halteres (ou sem carga)
Minhoca

CIRCUITO METABÓLICO

Faça duas séries com apenas 3 repetições de cada exercício. Em seguida, faça oito séries com as repetições indicadas abaixo.

Desenvolvimento de ombros com faixa: 12
Levantamento terra romeno unilateral sem carga: 12 cada perna

Remada sem carga (sentado, com faixa): 15
Agachamento livre: 15

Dia 4: Corpo inteiro

AQUECIMENTO
Melhor alongamento do mundo: 6 x 6 cada lado

Programe 25 minutos no timer. Faça cada exercício por 20 segundos e descanse 40 segundos. Repita a sequência até o tempo acabar.

Recuo com halteres (alternado)
Flexão de braço
Agachamento livre
Canoinha
Levantamento terra romeno unilateral sem carga (perna esquerda)
Alpinista
Levantamento terra romeno unilateral sem carga (perna direita)
Superman

Treinos da semana 5

Haverá algumas novidades, mas continuaremos avançando de maneira semelhante. Novamente, desafie-se a caminhar mais. A nova meta mínima é de 7 mil passos por dia e a meta ampliada é de 10 mil. Divirta-se!

Dia 1: Corpo inteiro

AQUECIMENTO
Rotação torácica três apoios: 2 x 6 cada lado
Recuo com halteres (alternado): 2 x 8
Abdução horizontal de ombros com faixa: 2 x 10

CIRCUITO METABÓLICO
Comece fazendo uma ou duas séries da sequência a seguir utilizando apro-

ximadamente 40% a 50% do peso pretendido (para flexões, faça 6 a 8 repetições). Em seguida, faça uma série desta sequência como uma "série gigante", ou seja, emende um exercício no outro com o menor tempo possível de descanso. Descanse por dois minutos e repita.

Agachamento taça: 2 x 6-8
Remada sem carga: 2 x 8-12
Elevação de quadril: 2 x 8-10
Flexão de braço: 2 x máximo possível

Agora faça uma série da próxima sequência, utilizando aproximadamente 40% a 50% do peso pretendido. Em seguida, execute a sequência como uma "série gigante", com o mínimo de descanso. Descanse por dois minutos e repita a série.

Flexão de joelhos deitado (use discos de deslizamento ou improvise com meias, pratos descartáveis, etc.): 2 x 10-12
Desenvolvimento de ombros unilateral com haltere: 2 x 6-8
Remada curvada com halteres (dois braços): 2 x 6-8
Recuo com halteres: 2 x 6-8

Dia 2: Corpo inteiro

AQUECIMENTO
Rotação torácica três apoios: 2 x 6 cada lado
Minhoca: 2 x 8
Abdução horizontal de ombros com faixa: 2 x 10

CIRCUITO METABÓLICO
Comece fazendo uma ou duas séries da sequência a seguir utilizando aproximadamente 40% a 50% do peso pretendido. Em seguida, execute a sequência como uma "série gigante". Descanse por dois minutos e repita.

Recuo com halteres (alternado): 2 x 6-8 cada perna
Desenvolvimento de ombros com halteres: 2 x 12-15

Levantamento terra romeno unilateral com apoio (com halteres): 2 x 10-15 cada perna
Crucifixo inverso inclinado com halteres: 2 x 8-12

Em seguida, faça uma ou duas séries da próxima sequência utilizando aproximadamente 40% a 50% do peso pretendido. Em seguida, execute os quatro exercícios abaixo como uma "série gigante". Descanse por dois minutos e repita a série.

Supino com halteres: 2 x 6-8
Subida no step com halteres: 2 x 6-8 cada perna
Canoinha: 2 x 30 segundos
Caminhada do fazendeiro: 2 x 30 segundos

Dia 3: Progressão com halteres

Faça oito séries da seguinte sequência, que vai funcionar como uma progressão. Você vai começar com 1 repetição de cada exercício. Recupere o fôlego e faça, em seguida, 2 repetições de cada. Descanse novamente e faça 3 repetições. O objetivo é chegar a 7 repetições de cada exercício. Escolha um peso com o qual você normalmente conseguiria fazer 10 a 12 repetições. As primeiras séries serão fáceis, mas... espere só para ver.

AQUECIMENTO
Programe dois minutos no timer e repita quanto puder esta sequência.

Agachamento livre: 5
Flexão de braço plus (afastando as escápulas na posição de prancha): 5
Alongamento Homem-Aranha com rotação torácica (alternada): 5
Abdução horizontal de ombros com faixa: 5

Progressão: comece com 1 repetição de cada exercício da sequência a seguir e avance gradualmente até alcançar 7 de cada.

Balanço do esquiador com halteres
Remada curvada com halteres

Agachamento com halteres
Remada unilateral com haltere (alternada)
Recuo com halteres
Levantamento terra romeno com halteres

Dia 4: A dupla terrível
O encerramento da semana oferece uma oportunidade para concluir com vigor. Este treino combina o melhor da força e do cárdio em uma sessão rápida para trazer desafios ao seu corpo que espero que você goste.

AQUECIMENTO
Melhor alongamento do mundo: 5 x 5 cada lado

A sequência a seguir é um circuito. Inicie com duas séries usando cerca de 50% do peso pretendido.

Em seguida, faça 2 repetições de cada exercício abaixo com um peso que lhe permitiria fazer 5 a 6 repetições. Programe 25 minutos no timer, descanse conforme necessário e prossiga com séries de 2 repetições até o término do tempo.

Levantamento terra romeno com halteres ou barra
Remada unilateral com haltere ou faixa
Agachamento búlgaro com halteres ou barra
Desenvolvimento de ombros com halteres ou barra
Arremesso de medicine ball

Treinos da semana 6

Parabéns por chegar à última semana do treinamento! Essa é uma conquista fenomenal e você merece se orgulhar do seu progresso.

Ao concluir esta semana, reinicie o programa a partir da semana 1. Você ficará impressionado com sua força, e repetir o programa proporcionará novas mudanças e melhorias no seu corpo.

Mais uma vez, priorize os movimentos de baixa intensidade. Busque dar pelo menos 7 mil passos diários, com uma meta ampliada de 10 mil.

Dia 1: Corpo inteiro

AQUECIMENTO
Rotação torácica três apoios: 2 x 6 cada lado
Recuo com halteres ou sem carga (alternado): 2 x 8
Abdução horizontal de ombros com faixa: 2 x 10

CIRCUITO METABÓLICO
Comece fazendo uma ou duas séries da sequência a seguir utilizando aproximadamente 40% a 50% do peso pretendido (para flexões, faça 6 a 8 repetições). Em seguida, execute essa sequência como uma "série gigante" (emendando um exercício no outro com o menor tempo possível de descanso). Descanse dois minutos e repita a série.

Agachamento taça: 2 x 10-12
Remada unilateral com haltere: 2 x 12-15
Elevação de quadril: 2 x 10-12
Flexão de braço: 2 x máximo de repetições possível

Faça uma série de aquecimento da próxima sequência, com cerca de 40% a 50% do peso pretendido. Em seguida, execute os exercícios abaixo como uma "série gigante". Descanse dois minutos e repita.

Flexão de joelhos deitado (use discos de deslizamento ou improvise com meias, pratos descartáveis, etc.): 2 x 12-15
Remada unilateral com haltere: 2 x 10-12
Remada curvada com halteres: 2 x 10-12
Recuo com halteres: 2 x 10-12

Dia 2: Corpo inteiro

AQUECIMENTO
Rotação torácica três apoios: 2 x 6 cada lado
Minhoca: 2 x 8
Abdução horizontal de ombros com faixa: 2 x 10

Faça uma série da sequência abaixo com cerca de 40% a 50% do peso pretendido. Em seguida, execute os exercícios como uma "série gigante", como indicado abaixo. Descanse dois minutos e repita.

Recuo com halteres (alternado): 2 x 8-10 cada perna
Desenvolvimento de ombros com halteres: 2 x 15-20
Levantamento terra romeno unilateral com apoio (com halteres): 2 x 15-20 cada perna
Crucifixo inverso inclinado com halteres: 2 x 12-15

Agora faça uma ou duas séries da sequência abaixo com cerca de 40% a 50% do peso pretendido. Em seguida, faça uma série gigante com os exercícios como indicados abaixo. Descanse dois minutos e repita.

Supino com halteres: 2 x 10-12
Subida no step com halteres: 2 x 10-12 cada perna
Canoinha: 2 x 30 segundos (segure um peso acima da cabeça se quiser se desafiar mais)
Caminhada do fazendeiro: 2 x 30 segundos (pegue pesos mais pesados)

Dia 3: Progressão com halteres

Faça oito séries progressivas da sequência a seguir. Comece com 1 repetição de cada exercício até chegar a 8 de cada. Escolha um peso que lhe permitiria fazer 10 a 12 repetições.

Experimente aumentar um pouquinho a carga esta semana, nem que sejam apenas 2 quilos.

AQUECIMENTO

Programe dois minutos no timer e faça o máximo possível de séries da seguinte sequência, 5 repetições de cada exercício.

Agachamento livre
Flexão de braço plus (afastando as escápulas na posição de prancha)
Alongamento Homem-Aranha com rotação torácica (alternada)
Abdução horizontal de ombros com faixa

Progressão:

Balanço do esquiador com halteres
Remada curvada com halteres
Agachamento com halteres
Remada unilateral com haltere (alternada)
Recuo com halteres
Levantamento terra romeno com halteres

Dia 4: A dupla terrível
O encerramento da semana oferece uma oportunidade para concluir com vigor. Este treino combina o melhor da força e do cárdio em uma sessão rápida para desafiar seu corpo.

AQUECIMENTO
Melhor alongamento do mundo: 5 x 5

A sequência a seguir é um circuito. Inicie com duas séries, empregando cerca de 50% do peso pretendido, com 3 repetições de cada exercício.

Em seguida, faça 3 repetições de cada exercício com um peso que lhe permitiria fazer 5 a 6. Programe 25 minutos no timer, descanse conforme necessário e prossiga com séries de 2 repetições até o término do tempo.

Levantamento terra romeno com halteres ou barra
Remada unilateral com haltere ou faixa
Agachamento búlgaro com halteres ou barra
Desenvolvimento de ombros com halteres ou barra
Arremesso de medicine ball

DESCRIÇÃO DOS EXERCÍCIOS

Use as orientações a seguir para fazer os exercícios deste programa com segurança e eficácia. Para demonstrações em vídeo, acesse youtube.com/Bornfitness. Para facilitar a busca, o nome em inglês aparece entre parêntesis.

Abdução horizontal de ombros – com faixa (Band pull-apart)
Segure uma faixa à frente do corpo, na altura do peito, com os braços estendidos. Mantenha as mãos aproximadamente na largura dos ombros e estique a faixa para os lados, abrindo os braços. O corpo vai formar um T. Faça uma pausa e volte à posição inicial.

Afundo – com halteres (Dumbbell split squat)
De pé, com um haltere em cada mão, dê um passo largo para a frente, mantendo as mãos ao lado do corpo e olhando para a frente. Cuidado para não deixar os pés na mesma linha, o que prejudicaria seu equilíbrio. Desça o tronco, dobrando os joelhos simultaneamente até que o joelho da perna de trás quase toque o solo, ficando abaixo do quadril. Faça uma pausa na posição mais baixa e, em seguida, tome impulso com o calcanhar da frente para retornar à posição inicial. Realize o número desejado de repetições em uma perna e depois troque o lado.

Afundo – sem carga (Bodyweight split squat)
De pé, dê um passo largo para a frente, mantendo as mãos ao lado do corpo e olhando para a frente. Cuidado para não deixar os pés na mesma linha, o que prejudicaria seu equilíbrio. Desça o tronco, dobrando os joelhos simultaneamente até que o joelho da perna de trás quase toque o solo, ficando abaixo do quadril. Faça uma pausa na posição mais baixa e, em seguida, tome impulso com o calcanhar da frente para retornar à posição inicial. Realize o número desejado de repetições em uma perna e depois troque o lado.

Agachamento búlgaro – com barra (Barbell Bulgarian split squat)
Posicione uma barra nos ombros, segurando-a com as palmas das mãos para a frente, e deixe o corpo em uma postura de início de agachamento. Apoie o peito do pé esquerdo em um banco posicionado diretamente atrás de você. Desça o quadril até que o joelho direito forme um ângulo de 90 graus. Volte à posição inicial tomando impulso com o calcanhar da frente. Repita até completar o número recomendado de repetições e, em seguida, troque o lado.

Agachamento búlgaro – com halteres (Dumbbell Bulgarian split squat)
Segure um haltere em cada mão. Apoie o peito do pé esquerdo em um banco posicionado diretamente atrás de você. Desça o quadril até que o joelho direito forme um ângulo de 90 graus. Volte à posição inicial tomando impulso com o calcanhar da frente. Repita até completar o número recomendado de repetições e, em seguida, troque o lado.

Agachamento – com halteres (Dumbbell squat)
Posicione os pés na largura dos ombros. Segure um par de halteres com as palmas das mãos voltadas uma para a outra e os apoie na parte mais carnuda de cada ombro. Mantenha o corpo o mais ereto possível ao longo de todo o exercício, com os cotovelos apontados para a frente. Contraia os músculos abdominais, desça o corpo ao máximo, empurrando o quadril para trás e dobrando os joelhos. Faça uma breve pausa e, em seguida, impulsione-se de volta à posição inicial.

Agachamento + desenvolvimento de ombros – com halteres (Dumbbell squat + Overhead press)
Segure um par de halteres com as palmas das mãos voltadas uma para a outra e os apoie na parte mais carnuda de cada ombro. Mantenha o corpo ereto e os cotovelos apontados para a frente. Contraia os músculos abdominais, desça o corpo ao máximo, empurrando o quadril para trás e dobrando os joelhos. Após atingir a posição mais baixa, impulsione-se de volta à posição inicial e, em seguida, erga os halteres acima da cabeça, estendendo os braços quase completamente. Baixe os braços de volta à posição inicial. Isso conclui uma repetição.

Agachamento livre (Bodyweight squat)
Posicione os pés na largura dos ombros, com os dedos dos pés apontados diretamente para a frente ou ligeiramente para fora. Ao descer, eleve os braços, deixando-os alinhados com os ombros e paralelos ao chão. Mantenha a cabeça em posição neutra. Se achar que ajuda, fixe o olhar em um ponto no chão cerca de um metro à frente. Inicie projetando o quadril para trás e desça em um agachamento. Mantenha as costas retas e contraia o abdômen. Faça uma pausa e, em seguida, impulsione-se pelos calcanhares para retornar à posição inicial.

Agachamento taça (Goblet squat)
Realize o agachamento taça segurando um haltere verticalmente com as duas mãos junto ao peito, posicionando a cabeça do haltere logo abaixo do queixo. Afaste os pés a uma distância duas vezes maior que a largura do quadril. Inicie projetando o quadril para trás e descendo o corpo em um agachamento, garantindo que as coxas atinjam pelo menos a posição paralela ao chão. Na posição mais baixa, faça os cotovelos roçarem na parte interna das coxas. Faça uma pausa e, em seguida, impulsione o corpo de volta à posição inicial.

Alongamento Homem-Aranha com rotação torácica (alternada) (Spiderman lunge with rotation)
Inicie na posição de prancha, com as mãos alinhadas aos ombros. Firme o core, contraia os glúteos e ative as escápulas, como faria em uma prancha convencional. Mova a perna direita em direção à mão direita, apoiando o pé na altura da mão, girando o tronco e estendendo o braço esquerdo em direção ao teto. Retorne a perna direita à posição original na prancha e, em seguida, repita o movimento com a perna esquerda.

Alpinista (Mountain climber)
Comece a partir da posição de prancha, com os braços totalmente estendidos e alinhados aos ombros. Mantenha o corpo em uma linha reta dos ombros até os tornozelos. Contraia o abdômen, leve um dos joelhos em direção ao peitoral, mantendo o corpo o mais reto possível. Volte à posição inicial e repita o movimento com a outra perna.

Arremesso de medicine ball (Medicine Ball Slam)
Pegue uma bola medicinal leve (de 3 a 4 quilos), segurando-a acima da cabeça. Mantenha os braços ligeiramente dobrados e os pés na largura dos ombros. Com vigor, lance a bola no chão à sua frente. Recupere a bola e repita o movimento. Continue até realizar todas as repetições programadas.

Avanço – sem carga (Bodyweight lunge)
Fique em posição ereta com os pés na largura do quadril. Dê um passo à frente com a perna direita, descendo lentamente o corpo até que o joelho da frente forme um ângulo de pelo menos 90 graus. Evite inclinar o corpo para a frente. O joelho da perna de trás deve quase encostar no chão. Mantenha o tronco o mais vertical possível, faça uma pausa e, em seguida, retorne à posição inicial. Repita o movimento trocando o lado.

Balanço do esquiador – com halteres (Dumbbell Skier Swings)
Com um par de halteres junto às coxas, inicie o exercício em posição atlética: pés na largura do quadril e com uma leve flexão nos joelhos. Execute o movimento de balanço dos halteres para trás, ao mesmo tempo que flexiona mais os joelhos, e leve o quadril para trás. Incline o tronco até que ele esteja paralelo ao chão, mantendo os joelhos suavemente flexionados e a curvatura natural na coluna. Impulsione o quadril de forma explosiva para a frente, atingindo uma posição completamente ereta e contraindo os glúteos no ápice do movimento. Ao mesmo tempo, balance os braços para a frente até que estejam à frente do peitoral. Isso encerra uma repetição.

Caminhada do fazendeiro (Farmer's Walk)
Pegue um par de halteres pesados, segurando um em cada mão, e mantenha-os junto a cada lado do corpo com os braços esticados. Mantenha o tronco ereto, sem se curvar para a frente, e caminhe a passos lentos. Prossiga com esse movimento pelo tempo indicado e coloque os halteres no chão para descansar.

Canoinha (Hollow body hold)
Deite-se de costas com os braços estendidos completamente acima da cabeça, mãos juntas e pés unidos. Ative o core e levante ao mesmo tempo os braços e as pernas do chão. Sustente essa posição, contraindo os músculos abdominais e glúteos.

Crucifixo inverso inclinado – com halteres (Dumbbell bent-over reverse fly)
Posicione-se com os pés na largura dos ombros, segurando um haltere em cada mão. Dobre levemente os joelhos e incline o corpo para a frente, mantendo as costas retas e a cabeça em posição neutra. Eleve os halteres para os lados com os braços estendidos até formarem um "T" com o tronco. Faça uma pausa e retorne os braços à posição inicial.

Dead bug
Deite-se de costas com as pernas estendidas para cima. Contraia os músculos abdominais, mantendo a cabeça e os ombros no chão. Mantenha a curvatura natural da lombar e desça uma perna estendida em direção ao chão, enquanto a outra permanece para cima. Volte à posição inicial. Complete todas as repetições, troque de perna e repita.

Desenvolvimento de ombros – com barra (Barbell overhead press)
Segure uma barra ao nível do pescoço, mantendo as mãos afastadas na largura dos ombros, os braços dobrados e as palmas voltadas para a frente. Posicione os pés na largura dos ombros e flexione levemente os joelhos. Levante a barra acima da cabeça, estendendo completamente os braços, e depois retorne à posição inicial.

Desenvolvimento de ombros – com faixa (Band overhead press)
Segure uma ponta da faixa elástica em cada mão. Incline-se para a frente por um momento para pisar no centro da faixa. Endireite a postura, segurando as extremidades da faixa junto aos ombros, os braços flexionados. Com os joelhos levemente flexionados, estique os braços para o alto e, em seguida, retorne à posição inicial.

Desenvolvimento de ombros – com halteres (Dumbbell overhead press)
Segure um par de halteres junto aos ombros, com os braços flexionados e as palmas das mãos voltadas uma para a outra. Posicione os pés na largura dos ombros e dobre ligeiramente os joelhos. Levante ambos os halteres até que os braços estejam estendidos acima da cabeça e depois retorne à posição inicial.

Desenvolvimento de ombros unilateral – com haltere (Dumbbell single-arm overhead press)
Segure um haltere junto ao ombro com o braço flexionado e a palma da mão virada para a frente. Mantenha os pés na largura dos ombros e os joelhos levemente flexionados. Levante o haltere até que o braço esteja totalmente estendido e, em seguida, retorne à posição inicial. Execute todas as repetições de um lado antes de mudar o haltere de mão.

Elevação de quadril (Hip raise)
Deite-se de costas com os joelhos dobrados e os pés no chão, mantendo-os afastados na largura do quadril. Execute a elevação de quadril contraindo o abdômen e pressionando os calcanhares no chão. Ao finalizar o movimento, contraia os glúteos, prestando atenção para não tensionar demais a parte inferior das costas. Volte à posição inicial.

Flexão de braço (Push-up)
Deite-se de bruços com as mãos apoiadas no chão, na largura dos ombros. Eleve-se, mantendo no chão apenas as mãos espalmadas e as pontas dos dedos dos pés, com o corpo alinhado dos tornozelos aos ombros, formando uma linha reta. Os braços devem começar estendidos. Desça o corpo em direção ao chão, parando antes que o peito encoste. Faça uma breve pausa e, em seguida, empurre o corpo de volta à posição inicial.

Flexão de braço plus (Push-up plus)
Inicie a flexão de braço plus mantendo o corpo alinhado dos tornozelos aos ombros, com o abdômen firmemente contraído ao longo do exercício. Baixe o corpo em direção ao chão, parando antes que o peito encoste. Após uma breve pausa, empurre-se de volta à posição inicial. Ao estender com-

pletamente os braços, continue pressionando as palmas no chão e aproxime as escápulas. Faça uma pausa e, em seguida, repita o movimento.

Flexão de joelhos deitado (Lying hamstring curl)
Deite-se de costas com as mãos ao lado do corpo, joelhos dobrados e os calcanhares apoiados em algo que os ajude a deslizar no chão. Eleve o quadril impulsionando-se pelos calcanhares, em seguida traga ambas as pernas em direção aos glúteos, mantendo o quadril elevado. Você deve sentir os músculos na parte de trás das pernas trabalhando. Pause e retorne à posição inicial.

Flow de mobilidade (agachamento + rotação de tronco em prancha com apoio da perna à frente + chute) (Squat strider kick-through flow)
Faça um agachamento livre, incline-se para a frente e caminhe com as mãos até chegar à posição de prancha. Então leve uma das pernas para a frente, apoiando o pé na altura da mão, e faça a rotação torácica elevando a mão do mesmo lado. Volte a apoiar as duas mãos no chão. Traga a perna de trás, esticando-a completamente à frente e apoiando-se com uma mão no chão. Leve as pernas para trás, voltando à posição de prancha. Volte caminhando com as mãos até retornar ao agachamento.

Levantamento terra romeno – com barra (Barbell romanian deadlift)
Posicione-se com os pés na largura dos ombros e segure uma barra com os braços estendidos, paralelos ao corpo. Dobre levemente os joelhos e incline o tronco para a frente, mantendo as costas retas. Abaixe o corpo até onde conseguir sem curvar as costas e com a cabeça em posição neutra. Mantenha os braços estendidos, levando a barra até perto do chão. Contraia as costas e puxe a barra em direção à caixa torácica. Segure por um segundo. Baixe novamente a barra e repita.

Levantamento terra romeno – com halteres (Dumbbell romanian deadlift)
Com dois halteres ao lado do corpo, projete o quadril para trás, baixando o tronco em direção ao chão e mantendo as costas retas. Abaixe o corpo apenas até onde conseguir sem curvar as costas. Faça uma pausa, retorne à posição inicial e contraia os glúteos na posição mais alta.

Levantamento terra romeno unilateral com apoio – com halteres (Dumbbell kickstand romanian deadlift)
Segure dois halteres ao lado do corpo. Posicione-se com uma perna à frente, firmemente plantada no chão, e apoie a de trás nos dedos do pé (o calcanhar estará fora do chão). Projete o quadril para trás, sentindo a tensão na parte posterior da perna. Abaixe o corpo apenas até onde conseguir sem curvar a parte inferior das costas. Faça uma pausa e, em seguida, retorne à posição inicial. Contraia os glúteos na posição mais alta. Troque o lado após terminar o número de repetições.

Levantamento terra romeno unilateral – com halteres (Dumbbell single-leg romanian deadlift)
Segure um haltere a cada lado do corpo. Fique em pé sobre uma perna, com os braços junto ao corpo e a perna oposta levemente flexionada. Incline o quadril para trás, abaixando o tronco em direção ao chão, enquanto a perna de trás auxilia no equilíbrio. Abaixe o corpo o máximo possível, mantendo as costas retas. Faça uma pausa e, em seguida, retorne à posição inicial. Contraia os glúteos quando estiver na posição mais alta. Realize todas as repetições e, em seguida, troque o lado.

Levantamento terra romeno unilateral – sem carga (Bodyweight single-leg romanian deadlift)
Fique de pé apoiado em um pé só, com os braços junto ao corpo e a perna de apoio levemente flexionada. Projete o quadril para trás, inclinando o tronco em direção ao chão enquanto a perna traseira se move para trás, subindo, para auxiliar no equilíbrio. Abaixe o corpo o máximo possível sem curvar as costas. Faça uma pausa e, em seguida, retorne à posição inicial. Contraia os glúteos ao voltar. Complete todas as repetições e depois troque o lado.

Melhor alongamento do mundo (World's greatest stretch)
Comece com os pés juntos e as mãos ao lado do corpo. Levante o joelho direito em direção ao peito, segurando-o com ambas as mãos logo abaixo da patela. Puxe-o ao máximo em direção ao meio do peito, mantendo-se ereto. Solte a perna direita, apoie-a no chão, dê um passo para a frente em um afundo, com a perna da frente (direita) dobrada em 90 graus e o joelho de

trás tocando o chão. Enquanto mantém essa posição, leve ambas as mãos ao chão, apoiando a mão direita à esquerda do pé da frente. Gire o tronco e estenda o braço esquerdo para cima, depois retorne a mão ao chão. Por fim, levante o joelho de trás do chão, estendendo a perna da frente para sentir um alongamento na parte posterior da perna direita. Levante-se e repita o processo, alternando para a perna esquerda.

Minhoca (Inchworm)
Comece em pé com as pernas esticadas. Incline-se para tocar o chão e apoie as mãos no solo (dobre um pouco os joelhos, se necessário). Desloque as mãos para a frente, mantendo as pernas estendidas, até quase atingir a posição de prancha. Mova os pés em pequenos passos, mantendo as mãos no chão, até retornar à posição inicial.

Polichinelo (Jumping jacks)
Inicie em pé, abdômen contraído, postura ereta. Pés próximos, apontando para a frente, e braços ao lado do corpo. Flexionando os joelhos, dê um pequeno salto na ponta dos pés, afastando as pernas horizontalmente e, ao mesmo tempo, elevando os braços lateralmente ao corpo até que as mãos se encontrem acima da cabeça. Salte de volta à posição inicial. Faça o movimento repetidamente.

Prancha (Plank)
Assuma a posição de prancha de bruços, com os cotovelos alinhados aos ombros. Seu corpo deve ficar em linha reta dos ombros até os tornozelos. Contraia os músculos abdominais, firme os glúteos e mantenha essa posição pelo tempo planejado.

Prancha com remada (Plank row)
Comece na posição de prancha com os braços estendidos, mas, em vez de apoiar as mãos no chão, segure dois halteres com as palmas voltadas uma para a outra. As mãos devem ficar alinhadas aos ombros. Contraia o abdômen e, mantendo os cotovelos próximos ao corpo, levante um haltere do chão, elevando o cotovelo o mais alto possível e contraindo a escápula. Retorne o haltere ao chão e repita o movimento com o outro braço.

Prancha com toque no ombro (Plank shoulder taps)
Deite-se de bruços com os cotovelos na altura dos ombros e levante o corpo para a posição de prancha, com os braços estendidos. Seu corpo deve formar uma linha reta dos ombros até os tornozelos. Contraia o abdômen, firme os glúteos e permaneça nessa posição. Em seguida, levante a mão direita do chão, toque o ombro esquerdo e retorne a mão ao chão. Repita com a mão esquerda tocando o ombro direito. Complete as repetições prescritas.

Recuo – com halteres (Dumbbell reverse lunge)
Segure um par de halteres, mantendo-os a certa distância do corpo, com as palmas voltadas uma para a outra. Dê um passo para trás com a perna direita, descendo o corpo até que o joelho da frente esteja dobrado a pelo menos 90 graus. Faça uma pausa e, em seguida, suba de volta à posição inicial com vigor. Execute o número designado de repetições com a perna direita antes de alternar para a esquerda.

Recuo – sem carga (Bodyweight reverse lunge)
Posicione-se em pé, com os pés alinhados na largura do quadril. Dê um passo para trás com a perna direita e vá descendo gradualmente até que o joelho da frente forme um ângulo de pelo menos 90 graus. O joelho da perna de trás deve quase encostar no chão. Mantenha o tronco o mais vertical possível, faça uma pausa e, em seguida, retorne à posição inicial. Repita o movimento, agora dando um passo para trás com a perna esquerda.

Remada com apoio no peito – com halteres (Dumbbell chest-supported row)
Acomode-se em um banco inclinado 45 graus. Segure um par de halteres e incline-se no banco, com o rosto voltado para o chão. (Se não tiver um banco, dobre ligeiramente os joelhos e incline o tronco para a frente, mantendo-o em um ângulo de 45 graus em relação ao chão.) Com os braços estendidos, traga os halteres em direção ao peito em posição de remada, sentindo as escápulas se aproximarem. Faça uma pausa e, em seguida, abaixe os halteres de volta à posição inicial.

Remada – com barra (Barbell row)
Posicione os pés na largura dos ombros e segure uma barra à frente do corpo. Flexione levemente os joelhos e incline o tronco, mantendo as costas retas. Evite curvar a parte superior das costas e mantenha a cabeça em posição neutra. Estenda os braços completamente para que a barra fique rente ao chão. Contraia as escápulas e puxe a barra em direção à caixa torácica. Concentre-se no movimento do cotovelo e segure por um segundo na posição mais alta. Baixe a barra de volta à posição de braço totalmente estendido, sem erguer o corpo, e repita.

Remada curvada – com halteres (Dumbbell bent-over row)
Posicione-se com os pés na largura dos ombros, segurando um haltere em cada mão. Dobre levemente os joelhos e incline o tronco, mantendo as costas retas. Evite curvar as costas e mantenha a cabeça em posição neutra. Estenda os braços completamente, até que os halteres quase toquem o chão. Contraia as escápulas e puxe os halteres em direção ao tórax, elevando os cotovelos. Segure no alto por um segundo. Baixe os halteres até a posição de braço totalmente estendido e repita.

Remada – sem carga (Bodyweight row)
Posicione uma barra sobre apoios de modo que fique na altura do seu quadril. Deite-se debaixo dela e segure-a com ambas as mãos. Eleve o quadril para alinhar o corpo, formando uma linha reta dos ombros aos tornozelos. Inicie o movimento aproximando as escápulas e erga o corpo até a barra, mantendo os cotovelos próximos ao corpo. Faça uma pausa de um segundo no ponto mais alto e, em seguida, retorne à posição inicial, com os braços estendidos.

Remada sentada – com faixa (Band seated row)
Segure uma extremidade da faixa em cada mão. Sente-se e posicione a parte frontal da sola dos pés no centro da faixa. Mantenha-se ereto e com as pernas esticadas. Puxe a faixa em direção ao corpo, movendo os cotovelos para trás. Pare quando as mãos estiverem alinhadas com a caixa torácica, faça uma pausa e retorne devagar à posição inicial.

Remada unilateral – com faixa (Band single-arm row)
Prenda uma faixa em um ponto fixo, como uma maçaneta de porta, idealmente na altura do quadril. Segure a extremidade oposta da faixa (ou a alça, se tiver) e dê um passo para trás até sentir tensão na faixa. Mantenha o tronco ligeiramente inclinado para a frente e os joelhos ligeiramente flexionados. Puxe a faixa na direção do corpo, levando o cotovelo para trás. Pare quando a mão estiver alinhada com a caixa torácica, sustente essa posição por um momento e então retorne à posição inicial. Depois de fazer todas as repetições com um dos braços, faça o mesmo com o outro.

Remada unilateral – com haltere (Dumbbell single-arm row)
Posicione um haltere no chão. Incline o tronco para a frente, mantendo as costas retas, até que ele fique quase paralelo ao chão. Segure o haltere com o braço esticado. Mantendo o tronco imóvel, realize uma remada com o haltere, dobrando os braços e aproximando as escápulas. Sustente por um segundo e, em seguida, retorne o haltere à posição inicial. Execute todas as repetições, troque o haltere de mão e repita.

Rotação torácica três apoios (Kneeling reach through)
Comece em quatro apoios (mãos e joelhos) com as mãos alinhadas aos ombros e as costas niveladas. Levante a mão direita do chão e gire o corpo, apontando o peito para o teto e estendendo o braço para cima. Retorne à posição inicial, mas, em vez de apoiar a mão no chão, gire o peitoral na direção do ombro oposto, estendendo o braço por baixo do corpo. Volte à posição inicial e repita o movimento com o outro braço.

Subida no step (Step-up)
Posicione-se a alguns centímetros de um degrau ou banco. Coloque um pé no topo do degrau, com o calcanhar firmemente apoiado. Eleve-se, mantendo o tronco ereto. Ative o core e estenda a perna para alcançar a posição de pé no degrau. Mantenha os ombros recuados e a cabeça elevada, e desça de forma controlada até encostar no chão.

Subida no step – com halteres (Dumbbell step-up)
Segure um haltere em cada mão. Posicione-se a alguns centímetros de um degrau ou banco. Coloque um pé no topo do degrau, com o calcanhar apoiado. Erga-se, mantendo o tronco ereto. Contraia os músculos abdominais e estenda a perna para ficar completamente de pé no degrau. Mantenha os ombros para trás e a cabeça erguida enquanto desce lentamente de volta ao chão.

Superman
Posicione-se de bruços em um banco de exercícios plano e firme, segurando a extremidade do banco com as mãos. A outra extremidade do banco deve ficar ligeiramente acima da cintura. Flexione os joelhos enquanto contrai os músculos abdominais. Ative os glúteos e eleve as pernas, criando uma linha reta que se estenda desde os joelhos até os ombros. Retorne as pernas à posição inicial com controle. Execute todas as repetições do exercício.

Superman em T
Deite-se de bruços e abra os braços formando um T com o resto do corpo. Mantenha a cabeça em uma posição neutra, olhando para baixo, enquanto eleva simultaneamente os braços e as pernas em direção ao teto. Concentre-se na sensação de se esticar todo com as mãos e os pés durante o movimento.

Supino – com halteres (Dumbbell chest/bench press)
Deite-se de costas em um banco segurando um haltere em cada mão. Se não tiver um banco, é possível realizar o movimento no chão. Os braços devem estar próximos ao corpo, apenas os antebraços erguidos. Sempre alinhado ao peito, erga os braços até esticá-los acima da cabeça, faça uma pausa e, em seguida, retorne para a posição inicial.

EPÍLOGO

Enfim confortável

"Quando o aluno está pronto, o mestre surge."
— *Buda Siddhartha Gautama Shakyamuni*

NADA VAI SE DESENROLAR conforme suas expectativas.

Nas experiências transformadoras da vida, raramente encontramos o que previmos. Se fosse assim, você já teria feito a mudança muito antes. Espero que esta seja uma experiência de lhe abrir os olhos. Afinal, a essência deste livro está no emocional e no psicológico, enquanto a maioria dos livros de dieta se concentra exclusivamente no aspecto físico. No entanto, ao transformar sua mente, você terá mais chances de aprimorar a saúde do seu corpo.

Muitas pessoas acreditam que melhorar a saúde exige fazer mudanças radicais, redesenhar completamente a vida e renunciar a todo conforto. Nos foi incutida a ideia de que a saúde só é alcançada por meio de um caminho árduo e desconfortável. Na busca por construir resistência abrindo mão do conforto, é comum adotarmos extremos que, em vez de fortalecer, buscam nos perturbar. Desafiar o seu modo de vida atual é essencial para aprimorar a saúde, mas essa jornada não deve se assemelhar aos planos restritivos e destrutivos que nos venderam.

É hora de priorizar sua saúde mental e social. Ao fazer isso, você verá melhorias significativas na sua saúde física. Ao ampliar sua zona de conforto – em vez de sair dela –, você permite mudanças graduais e a formação de hábitos sólidos que resistem às pressões do tempo e do estresse diário. Construir uma base sólida para a saúde envolve manter aquilo de que você gosta e remover o que o prejudica. Além disso, é fundamental não se prender à crença de que não há espaço para o erro. Essa mentalidade é a mais propensa a afetar você física, emocional e mentalmente. Na maioria das vezes, não são as "imperfeições" que geram mais complicações, mas nossas reações exageradas a pequenas decisões que o corpo conseguiria superar.

Essa foi a motivação para escrever este livro. Quando a tentativa de ser saudável começa a prejudicar o bem-estar, a capacidade de desfrutar de experiências sociais e manter uma conexão com amigos e com o próprio corpo, é o momento de parar e reavaliar.

A convicção de que você é saudável serve como alicerce para cultivar comportamentos e hábitos duradouros. É preciso reformular a imagem que você tinha de si mesmo e acolher a pessoa que pode se tornar. A barreira para isso muitas vezes é a presença daquela voz negativa e ultracrítica na sua mente.

Priorizar o que traz resultados é mais valioso do que seguir modismos. Assim, é fundamental descobrir uma maneira de viver que verdadeiramente funcione para você, mesmo que não venha com promessas mirabolantes ou a popularidade efêmera nas redes sociais. A melhor decisão é aquela que o liberta do ciclo incessante de dietas e tendências, direcionando-o sem rodeios para o corpo que você almeja.

A vida é curta. Devemos buscar a felicidade, apreciar boa comida e não permitir que debates sobre a dieta ideal desviem a atenção do que realmente importa.

Este livro não tem como objetivo estimular você a pedir mais delivery, e sim desafiar a crença de que não é possível viver de maneira saudável no ambiente alimentar atual. Essa mensagem raramente é divulgada, e está na hora de mudar essa narrativa. Frustração e desconforto devem ser considerados aprendizados, não objetivos. Acredito que você já tenha tido feridas e experiências suficientes.

Agora é o momento de alcançar o que deseja.

A mente e o corpo têm uma notável capacidade de se ajustar, evoluir e se aperfeiçoar, principalmente quando inseridos em ambientes que promovem o desenvolvimento. Da mesma forma que as crianças não evoluem em ambientes ameaçadores, mas com reforço e apoio, o processo de aprendizado se dá gradualmente. Elas não iniciam um curso de matemática aprendendo cálculos complexos; começam com adição e subtração básicas, progredindo aos poucos. Do mesmo modo, se você busca aprimorar sua resistência, evite começar correndo 5 quilômetros no primeiro dia. Isso causaria dor e desconforto, e o que você realmente ganharia com isso? Vá com calma.

É muito mais eficiente avançar passo a passo, quilômetro a quilômetro, até que 5 quilômetros se assemelhem aos primeiros passos. Este livro tem como objetivo principal oferecer uma maneira mais eficiente de avançar de zero para um, sem a constante necessidade de recomeçar do zero, e, assim, possibilitar a transição suave de um para dez.

Chegou a hora de abandonar a ideia de que manter uma boa saúde implica viver em sofrimento contínuo. Mudanças positivas aliviam a dor, ao passo que mudanças negativas a prolongam. A saúde ideal consiste em compreender que os comportamentos podem estar longe da perfeição e, mesmo assim, proporcionar uma saúde perfeita.

Ao iniciar um novo jogo, lembre-se de usar ferramentas úteis em vez de se preocupar com regras complexas. Agora que você compreende o que é preciso para levar uma vida mais saudável e como manter esse caminho em diferentes cenários, confie em suas decisões. Independentemente do que a vida apresente, confie em si mesmo para manter o controle do seu corpo, pois agora você tem uma certeza: já deu certo.

AGRADECIMENTOS

"PESSOAS E EXPERIÊNCIAS."

É isso que sempre respondo quando me perguntam o que mais valorizo na vida. Foi essa convicção que me impulsionou a escrever este livro, após muitos anos de tentativas para transmitir essa mensagem no papel. Se não fosse por experiências reveladoras e pessoas incríveis e inspiradoras, este livro não teria se concretizado. Isso inclui as 500 pessoas que participaram desta jornada comigo, oferecendo um feedback inestimável que enriqueceu o programa e esclareceu as lições.

Apesar de ser meu décimo livro, esta obra representa meu primeiro projeto solo em quase uma década, sem a colaboração de ghost-writers. Esse projeto não seria p Um agradecimento especial a Cassie Jones e Jill Zimmerman, pelo trabalho incansável dedicado a transformar este livro no que ele é hoje.

ossível sem o apoio de meus agentes, Scott Hoffman e Steve Troha, e da equipe editorial da William Morrow. A confiança deles em mim é algo inestimável, e sou profundamente grato por apoiarem meu projeto de criar um livro sobre saúde que se distinguisse dos demais na categoria de dietas.

Não creio que seja possível expressar gratidão a todos que são importantes, mas quero agradecer a algumas pessoas em particular. Às equipes da Pen Name e Born Fitness, meu sincero obrigado por todo o apoio.

Jordan Bornstein: você é meu melhor amigo e a melhor contratação que já fiz. Agradeço por permanecer ao meu lado enquanto busco incessantemente meus sonhos. Sua orientação constante me ajuda a evoluir (e, às vezes, a me impedir de ser meu pior inimigo).

Kiki Garthwaite: você é uma lenda. Obrigado por dar vida a todas as belas ilustrações que acrescentam a dimensão única que sempre desejei em um livro.

BJ Ward e Natalie Sabin: aprendo imensamente ao observá-los orientarem nossos clientes, e suas histórias são uma fonte interminável de inspiração. Obrigado por moldarem a experiência de coaching da Born Fitness.

Um agradecimento especial a todas as pessoas que generosamente dedicaram seu tempo para me auxiliar a compreender este tópico notavelmente complexo. Essa lista inclui Danielle Belardo, Stephan Guyenet, Spencer Nadolsky, Tamar Haspel, Nicola Guess e Robert Kushner.

Tenho grande respeito por aqueles que, ao longo dos anos, foram influências marcantes, contribuindo para tornar o campo do bem-estar um lugar melhor. Embora seja impossível listar todos, expresso meu profundo agradecimento a Andy Galpin, Layne Norton, Ben Bruno e Luka Hocevar, entre outros.

Alan Aragon: você foi a primeira pessoa que me ajudou a perceber a viabilidade de uma alimentação saudável de forma pragmática. No campo da nutrição, você ocupa um lugar distinto.

James Clear e Ryan Holiday: agradeço por produzirem livros que me orientaram na busca por um caminho mais saudável e por terem revisado partes deste livro, assegurando a precisa aplicação de suas ideias.

Mark Mason: sua capacidade de ir direto ao que realmente importa foi uma verdadeira inovação para muitos.

Tim Ferriss: trabalhar com você mudou minha perspectiva do mundo e me incentivou a formular perguntas que levam às soluções mais acertadas.

Jason Feifer: sua ajuda foi fundamental para minha evolução ao longo dos anos. E, sem perceber, voltou a desempenhar esse papel.

Daniel Ketchell: você me apoiou em cada passo, e sei que estamos apenas começando a tornar o mundo um lugar mais saudável.

David Forsberg, Jen Widerstrom, Ben Lyons, Jonathan Yarmeisch, Patrick Noland, Naomi Piercey e Neema Yazdani: vocês compreendem o quanto são importantes para mim, e o apoio e a amizade de vocês possibilitam essas conquistas.

Olivia Langdon: obrigado por me ensinar a tornar a comida saudável verdadeiramente deliciosa.

Ted Spiker: se estou aqui hoje, é por sua causa. Obrigado.

Kenzie Cozart: agradecemos por fazer parte da nossa família e por ajudar com os meninos enquanto eu concluía o original.

Michael Easter: agradeço por ler, opinar e me incentivar a compartilhar minha mensagem (e pelo seu livro, *A crise do conforto*).

Jack Gray, Kendall Selverian, Alex Braunschek e Tori Rafanelli: a velha guarda da minha equipe na Ladder. Nossa trajetória me fez enxergar o que eu precisava colocar no papel. Que jornada incrível.

Mel: aqui está a "pílula mágica" que você sempre me pediu para criar. Que ela honre sua memória.

Faye: agradeço por ter criado meu ser humano favorito.

Cindy Crawford: espero que o mundo inteiro possa adotar sua mentalidade para encontrar felicidade e saúde. Agradeço por sua contribuição neste projeto.

Arnold Schwarzenegger: há mais de uma década, você me proporcionou a oportunidade da minha vida, e até hoje mantenho uma mentalidade de azarão em tudo que empreendo. Agradeço por continuar acreditando em mim e apoiando meu desejo de dar prosseguimento à jornada fitness que você iniciou.

Mãe e pai: vocês me ensinaram a acreditar que posso conquistar qualquer coisa, inclusive ajudar as pessoas com minhas palavras. Nem sempre acerto, mas espero deixá-los orgulhosos. E, pai, você foi o verdadeiro coração pulsante deste livro.

Josh e Aaron, meus irmãos, amo vocês. Obrigado por incentivarem meu desejo de fazer 100 coisas ao mesmo tempo.

Meus filhos, Bode e Asher. Todos os dias vocês dão propósito, significado e alegria à minha vida. Entre todos os meus papéis, ser pai de vocês é o mais especial. Obrigado por terem paciência quando eu precisava escrever em vez de brincar. Que este livro lhes mostre que todos nós temos o superpoder de ajudar os outros, mesmo aqueles que não conhecemos. Amo vocês mais do que podem imaginar.

E, por fim, minha rainha, Rachie. Eu poderia escrever um livro inteiro sobre você e ainda assim não encontraria palavras suficientes para expressar meu amor e minha gratidão. Graças a você compreendi verdadeiramente a conexão entre o mental e o físico, uma perspectiva que fez toda a diferença para conseguir ajudar as pessoas. Não há ninguém no mundo como você. Você faz de mim um homem, marido e pai melhor. Desculpe por demorar três anos para remover a tinta da janela do sótão. Mas, como eu disse, acabou dando tudo certo. Te amo do fundo do meu coração.

TABELA UNIVERSAL DE CONVERSÃO

Ao medir quantidades, o conteúdo deve estar sempre nivelado, a menos que seja especificado o contrário.

- ⅛ de colher de chá = 0,5 ml
- ¼ de colher de chá = 1 ml
- ½ colher de chá = 2 ml
- 1 colher de chá = 5 ml
- 1 colher de sopa = 3 colheres de chá = 15 ml
- 2 colheres de sopa = ⅛ de xícara = 30 ml
- 4 colheres de sopa = ¼ de xícara = 60 ml
- 5 ⅓ de colheres de sopa = ⅓ de xícara = 80 ml
- 8 colheres de sopa = ½ xícara = 120 ml
- 10 ⅔ de colheres de sopa = ⅔ de xícara = 160 ml
- 12 colheres de sopa = ¾ de xícara = 180 ml
- 16 colheres de sopa = 1 xícara = 240 ml

NOTAS

Introdução: Esperança

1. RAND, Kathryn; VALLIS, Michael; KIRK, Sara F. L. "'It Is Not the Diet; It Is the Mental Part We Need Help With': A Multilevel Analysis of Psychological, Emotional, and Social Well-Being in Obesity". *International Journal of Qualitative Studies in Health and Well-Being*, v. 12, n. 1 (dez. 2017): 1306421. DOI: 10.1080/17482631.2017.1306421.

Capítulo 1: Tão descomplicado que errar é quase impossível

1. GARDNER, Benjamin; LALLY, Phillippa; WARDLE, Jane. "Making Health Habitual: The Psychology of 'Habit-Formation' and General Practice". *The British Journal of General Practice*, v. 605, n. 62 (dez. 2012): 664-666.

Capítulo 2: Não tem como vencer o jogo da dieta

1. YAEMSIRI, S.; SLINING, M. M.; AGARWAL, S. K. "Perceived Weight Status, Overweight Diagnosis, and Weight Control Among US Adults: The NHANES 2003–2008 Study". *The International Journal of Obesity*, v. 35, n. 8 (ago. 2011): 1.063-1.070.

2. HALL, Kevin D.; KAHAN, Scott. "Maintenance of Lost Weight and Long-Term Management of Obesity". *Medical Clinics of North America*, v. 102, n. 1 (jan. 2018): 183-197.

3. COLOMBAROLLI, Maíra Stivaleti; OLIVEIRA, Jônatas de; CORDÁS, Táki Athanássios. "Craving for Carbs: Food Craving and Disordered Eating in Low-Carb Dieters and Its Association with Intermittent Fasting". *Eating and Weight Disorders*, v. 23, n. 9 (ago. 2022): 1-9.

4. DULLOO, A. G.; JACQUET, J.; MONTANI, J.-P.; SCHUTZ, Y. "How Dieting Makes the Lean Fatter: From a Perspective of Body Composition Autoregulation Through Adipostats and Proteinstats Awaiting Discovery". *Obesity Reviews*, v. 16, supl. 1 (fev. 2015): 25-35.

5. TOMIYAMA, A. Janet; AHLSTROM, Britt; MANN, Traci. "Long-Term Effects of Dieting: Is Weight Loss Related to Health?". *Social and Personality Psychology Compass*, v. 7, n. 12 (dez. 2013): 861-877.

6. AYYAD, Carlos; ANDERSEN, Therese. "Long-Term Efficacy of Dietary Treatment of Obesity: A Systematic Review of Studies Published Between 1931 and 1999". *Obesity Reviews*, v. 2, n. 1 (dez. 2001): 113-119.

7. SOETENS, Barbara; BRAET, Caroline; VLIERBERGHE, Leen Van; ROETS, Arne. "Resisting Temptation: Effects of Exposure to a Forbidden Food on Eating Behaviour". *Appetite*, v. 51, n. 1 (jul. 2008): 202-205.

Capítulo 3: A mudança crucial

1. DUARTE, Cristiana; MATOS, Marcela; STUBBS, R. James; GALE, Corinne; MORRIS, Liam; GOUVEIA, Jose Pinto; GILBERT, Paul. "The Impact of Shame, Self-Criticism and Social Rank on Eating Behaviours in Overweight and Obese Women Participating in a Weight Management Programme". *PLOS ONE*, v. 12, n. 1 (jan. 2017): e0167571. Disponível em: https://doi.org/10.1371/journal.pone.0167571.

Capítulo 5: Busque soluções, não bodes expiatórios

1. HALL, Kevin D.; FAROOQI, I. Sadaf; FRIEDMAN, Jeffery M.; KLEIN, Samuel; LOOS, Ruth J. F.; MANGELSDORF, David J.; O'RAHILLY, Stephen et al. "The Energy Balance Model of Obesity: Beyond Calories In, Calories Out". *The American Journal of Clinical Nutrition*, v. 115, n. 5 (maio 2022): 1.243-1.254.

2. DANSINGER, Michael L.; GLEASON, Joi Augustin; GRIFFITH, John L.; SELKER, Harry P.; SCHAEFER, Ernst J. "Comparison of the Atkins, Ornish, Weight Watchers, and Zone Diets for Weight Loss and Heart Disease Risk Reduction: A Randomized Trial". *Journal of the American Medical Association*, v. 293, n. 1 (jan. 2005): 43-53.

3. ALHASSAN, S.; KIM, A.; BERSAMIN, A.; KING, A. C.; GARDNER, C. D. "Dietary Adherence and Weight Loss Success Among Overweight Women: Results from the A TO Z Weight Loss Study". *International Journal of Obesity*, v. 32, n. 6 (jun. 2008): 985-991.

4. HU, Tian; MILLS, Katherine T.; YAO, Lu; DEMANELIS, Kathryn; ELOUSTAZ, Mohamed; YANCY JR., William S.; KELLY, Tanika N.; HE, Jiang; BAZZANO, Lydia A. et al. "Effects of Low-Carbohydrate Diets Versus Low-Fat Diets on Metabolic Risk Factors: A Meta-Analysis of Randomized Controlled Clinical Trials". *American Journal of Epidemiology*, v. 176, supl. 7 (out. 2012): S44-S54.

5. BUNZECK, Nico; DÜZEL, Emrah. "Absolute Coding of Stimulus Novelty in the Human Substantia Nigra/VTA". *Neuron*, v. 51, n. 3 (ago. 2006): 369-379.

6. Ibid.

7. DEL CORRAL, Pedro; BRYAN, David R.; GARVEY, W. Timothy; GOWER, Barbara A.; HUNTER, Gary R. "Dietary Adherence During Weight Loss Predicts Weight Regain". *Obesity*, v. 19, n. 6 (jun. 2011): 1.177-1.181.

Capítulo 6: Um bilhete do seu futuro eu

1. TOMIYAMA, A. Janet; MANN, Traci; TAYLOR, Shelley E. "Low Calorie Dieting Increases Cortisol". *Psychosomatic Medicine*, v. 72, n. 4 (maio 2010): 357-364.

2. FINKELSTEIN, Stacey R.; FISHBACH, Ayelet. "When Healthy Food Makes You Hungry". *Journal of Consumer Research*, v. 37, n. 3 (out. 2010): 357-367. Disponível em: https://doi.org/10.1086/652248.

3. TURNWALD, Bradley P.; GOYER, J. Parker; BOLES, Danielle Z.; SILDER, Amy; DELP, Scott L.; CRUM, Alia J. "Learning One's Genetic Risk Changes Physiology Independent of Actual Genetic Risk". *Nature Human Behaviour*, v. 3 (jan. 2019): 48-56. DOI: 10.1038/s41562-018-0483-4.

4. BYRNE, S.; COOPER, Z.; FAIRBURN, C. "Weight Maintenance and Relapse in Obesity: A Qualitative Study". *International Journal of Obesity and Related Metabolic Disorders*, v. 27, n. 8 (ago. 2003): 955-962.

Capítulo 7: As armadilhas

1. STEELE, Eurídice Martínez; BARALDI, Larissa Galastri; MONTEIRO, Carlos Augusto. "Ultra-Processed Foods and Added Sugars in the US Diet: Evidence from a Nationally Representative Cross-Sectional Study". *British Medical Journal*, v. 6, n. 3 (jan. 2016): e009892. DOI: 10.1136/bmjopen-2015-009892.

2. MATHERS, John C.; LIVINGSTONE, Katherine M.; CELIS-MORALES, Carlos; PAPANDONATOS, George D.; ERAR, Bahar; FLOREZ, Jose C.; JABLONSKI, Kathleen A.; RAZQUIN, Cristina. "FTO Genotype and Weight Loss: Systematic Review and Meta-Analysis of 9563 Individual Participant Data from Eight Randomised Controlled Trials". *British Medical Journal*, v. 354 (set. 2016): i4707. Disponível em: https://doi.org/10.1136/bmj.i4707.

3. PONTZER, Herman; YAMADA, Yosuke; SAGAYAMA, Hiroyuki; AINSLIE, Philip N.; ANDERSEN, Lene F.; ANDERSON, Liam J.; ARAB, Lenore et al. "Daily energy expenditure through the human life course". *Science*, v. 373, n. 6.556 (ago. 2021): 808-812.

4. HALL, Kevin D.; FOTHERGILL, Erin; GUO, Juen; HOWARD, Lilian; KERNS, Jennifer C.; KNUTH, Nicolas D.; BRYCHTA, Robert et al. "Persistent Metabolic Adaptation 6 Years After *The Biggest Loser* Competition". *Obesity*, v. 24, n. 8 (ago. 2016): 1.612-1.619.

Capítulo 8: Aprendendo a se alimentar

1. WONG, Kapo; CHAN, Alan H. S.; NGAN, S. C. "The Effect of Long Working Hours and Overtime on Occupational Health: A Meta-Analysis of Evidence from 1998 to 2018". *International Journal of Environmental Research and Public Health*, v. 16, n. 12 (jun. 2019): 2.102. DOI: 10.3390/ijerph16122102.

2. ANTONI, Rona; ROBERTSON, Tracey M.; ROBERTSON, M. Denise; JOHNSTON, Jonathan D. "A Pilot Feasibility Study Exploring the Effects of a Moderate Time-Restricted Feeding Intervention on Energy Intake, Adiposity and Metabolic Physiology in Free-Living Human Subjects". *Journal of Nutritional Science*, v. 22, n. 7 (jul. 2018): 1-6.

3. GILL, Shubhroz; PANDA, Satchidananda. "A Smartphone App Reveals Erratic Diurnal Eating Patterns in Humans that Can Be Modulated for Health Benefits". *Cell Metabolism*, v. 22, n. 5 (nov. 2015): 789-798.

4. JAKUBOWICZ, Daniela; WAINSTEIN, Julio; AHREN, Bo; LANDAU, Zohar; BAR-DAYAN, Yosefa; FROY, Oren. "Fasting Until Noon Triggers Increased Postprandial Hyperglycemia and Impaired Insulin Response After Lunch and Dinner In Individuals with Type 2 Diabetes: A Randomized Clinical Trial". *Diabetes Care*, v. 38, n. 10 (out. 2015): 1.820-1.826.

5. LEDIKWE, Jenny H.; BLANCK, Heidi M.; KHAN, Laura Kettel; SERDULA, Mary K.; SEYMOUR, Jennifer D.; TOHILL, Beth C.; ROLLS, Barbara J. "Dietary Energy Density Is Associated with Energy Intake and Weight Status in US Adults". *American Journal of Clinical Nutrition*, v. 83, n. 6 (jun. 2006): 1.362-1.368.

6. STUBBS, R. J.; HARBRON, C. G.; MURGATROYD, P. R.; PRENTICE, A. M. "Covert Manipulation of Dietary Fat and Energy Density: Effect on Substrate Flux and Food Intake in Men Eating Ad Libitum". *American Journal of Clinical Nutrition*, v. 62, n. 2 (ago. 1995): 316-329.

7. WEIGLE, David S.; BREEN, Patricia A.; MATTHYS, Colleen C.; CALLAHAN, Holly S.; MEEUWS, Kaatje E.; BURDEN, Verna R.; PURNELL, Jonathan Q. "A High-Protein Diet Induces Sustained Reductions in Appetite, Ad Libitum Caloric Intake, and Body Weight Despite Compensatory Changes in Diurnal Plasma Leptin and Ghrelin Concentrations". *The American Journal of Clinical Nutrition*, v. 82, n. 1 (jul. 2005): 41-48.

8. REYNOLDS, Andrew; MANN, Jim; CUMMINGS, John; WINTER, Nicola; METE, Evelyn; MORENGA, Lisa Te. "Carbohydrate Quality and Human Health: a Series of Systematic Reviews and Meta-Analyses". *The Lancet*, v. 393, n. 10.170 (fev. 2019): 435-445.

9. SIMPSON, S. J.; RAUBENHEIMER, D. "Obesity: The Protein Leverage Hypothesis". *Obesity Reviews*, v. 6, n. 2 (abr. 2005): 133-142.

10. ROLLS, B. J.; DUIJVENVOORDE, P. M. Van; ROLLS, E. T. "Pleasantness Changes and Food Intake in a Varied Four-Course Meal". *Appetite*, v. 5, n. 4 (dez. 1984): 337-348.

11. ROE, Liane S.; MEENGS, Jennifer S.; BIRCH, Leann L.; ROLLS, Barbara J. "Serving a Variety of Vegetables and Fruit as a Snack Increased Intake in Preschool Children". *The American Journal of Clinical Nutrition*, v. 98, n. 3 (set. 2013): 693-699.

12. KERGOATA, Sophie Miquel; AZAIS-BRAESCO, Veronique; BURTON-FREEMAN, Britt; HETHERINGTON, Marion M. "Effects of Chewing on Appetite, Food Intake

and Gut Hormones: A Systematic Review and Meta-Analysis". *Physiology & Behavior*, v. 151, n. 1 (nov. 2015): 88-96.

13. ROBINSON, Eric; AVEYARD, Paul; DALEY, Amanda; JOLLY, Kate; LEWIS, Amanda; LYCETT, Deborah; HIGGS, Suzanne. "Eating Attentively: A Systematic Review and Meta-Analysis of the Effect of Food Intake Memory and Awareness on Eating". *The American Journal of Clinical Nutrition*, v. 97, n. 4 (abr. 2013): 728-742.

14. ANDRADE, Ana M.; KRESGE, Daniel L.; TEIXEIRA, Pedro J.; BAPTISTA, Fatima; MELANSON, Kathleen J. "Does Eating Slowly Influence Appetite and Energy Intake When Water Intake is Controlled?". *The International Journal of Behavioral Nutrition and Physical Activity*, v. 21, n. 9 (nov. 2012): 135.

15. "Eating More; Enjoying Less". Pew Research Center, atualizado em 19 abr. 2006. Disponível em: https://www.pewresearch.org/social-trends/2006/04/19/eating-more-enjoying-less/.

16. HEBEBRAND, Johannes; ALBAYRAK, Özgur; ADAN, Roger; ANTEL, Jochen; DIEGUEZ, Carlos; JONG, Johannes de et al. "'Eating Addiction', Rather than 'Food Addiction', Better Captures Addictive-Like Eating Behavior". *Neuroscience and Biobehavioral Reviews*, v. 47 (nov. 2014): 295-306.

17. WANSINKA, Brian; CHANDON, Pierre. "Slim By Design: Redirecting the Accidental Drivers of Mindless Overeating". *Journal of Consumer Psychology*, v. 24, n. 3 (jul. 2014): 413-431.

18. BASKIN, Ernest; GORLIN, Margarita; CHANCE, Zoë; NOVEMSKY, Nathan; DHAR, Ravi; HUSKEY, Kim; HATZIS, Michelle. "Proximity of Snacks to Beverages Increases Food Consumption in the Workplace: A Field Study". *Appetite*, v. 103 (ago. 2016): 244-248.

19. "Food Allergies". American College of Allergy, Asthma, and Immunology, atualizado em fev. 2021. Disponível em: http://acaai.org/resources/connect/ask-allergist/can-i-develop-allergy-eating-too-much-food.

20. SAYON-OREA, Carmen; MARTINEZ-GONZALEZ, Miguel A.; BES-RASTROLLO, Maira. "Alcohol Consumption and Body Weight: A Systematic Review". *Nutrition Reviews*, v. 69, n. 8 (ago. 2011): 419-431; CROUSE, J. R., GRUNDY, S. M. "Effects of Alcohol on Plasma Lipoproteins and Cholesterol and Triglyceride Metabolism in Man". *Journal of Lipid Research*, v. 25, n. 5 (maio 1984): 486-496.

21. CEDERBAUM, Arthur. "Alcohol Metabolism". *Clinics in Liver Disease*, v. 16, n. 4 (nov. 2012): 667-685.

22. TRAVERSY, Gregory; CHAPUT, Jean-Philippe. "Alcohol Consumption and Obesity: An Update". *Current Obesity Reports*, v. 4, n. 1 (mar. 2015): 122-130.

23. SCHUTZE, M.; SCHULZ, M.; SETAFEN, A.; BERGMANN, M. M.; KROKE, A.; LISSNER, L.; BOEING, H. "Beer Consumption and the 'Beer Belly': Scientific Basis or

Common Belief?". *European Journal of Clinical Nutrition*, v. 63, n. 9 (set. 2009): 1.143-1.149.

24. O'KEEFE, James H.; BHATTI, Salman K.; BAJWA, Ata; DiNICOLANTONIO, James J.; LAVIE, Carl J. "Alcohol and Cardiovascular Health: the Dose Makes the Poison… or the Remedy". *Mayo Clinic Proceedings*, v. 89, n. 3 (mar. 2014): 382-393.

25. YEOMANS, Martin R. "Alcohol, Appetite and Energy Balance: Is Alcohol Intake a Risk Factor for Obesity?". *Physiology & Behavior*, v. 100, n. 1 (abr. 2010): 82-89.

Capítulo 9: Vamos pedir comida?

1. TODD, Jessica E.; MANCINO, Lisa; LIN, Biing-Hwan. "The Impact of Food Away From Home on Adult Diet Quality". *USDA Economic Research Report*, v. 90 (fev. 2010): 1-24.

2. URBAN, Lorien E.; LICHTENSTEIN, Alice H.; GARY, Christine E.; FIERSTEIN, Jamie L.; EQUI, Ashley; KUSSMAUL, Carolyn; DALLAL, Gerard E. et al. "The Energy Content of Restaurant Foods Without Stated Calorie Information". *Journal of the American Medical Association*, v. 173, n. 14 (jul. 2013): 1.292-1.299.

Capítulo 11: O plano que nunca deixa de funcionar

1. BYRNE, N. M.; SAINSBURY, A.; KING, N. A.; HILLS, A. P.; WOOD, R. E. "Intermittent Energy Restriction Improves Weight Loss Efficiency in Obese Men: the MATADOR study". *International Journal of Obesity*, v. 42, n. 2 (fev. 2018): 129-138.

2. NEDELTCHEVA, Arlet V.; KILKUS, Jennifer M.; IMPERIAL, Jacqueline; SCHOELLER, Dale A.; PENEV, Plamen D. "Insufficient Sleep Undermines Dietary Efforts to Reduce Adiposity". *Annals of Internal Medicine*, v. 153, n. 7 (out. 2010): 435-441.

3. BROUSSARD, Josiane L.; EHRMANN, David A.; CAUTER, Eve Van; TASALI, Esra; BRADY, Matthew J. "Impaired Insulin Signaling in Human Adipocytes After Experimental Sleep Restriction: A Randomized, Crossover Study". *Annals of Internal Medicine*, v. 157, n. 8 (out. 2012): 549-557.

4. MOSAVAT, Maryam; MIRSANJARI, Mitra; ARABIAT, Diana; SMYTH, Aisling; WHITEHEAD, Lisa. "The Role of Sleep Curtailment on Leptin Levels in Obesity and Diabetes Mellitus". *Obesity Fact*, v. 14, n. 2 (mar. 2021): 214-221.

5. TAHERI, Shahrad; LIN, Ling; AUSTIN, Diane; YOUNG, Terry; MIGNOT, Emmanuel. "Short Sleep Duration Is Associated with Reduced Leptin, Elevated Ghrelin, and Increased Body Mass Index". *PLOS Medicine*, v. 3, n. 62 (dez. 2004): e62.

6. GREER, Stephanie M.; GOLDSTEIN, Andrea N.; WALKER, Matthew P. "The Impact of Sleep Deprivation on Food Desire in the Human Brain". *Nature Communications*, v. 4 (ago. 2013): 2.259. DOI: 10.1038/ncomms3259.

7. HOGENKAMP, Pleunie S.; NILSSON, Emil; NILSSON, Victor C.; CHAPMAN, Colin D.; VOGEL, Heike; LUNDBERG, Lina S.; ZAREI, Sanaz et al. "Acute Sleep Deprivation Increases Portion Size and Affects Food Choice in Young Men". *Psychoneuroendocrinology*, v. 38, n. 9 (fev. 2013): 1.668-1.674.

8. DRAKE, Christopher; ROEHRS, Timothy; SHAMBROOM, John; ROTH, Thomas. "Caffeine Effects on Sleep Taken 0, 3, or 6 Hours Before Going to Bed". *Journal of Clinical Sleep Medicine*, v. 9, n. 11 (nov. 2013): 1.195-1.200.

9. Ibid.

10. McHILL, Andrew W.; SMITH, Benjamin J.; WRIGHT JR, Kenneth P. "Effects of Caffeine on Skin and Core Temperatures, Alertness, and Recovery Sleep During Circadian Misalignment". *Journal of Biological Rhythms*, v. 29, n. 2 (abr. 2014): 131-143.

11. SCULLIN, Michael K.; KRUEGER, Madison L.; BALLARD, Hannah K.; PRUETT, Natalya; BLIWISE, Donald L. "The Effects of Bedtime Writing on Difficulty Falling Asleep: A Polysomnographic Study Comparing To-Do Lists and Completed Activity Lists". *Journal of Experimental Psychology*, v. 147, n. 1 (jan. 2018): 139-146.

Capítulo 12: Juntando tudo

1. DALLOSSO, H. M.; MURGATROYD, P. R.; JAMES, W. P. "Feeding Frequency and Energy Balance in Adult Males". *Human Nutrition Clinical Nutrition*, v. 36C, n. 1 (1982): 25-39; VERBOEKET-VAN DE VENNE, W. P.; WESTERTERP, K. R. "Influence of the Feeding Frequency on Nutrient Utilization in Man: Consequences for Energy Metabolism". *European Journal of Clinical Nutrition*, v. 45, n. 3 (mar. 1991): 161-169; VERBOEKET-VAN DE VENNE, W. P.; WESTERTERP, K. R. "Frequency of Feeding, Weight Reduction and Energy Metabolism". *International Journal of Obesity and Other Related Metabolic Disorders*, v. 17, n. 1 (jan. 1993): 31-36; VERBOEKET-VAN DE VENNE, W. P.; WESTERTERP, K. R.; KESTER, A. D. "Effect of the Pattern of Food Intake on Human Energy Metabolism". *British Journal of Nutrition*, v. 70, n. 1 (jul. 1993): 103-115; SMEETS, Astrid J.; WESTERTERP-PLANTENGA, Margriet S. "Acute Effects on Metabolism and Appetite Profile of One Meal Difference in the Lower Range of Meal Frequency". *British Journal of Nutrition*, v. 99, n. 6 (jun. 2008): 1.316-1.321.

2. HIGGINS, Kelly A.; HUDSON, Joshua L.; HAYES, Anna M. R.; BRAUN, Ethan; CHEON, Eunjin; COUTURE, Sam C.; GUNARATNA, Nilupa S. "Systematic Review and Meta-Analysis on the Effect of Portion Size and Ingestive Frequency on Energy Intake and Body Weight among Adults in Randomized Controlled Feeding Trials". *Advances in Nutrition*, v. 13, n. 1 (fev. 2022): 248-268.

3. MURAKAMI, Kentaro M.; LIVINGSTONE, Barbara E.; OKUBO, Hitomi; SASAKI, Satoshi. "Prevalence and Characteristics of Misreporting of Energy Intake in Japanese Adults: the 2012 National Health and Nutrition Survey". *Asian Pacific Journal of Clinical Nutrition*, v. 27, n. 2 (2018): 441-450.

Capítulo 13: Movimento medicinal: o plano de seis semanas

1. PONTZER, Herman; DURAZO-ARVIZU, Ramon; DUGAS, Lara R.; PLANGE-RHULE, Jacob; BOVET, Pascal; FORRESTER, Terrence E.; LAMBERT, Estelle V. "Constrained Total Energy Expenditure and Metabolic Adaptation to Physical Activity in Adult Humans". *Current Biology*, v. 26, n. 3 (fev. 2016): 410-417.

2. THURBER, Caitlin; DUGAS, Lara R.; OCOBOCK, Cara; CARLSON, Bryce; SPEAKMAN, John R.; PONTZER, Herman. "Extreme Events Reveal an Alimentary Limit on Sustained Maximal Human Energy Expenditure". *Science Advances*, v. 5, n. 6 (jun. 2019): eaaw0341.

CONHEÇA ALGUNS DESTAQUES DE NOSSO CATÁLOGO

- Augusto Cury: Você é insubstituível (2,8 milhões de livros vendidos), Nunca desista de seus sonhos (2,7 milhões de livros vendidos) e O médico da emoção
- Dale Carnegie: Como fazer amigos e influenciar pessoas (16 milhões de livros vendidos) e Como evitar preocupações e começar a viver
- Brené Brown: A coragem de ser imperfeito – Como aceitar a própria vulnerabilidade e vencer a vergonha (600 mil livros vendidos)
- T. Harv Eker: Os segredos da mente milionária (2 milhões de livros vendidos)
- Gustavo Cerbasi: Casais inteligentes enriquecem juntos (1,2 milhão de livros vendidos) e Como organizar sua vida financeira
- Greg McKeown: Essencialismo – A disciplinada busca por menos (400 mil livros vendidos) e Sem esforço – Torne mais fácil o que é mais importante
- Haemin Sunim: As coisas que você só vê quando desacelera (450 mil livros vendidos) e Amor pelas coisas imperfeitas
- Ana Claudia Quintana Arantes: A morte é um dia que vale a pena viver (400 mil livros vendidos) e Pra vida toda valer a pena viver
- Ichiro Kishimi e Fumitake Koga: A coragem de não agradar – Como se libertar da opinião dos outros (200 mil livros vendidos)
- Simon Sinek: Comece pelo porquê (200 mil livros vendidos) e O jogo infinito
- Robert B. Cialdini: As armas da persuasão (350 mil livros vendidos)
- Eckhart Tolle: O poder do agora (1,2 milhão de livros vendidos)
- Edith Eva Eger: A bailarina de Auschwitz (600 mil livros vendidos)
- Cristina Núñez Pereira e Rafael R. Valcárcel: Emocionário – Um guia lúdico para lidar com as emoções (800 mil livros vendidos)
- Nizan Guanaes e Arthur Guerra: Você aguenta ser feliz? – Como cuidar da saúde mental e física para ter qualidade de vida
- Suhas Kshirsagar: Mude seus horários, mude sua vida – Como usar o relógio biológico para perder peso, reduzir o estresse e ter mais saúde e energia

sextante.com.br